The Right Heart

Second Edition

右心
从基础到临床

主　编

Sean P. Gaine　　Robert Naeije　　Andrew J. Peacock

主　译

曹云山　　张海锋　　蔡宗烨

主　审

荆志成　　李新立　　韩学斌

上海科学技术出版社

图书在版编目（CIP）数据

　　右心：从基础到临床 /（爱尔兰）肖恩·P.盖恩,
（比）罗伯特·奈耶,（英）安德鲁·J.皮科克主编；曹
云山,张海锋,蔡宗烨主译. -- 上海：上海科学技术出
版社,2023.4
　　书名原文：The Right Heart, Second Edition
　　ISBN 978-7-5478-6088-5

　　Ⅰ.①右… Ⅱ.①肖… ②罗… ③安… ④曹… ⑤张
… ⑥蔡… Ⅲ.①右心房－心脏病－诊疗②右心室－心脏
病－诊疗 Ⅳ.①R541

　　中国国家版本馆CIP数据核字(2023)第035624号

First published in English under the title
The Right Heart (2nd Ed.)
edited by Sean P. Gaine, R Naeije and Andrew J. Peacock
Copyright © Sean P. Gaine, R Naeije and Andrew J. Peacock, 2021
This edition has been translated and published under licence from
Springer Nature Switzerland AG

上海市版权局著作权合同登记号　图字：09-2023-0176号

封面图片由中山大学附属第七医院李宇博士友情提供

右心：从基础到临床

主　编　Sean P. Gaine　Robert Naeije　Andrew J. Peacock
主　译　曹云山　张海锋　蔡宗烨

上海世纪出版（集团）有限公司
上海科学技术出版社　出版、发行
（上海市闵行区号景路159弄A座9F-10F）
邮政编码201101　　www.sstp.cn
山东韵杰文化科技有限公司印刷
开本 889×1194　1/16　印张 15.25
字数 400千字
2023年4月第1版　2023年4月第1次印刷
ISBN 978-7-5478-6088-5/R·2711
定价：188.00元

内容提要

　　本书详细介绍了右心的生理、病理、病理生理学和影像,以及右心功能不全的多种病因和不同疾病背景下右心功能不全的治疗方法,强调了右心在人体健康和疾病中的重要性,可以帮助读者全面掌握右心相关的最新理论、知识。

　　本书行文严谨、图文并茂,根据右心相关基础研究和临床实验进展,结合编者丰富的临床经验编写,可指导基础研究及临床实践,是心血管医师、呼吸科医师及内科其他相关医师必备的参考书。

译者名单

主　译
曹云山　张海锋　蔡宗烨

副主译
郭彦青　汤海洋　施熠炜

主　审
荆志成　李新立　韩学斌

译者（按姓氏拼音排序）
蔡宗烨·浙江大学医学院附属第二医院
曹云山·甘肃省人民医院
陈　军·厦门市中医院
陈发东·同济大学附属同济医院
陈玉成·四川大学华西医院
范粉灵·西安交通大学第一附属医院
管丽华·复旦大学附属中山医院
郭彦青·山西省心血管病医院
黄　玮·重庆医科大学附属第一医院
纪求尚·山东大学齐鲁医院
姜法明·四川大学华西医院
李　江·中南大学湘雅二医院

李　响·复旦大学附属闵行医院

李　宇·中山大学附属第七医院

李国良·西安交通大学第一附属医院

李积凤·首都医科大学附属北京朝阳医院

李艳伟·邵阳学院

李雨竹·呼吸疾病国家重点实验室 / 广州呼吸健康研究院

刘　彤·天津医科大学第二医院

刘兴光·甘肃省人民医院

施熠炜·山西医科大学第一医院

石轶男·呼吸疾病国家重点实验室 / 广州呼吸健康研究院

苏红玲·甘肃省人民医院

汤海洋·广州医科大学附属第一医院 / 呼吸疾病国家重点实验室

王　岚·同济大学附属上海市肺科医院

王　涛·广州医科大学附属第一医院

王阿倩·甘肃省人民医院

王晓建·中国医学科学院阜外医院 / 心血管疾病国家重点实验室

吴炳祥·哈尔滨医科大学附属第二医院

武　忠·四川大学华西医院

徐希奇·中国医学科学院北京协和医院

杨振文·天津医科大学总医院

杨　姿·呼吸疾病国家重点实验室 / 广州呼吸健康研究院

张　琰·天津医科大学眼科医院

张刚成·武汉大学中南医院

张海锋·南京医科大学第一附属医院

张云辉·云南省第一人民医院

赵勤华·同济大学附属上海市肺科医院

周艳丽·南京医科大学第一附属医院

朱　海·甘肃省人民医院

主 编

Sean P. Gaine

National Pulmonary Hypertension Unit

Mater Misericordiae University Hospital

Dublin

Ireland

Robert Naeije

Free University of Brussels

Brussels

Belgium

Andrew J. Peacock

Scottish Pulmonary Vascular Unit

Regional Heart and Lung Centre

Glasgow

UK

感谢Francine Schrijen教我右心导管检查术，也感谢Jack Reeves激发了我对右心功能的兴趣。

Robert Naeije

感谢我的家人，也感谢我的导师、同事和患者，是他们激励和支持了我的"右心之旅"。

Sean P. Gaine

感谢我的妻子Jila和孩子Leila、Johnnie、Vita，尽管他们的兴趣在其他方面，但是他们一直支持我在肺循环和右心方面的兴趣。

Andrew J. Peacock

主译简介

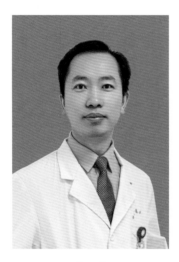

曹云山

医学博士，哈佛大学医学院附属麻省总医院博士后，主任医师，教授，博士研究生导师，山西省"136"兴医工程特聘教授，青海省高端柔性引进人才。现任甘肃省人民医院肺血管病中心主任、心肺血管病区主任。兼任中国医师协会心血管内科医师分会肺血管疾病学组副组长、甘肃省人民医院肺高血压诊治多学科协作组组长、甘肃省医师协会肺血管病专业委员会主任委员、甘肃省医学会高原医学分会常委、中华医学会罕见病分会第一届委员会委员、中华预防医学会健康风险评估与控制专业委员会第三届委员会委员、国家自然科学基金函审专家，JACC Asia"肺高血压栏目"编辑、BMC Pulmonary Medicine 副主编、Frontiers in Pharmacology 专栏副主编，参与编写《中国肺高血压诊断和治疗指南2018》《中国肺动脉高压诊断与治疗指南（2021版）》《成人肺高血压患者运动康复中国专家共识》和《急性肺栓塞多学科团队救治中国专家共识》，主持翻译了国内首部肺血管影像学译著《肺血管影像图谱》。报道了国内首个纤维性纵隔炎导致肺静脉狭窄介入治疗安全性与短期疗效的研究，成果发表于《中华心血管病杂志》，并得到了同期北京协和医院荆志成教授发表的评论文章的高度评价。率先提出了纤维性纵隔炎二联征、三联征和临床分型，肺静脉血流分级和一级属支的命名，以及肺动脉狭窄心电图（丌斯综合征）。甘肃省人民医院纤维性纵隔炎诊断流程及相关研究成果被《中华心血管病杂志》、JACC Asia、JACC Cardiovascular Interventions、JAMA Internal Medicine 等国内外著名期刊发表，推动了临床医生对此类罕见肺血管疾病的早期识别和规范化诊疗。协助国内20多个省市多家医院开展肺血管病介入治疗，其中部分医院为首次开展，填补了区域空白。工作成就被CCTV13、新华社、央视频、《中国青年杂志》和《中国青年报》等多家媒体报道。

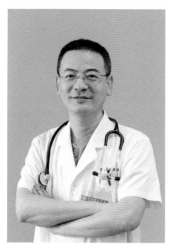

张海锋

医学博士，主任医师，教授，博士研究生导师，南京医科大学附属苏州医院心血管病中心副主任。目前担任中华医学会心血管病学分会肺血管病学组委员、中国高血压联盟理事、《中华心血管病杂志》通讯编委。获得江苏省科学技术进步奖二等奖1项（排名第二）、中华医学科技奖三等奖1项（排名第三）。近年来在国内外期刊发表论文20余篇，参加《中国肺高血压诊断和治疗指南2018》《2020中国动态血压监测指南》《急性肺栓塞多学科团队救治中国专家共识》《α受体阻滞剂降压治疗中国专家共识》等多部指南或共识的编写。

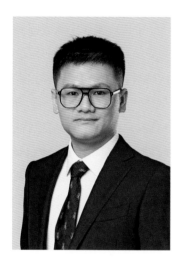

蔡宗烨

医学博士，本科毕业于中南大学湘雅医学院，硕士毕业于上海交通大学医学院，博士毕业于荷兰鹿特丹伊拉斯姆斯大学（国家公派留学），现为浙江大学医学院附属第二医院心血管内科临床医学博士后（博士后国际交流计划引进项目）、浙江大学医学院助理研究员。聚焦于肺血管疾病和右心衰竭的临床和基础研究，目前以第一/共同第一作者发表被SCI收录的论文8篇，总计影响因子51.972；主持国家自然科学基金委员会青年科学基金、中国博士后科学基金第14批特别资助（站中）、中国博士后科学基金第68批面上资助等项目各1项。

主审简介

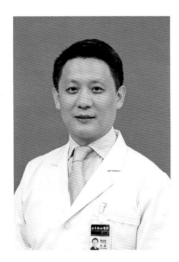

荆志成

医学博士，主任医师，北京协和医院心内科主任，北京协和医学院首批长聘教授，意大利帕多瓦大学心脏病学系教授。第十三届北京市政协委员，第十四届北京市政协常委，中国农工民主党中央委员，中国农工民主党北京市委员会副主任委员。

荣获国家杰出青年科学基金及"长江学者"特聘教授、国家"万人计划"领军人才、百千万人才工程国家级人选暨有突出贡献的中青年专家、中国医师奖等国家级人才荣誉和奖项。目前担任《中华心血管病杂志》与《中华医学杂志(英文版)》副总编辑、《中国介入心脏病学杂志》执行主编、国际血栓与凝血学会(ISTH)旗舰杂志 Journal of Thrombosis and Haemostasis 副主编，以及北京医学会心血管病学分会副主任委员、北京医学会血栓与止血分会主任委员等学术职务。

擅长先天性心脏病、肺栓塞、肺动脉高压，以及肺动脉瓣、三尖瓣等右心瓣膜疾病诊治。

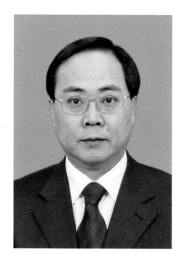

李新立

南京医科大学第一附属医院心内科二级教授,主任医师,博士生导师。南京医科大学名医,江苏省有突出贡献的中青年专家,享受国务院颁发的政府特殊津贴。

担任中国老年医学学会心血管病分会副会长,世界中医药学会联合会抗衰老专业委员会副会长,中国医疗保健国际交流促进会心血管病精准医学委员会副主任委员,中国医师协会心血管病学分会心力衰竭学组副组长,中华医学会心血管病学分会高血压学组副组长,中华中医药学会络病分会副主任委员,中国心胸血管麻醉学会精准医疗分会副主任委员,江苏省医师协会心血管病分会总干事。任《中华心血管病杂志》、《中国循环杂志》(网络版)、《临床心血管病杂志》及《中华高血压杂志》《南京医科大学学报》等杂志编委。主持国家自然科学基金面上及重点项目6项,科技部重点项目2项;获国家科技进步奖一等奖1项(主要完成人),省部级一等奖2项、二等奖2项,以通讯作者于 JACC、Circulation 等发表收录于SCI的论文100余篇。

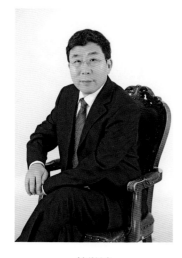

韩学斌

心血管内科教授,主任医师,山西省心血管病医院院长。中国房颤中心联盟副主席,中国人体健康科技促进会血压防控与研究专业委员会副主任委员,国家心血管病专业委员会右心与肺血管病专业委员会常委,中华医学会心血管病学分会肺血管病学组委员,中国医师协会心血管病学肺血管学组委员,山西省医师协会肺血管病医师分会会长,山西省医学会心血管病学专业委员会副主任委员,《中华心力衰竭和心肌病杂志》编委。

中文版序一

右心: 循环系统之珠穆朗玛峰

1828年,著名法国生理学与内科学家Jean Leonard Marie Poiseuille凭借研究动物的动脉血压获得科学博士学位。德国图宾根大学(University of Tübingen)的生理学教授Karl von Vierordt于1855年,使用自己研发的脉搏描记器历史上第一次无创测量了人体血压。随后,1856年法国里昂外科医生Jean Faivre使用Poiseuille的U形水银检压计为一例截肢手术患者完成了历史上第一次人体血压的有创测量,测得患者的肱动脉血压为115~120mmHg。这些工作开启了人类历史上人体循环研究的先河。

然而,直到1944年,法国医生André Cournand与同事才在美国纽约贝尔维尤医院使用右心导管检查术,完成历史上第一次人体肺动脉压测量。1963年,墨西哥心脏病学研究所Luis Burstin使用心音图第一次无创测量到人体肺动脉收缩压。直到1983年,挪威特隆赫姆大学医院的Terje Skjaerpe和Liv Kristin Hatle运用多普勒超声心动图,测得人体三尖瓣反流速度来推测肺动脉收缩压,自此肺动脉高压的研究才得以在全球推广,并迅速发展起来,距今也才40年左右。然而,超声心动图无创估测肺动脉收缩压,相比人们自己在家里就可以监测上臂血压则显得很不方便。

人类体循环与肺循环压力测量完成相差88年,说明观察研究隐蔽在胸腔内的肺循环之难度,要远远大于体循环。如同青藏高原上的珠穆朗玛峰,除了极少数专业登山运动员外,普通游客罕至。肺循环与体循环相比,一直被称为"小循环"(lesser circulation)。虽然"小循环"蕴含的重要信息并不少于"大循环",但关注肺循环的研究者远远少于关注体循环的研究人员,我们对肺循环的了解也是在近30年刚开始起步。

右心是肺循环的核心发动机,但我们至今对右心仍知之甚少。在1944年法国医生André Cournand完成人类历史上第一次肺动脉压测量之前一年,也就是1943年,美国宾夕法尼亚大学医学院世界最早研究心输出量的著名心脏病学家、心冲击描记器之父——Isaac Starr 医生等人在动物实验中摧毁了右心室75%肌肉组织后，发现体循环静脉压并没有显著升高。这个研究曾一度让大家认为右心并无具体功能。法国著名心脏病学大师——波尔多大学的Fontan医生就是基于Starr教授的研究，开启了他伟大的三尖瓣闭锁研究，于1968年4月，为一位三尖瓣闭锁的儿童实施了流传青史的Fontan手术，将患者的上腔静脉与肺动脉吻合、右心房与右肺动脉吻合，彻底放弃了右心室。Fontan手术创造了Fontan循环模式，这更让学术界在很长一段时间里，有意无意地忽略了右心。

右心是否真的无足轻重？随着减肥药和艾滋病病毒感染导致肺动脉高压流行，而肺动脉高压所致右心结构变化又产生心力衰竭，使右心再次进入我们的视野。随后，高原性疾病、结缔组织病、休克、感染、肺栓塞、先天性心脏病、门脉高压等各系统疾病研究都涉及右心，使得右心得到越来越多的关注。然而，迄今为止，我们关于右心的生理和病理的信息，绝大多数来自肺动脉高压的研究，这些信息是否能适用于先天性心脏病、瓣膜病、感染和遗传性右心室心肌病，目前仍然没有定论。

中国医学科学院阜外医院程显声教授长期致力于肺心病、肺栓塞和心力衰竭的研究，他对右心，包括心脏纤维骨架、左右心互作关系、右心肺血管耦联及三尖瓣结构和功能，都有深刻的理解。2008年11月，由程显声教授主编的《右心疾病——基础与临床》由人民卫生出版社出版。这部里程碑式的著作，填补了我国右心领域的空白，备受关注右心的临床医师和研究者喜爱。

时隔6年，2014年，三位资深肺循环专家比利时布鲁塞尔自由大学Robert Naeije教授、爱尔兰都柏林Mater医院Sean P. Gaine教授和英国格拉斯哥大学Andrew J. Peacock教授也编写了一部聚焦右心的专著。我与这三位专家都互相熟悉，特别是Robert Naeije教授，我曾于2006年邀请并陪同他访问了北京、上海和广州等地学术机构，向国内同道介绍了吸入伊洛前列素的药理学和临床应用经验。2012年，我带领上海市肺科医院赵勤华医师应邀访问了Robert Naeije教授的实验室，还去他家品尝了他夫人亲手制作的法式大餐。让我印象深刻的是，Robert Naeije教授治学严谨，极具智慧，毕生钻研右心的生理学。Gaine教授曾长期在美国培训，后回到爱尔兰，是爱尔兰肺动脉高压的代表性人物。2008年北京奥运会，他还是爱尔兰国家运动队的医疗组长，随团比赛，我们也结下深厚的友谊。Peacock教授尤为资深，他主编的 *Pulmonary Circulation* 是这个领域最早的教科书，他最喜欢用心脏磁共振来研究右心的结构和功能。这三位专家合力主编的 *The Right Heart* 经施普林格出版社出版，迅速受到学术界的推崇。

由于最近几年我们对右心的理解逐渐加深，这部专著于2021年全面更新为第二版。为了向国内学术界系统介绍国际上右心研究的最新进展，深耕肺

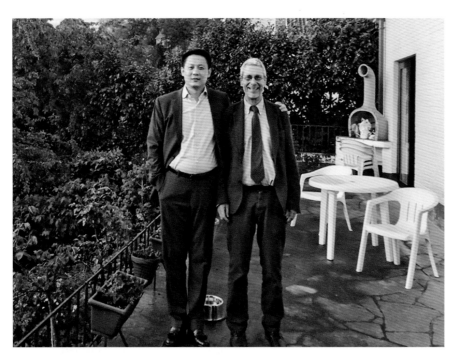

2012年笔者受 Robert Naeije 教授邀请，在其家中做客并于露台合影留念

循环领域的甘肃省人民医院曹云山教授不辞辛苦，与南京医科大学张海锋教授、浙江大学蔡宗烨博士后团结一致，组织了国内诸多在肺动脉高压、先天性心脏病和心力衰竭领域颇有造诣且志同道合的中青年专家，集体翻译了这部重要著作——《右心：从基础到临床》。几经审校，最终在上海科学技术出版社的帮助下顺利出版。这是国内右心学术界非常重要的事件，也是对程显声教授主编的著作《右心疾病——基础与临床》的重要补充。我相信这部译著会吸引更多的临床医生和研究生、博士后进入右心领域并终身为之奋斗。

向国内最早编著右心学术专著的程显声教授致敬，向 Robert Naeije、Sean P. Gaine 和 Andrew J. Peacock 三位教授致敬，也向曹云山、张海锋和蔡宗烨三位青年学者致敬，他们做到了见自己、见天地、见众生。

荆志成

2023年1月

中文版序二

扎根金城，一生为医

2023年春节前夕，在如同往常一样收到来自五湖四海的学生们的祝福的同时，我收到了曹云山博士联合国内几位从事肺高血压基础与临床研究的中青年学者翻译的新作《右心：从基础到临床》。这本书是继三年前曹云山博士主译的《肺血管影像图谱》后，又一本肺血管及右心领域的经典图书。作为导师，我为曹云山博士近几年在肺血管疾病领域取得的成绩感到骄傲。

最早见到曹云山博士还是在14年前，我在西安讲学的一次学术会议上，那时他还是刚工作不久的青年医生。会后他和我交流，这位好学的年轻人给我留下深刻的印象，我希望他能像国内众多从事临床与科研工作的前辈一样，成为既能看好病又能做好研究的临床医学科学家，并鼓励他继续深造学习。后来他考取了我的博士研究生，在我的团队里做了大量有关右心发育和心力衰竭的基础研究，也初步学习了肺血管疾病的临床诊治。2014年，曹云山医师以优异成绩获得南京医科大学医学博士学位，我推荐他赴美师从《新英格兰医学杂志》前任副主编、哈佛大学医学院附属麻省总医院心内科主任Anthony Rosenzweig教授从事博士后研究工作。2016年底，曹云山博士学成归来。当时，国内大多数综合性医院的心内科专家都将研究重心放在冠心病、心律失常、结构性心脏病等常见疾病上，但曹云山博士决定，联合放射科、核医学科等科室专家开展肺血管疾病相关的临床诊疗和科研工作。短短几年时间，就建立起在西北地区乃至全国知名的肺血管疾病团队，救治了大量患者，曹云山博士本人也成长为全国知名的青年肺血管疾病专家，帮助国内多家医院开展了肺血管疾病的诊疗工作。2020年，曹云山教授团队首次提出纤维性纵隔炎诊断的"二联征""三联征"、临床分型和诊断流程，并在《中华心血管病杂志》以专题笔谈的形式发表。这一成果的发表，使国内对纤维性纵隔炎导致肺高血压的诊断率明显提升。

　　曹云山博士2014年毕业以来,他的每一次进步都让作为老师的我感到由衷的高兴。此次由他主译的《右心:从基础到临床》,对右心进行了系统、全面、深入的介绍,是肺血管疾病和右心疾病基础研究与临床工作者必要的参考书之一。希望曹云山教授这一代的"80后"专家学者能够不断努力,推动我国肺血管与右心疾病的基础研究与临床诊疗不断进步,开创具有原创性和中国特色的肺血管疾病综合诊疗技术,并走向世界。不忘初心,方得始终。

李新立

2023年1月

中文版序三

　　本人近10余年来一直关注着肺血管领域的新进展。我首次知晓曹云山教授是在*JACC*杂志上,第一次见到曹云山教授本人是在2018年冰城心血管病学术会议肺血管论坛,后来得知其曾在美国哈佛医学院附属麻省总医院心脏中心深造。曹教授深耕心内科多年,在肺血管疾病、肺动脉高压、右心衰竭领域颇有建树,尤其在纤维性纵隔炎方面进行了独特的研究,积攒了丰富的临床经验,已经走在了世界的前列,也为右心疾病的拓展增加了新的内容。山西省心血管病医院心内科肺血管病区成立于2019年11月,曾经得到了曹教授的大力支持与帮助。曹教授曾主持翻译《肺血管影像图谱》,该书是国内首部肺血管影像学译著,出版后受到了同行的广泛赞誉。

　　右心系统参与了心肺疾病的病理生理、临床表现、诊断及治疗。当前,尽管心血管影像学已取得明显的进步,但无论是基础研究还是临床研究,焦点多集中在对左心系统的评价,而对右心系统在循环系统中作用的认识明显不足,加上右心独特的解剖和形态学特点,使得其相关检测相对困难,故对右心功能及形态的研究并不深入。然而,多种心肺疾病可影响右心功能,导致右心衰竭,而右心功能又是多种心肺疾病转归和预后的重要决定因素。右心疾病是值得基础、临床深入研究的领域。由 Sean P. Gaine、Robert Naeije 和 Andrew J. Peacock 主编的 *The Right heart* 第一版出版之后,对肺血管领域的进展起到了良好的推动作用。第二版在前一版的基础上,详细介绍了在静息、高海拔和运动压力状态下正常右心的结构、功能和影像。广泛修订的章节涵盖了实验模型和人类疾病(包括先天性心脏病和肺动脉高压)中右心功能障碍的病理生理学和病理生物学。该书为我们了解右心在心肺循环中作用的最新进展提供了简明、最新的指南,是对右心感兴趣的临床医师不可或缺的最新资源。曹云山教授及其团队所翻译的本书为提高广大临床医师对右心及肺循环认识提供了专业指导。全书内容翔实,权威而实用,简明扼要,重点突出。

曹云山教授为人真诚，热情向善，学风严谨，勇于创新，扎根甘肃，是祖国西北走出的肺血管大家！该书的出版将会成为心血管、呼吸、急诊、重症及其他相关领域临床医师及研究人员的理想参考书，相信一定能够使相关专业医师受益匪浅。

以上拙笔，以表祝贺，并为序。

韩学斌

2023年1月

英文版序言

　　科学界对心脏，尤其是对左、右心差异的兴趣，可以追溯到 2 000 多年前，Hippocrates 和 Galen 最早将其描述为左右两侧结构。然而，1000 多年后（1242 年），Ibn al-Nafis 才首次对肺循环进行了描述，并对其功能进行了更准确的推测。随后，Vesalius 在 16 世纪中期对心脏和肺进行了详细的解剖研究，紧接着 William Harvey 在 1628 年首次对循环系统进行了准确的描述。

　　最近，关于心肺系统的科学研究来自 20 世纪中期纽约 Bellevue 医院 Andre Cournand 和他的同事们的开创性工作，他们使用了在右心进行导管检查的新技术。他们早期的工作包括对正常和疾病状态下的心脏功能进行详细测量，特别是对心脏和肺都有影响的情况，如急性和慢性肺部疾病。

　　随着心脏病学研究手段从以观察为主发展到采用介入技术，大部分心血管科学研究都集中在动脉粥样硬化、高血压和瓣膜性心脏病上。尽管如此，包括 Al Fishman、Bob Grover 和 Jack Reeves 在内的一组医师科学家为我们在生理条件（如高原）和病理条件（如肺高血压）下对心肺单元的理解做出了重要贡献。随着超声心动图和磁共振成像等无创技术的发展及应用于研究心脏的结构、功能及心肺单元整体，我们对右心功能（包括心室相互作用等重要概念）的理解更加全面。事实上，本书的编辑和作者们完成了大量科学工作，他们撰写的章节为读者提供了一个全面的、最新的理论基础，而该基础是当代临床工作和未来研究所必需的。例如，肺血管疾病的特殊治疗方法的发展——药物、外科和介入——为研究这些方法如何影响右心功能提供了机会，并可能引出新的治疗肺血管疾病的方法，如靶向患病右心的治疗。

　　目前在全球范围内，肺血管疾病还是以慢性肺部疾病、左心衰竭、血栓栓塞和结缔组织病等传统疾病为主。然而，最近被提到的影响肺循环的因素，如人类免疫缺陷病毒、丙型肝炎病毒和 COVID-19 病毒等感染性病因，是重要的全球卫生挑战,但人们对它们仍然知之甚少。它们的出现强调了多学科协同努力对于进一步了解右心和肺循环的重要性。本书作者工作中体现的这种多学科的兴趣和方法,为这一领域令人兴奋的科学进步新时代奠定了基础。

Lewis J. Rubin
于美国纽约

中文版前言

最熟悉的陌生人——右心

17世纪10年代，心脏病学家William Harvey阐明了血液循环，这揭开了人们真正了解右心功能的序幕，Harvey也因此被誉为"血液循环之父"。20世纪40年代，心脏外科医生Isaac Starr进行的右心损伤实验，将右心界定为循环辅助通道。因此，之后很长一段时间，人们都认为右心只起到辅助循环的作用，正常情况下似乎"可有可无"。直到20世纪70年代，心脏病学家Jay N. Cohn医生通过对右心室心肌梗死和左心室心肌梗死不同血流动力学的观察，发现右心有其独特的功能且在血液循环中扮演了重要的角色，这才使得右心再次吸引了人们的注意力。2006年美国国家心肺血液研究所（National Heart, Lung, and Blood Institute, NHLBI）曾发表文章呼吁对右心进行研究。据此，我们通常把右心比作"最熟悉的陌生人"。

从物种进化方面来看——鱼类的单心室（左心）进化到哺乳动物的左、右双心室，右心的出现比左心大约晚3.2亿年。右心与左心有很多不同之处。在发育来源上，右心和室间隔来自第二心场心肌祖细胞，而左心来自第一心场心肌祖细胞。在解剖学结构上，右心有两层肌纤维，而左心有三层肌纤维。肌纤维的走行方向决定了左、右心室收缩模式的不同。在病理生理学特性上，相比左心，右心对压力负荷耐受性差，而对容量负荷耐受性强。了解这些左、右心之间的不同，对于探索右心衰竭的分子机制及治疗右心疾病至关重要，而目前这方面的参考书籍却很有限。

*The Right Heart*这本书对右心进行了系统、全面、深入的介绍，不仅对右心生理功能、病理生物学、右心衰竭的动物模型和影像学评估等做了详细阐述，同时也对不同临床情况下右心的特点，以及不同右心疾病的治疗进行了详尽介绍；最后对右心逆重构和靶向右心治疗的最新证据做了总结并展望了未来研究方向。本书对治疗右心相关疾病及开发新的治疗手段具有重要的指导价

值,相信系统地学习本书后,读者会对右心有一个更全面、准确的认识,对理解右心相关疾病的病理生理学会有很大帮助。

在本书的翻译过程中,得到了知名学者的大力支持,也得到了国内同行的全力协助。尽管如此,由于我们能力有限,在翻译的过程中难免会有一些不足之处,恳请同行批评指正。

曹云山　张海锋　蔡宗烨

2023 年 1 月

英文版前言

本书第一版于2014年出版。我们相信这是第一本专门介绍右心的正常解剖和生理，以及疾病对右心结构和功能的影响的书。当时，我们期望这本书能迈出一步，扭转历史上肺科医师和心脏病学家对"小循环"的忽视。这本书很受欢迎，下载量超过22 000次。自第一版出版以来，人们对右心作为心肺系统基本组成部分的重要作用的理解不断加深。

在第二版中，来自世界各地的顶尖右心专家聚集在一起，探讨我们在过去十年中获得的最新信息。该书内容包括右心生理、病理、病理生物学和影像，以及右心功能不全的原因及其治疗。以前，人们认为直接治疗肺血管异常以减少右心室后负荷是改善右心功能不全的唯一途径，但现在我们意识到，靶向治疗右心室也是可能的，而且确实是可取的。

我们殷切希望这本书能像第一版一样受欢迎，对"小循环"的重要性的认识在肺科医师和心脏科医师以外的更多读者中持续加深，这些读者包括重症医学科医师、放射科医师、血液科医师，以及那些参与移植和支架、心室辅助设备开发的人员。

1989年，Jack Reeves邀请我们进一步探索右心，他说："我们必须了解肺血管阻力的增加是如何导致右心室功能受损的。"[1]在阅读了这版书后，我们希望您会赞成——他的邀请已经被热情地接受，我们对右心方面的理解正在取得真正的进展。

Sean P. Gaine
于爱尔兰都柏林

Robert Naeije
于比利时布鲁塞尔

Andrew J. Peacock
于英国格拉斯哥

---

1 Reeves JT, Groves BM, Turkevich D, Morrisson DA, Trapp JA. Right ventricular function in pulmonary hypertension. In: Weir EK, Reeves JT, editors. Pulmonary vascular physiology and physiopathology. New York: Marcel Dekker; 1989: 325–351.

目 录

第四部分 右心功能不全的治疗
Treatment of Right Heart Dysfunction

第五部分 未来展望
Future Perspectives

扫描二维码
可阅读本书参考文献

第一部分

生理、病理和病理生物学

Physiology, Pathology and Pathobiology

右心室的功能
Function of the Right Ventricle

1

Jeroen N. Wessels, Frances S. de Man, and Anton Vonk Noordegraaf *

对右心室功能的认识：从昨天到今天

自公元2世纪以来，人们对于右心室（right ventricle, RV）功能的认识已经发生了巨大的变化。当时，Galen将右心室描述为单纯的通道，一部分血液通过该通道进入肺脏获取营养，剩下的血液通过室间隔上肉眼看不见的小孔进入左心室，形成生命之灵气[1]。大约过了10个世纪，Galen的观点才被质疑。在公元13世纪的时候，Ibn al-Nafis对室间隔上小孔的存在提出了质疑，有史以来首次提出，所有血液必须通过肺脏才能从右心室进入左心室[1, 2]。Ibn al-Nafis关于右心室功能的认识也不同于Galen，他认为右心室负责稀释血液，使其适合与肺脏的空气混合[2]。右心室负责通过肺脏输送血液而不是获取营养，这一观点主要被认为是William Harvey提出的，在1628年他的《心与血液运动》（de Motu Cordis）一书中描述了这一观点，比Ibn al-Nafis晚了大约3个世纪[3, 4]。尽管Ibn al-Nafis和Harvey都强调了右心室在肺循环中的作用，但右心室功能对肺循环和体循环的真正重要性却在几个世纪后才被确立。这条认知之路始于20世纪40年代，在此期间，人们对右心室功能进行了更详细的研究。几项犬开胸、开心包实验表明，烧烙右心室不会导致全身静脉或肺动脉压力的变化[5-7]。基于这些

研究，还得出了这样的结论：右心室功能对于维持正常肺动脉和体动脉的压力梯度并不是必需的。然而，1950—1980年期间进行的几项研究，使用的实验模型将右心室排除在循环之外，得出了以下结论：右心室对于维持血流和生命无疑是必要的[8-10]。但是，由于这些研究中使用的模型并非正常生理状态下的模型，右心室对维持血液循环是必要的这一观点并没有得到多少支持。直到1982年，人们才认识到右心室的作用，当时的研究表明，右心室心肌梗死（这次使用的是心包完整的动物模型）确实导致了心输出量的减少[11]。此后，多项研究表明，右心室功能在健康受试者运动和疾病状态下具有保持正常运转和（或）决定预后的意义[12-15]。因此，目前我们认识到，右心室不仅仅是一个被动的体循环静脉回流通道，还在维持健康和疾病状态下心输出量方面起着重要作用。

右心室收缩和舒张的生理学

■ 肌细胞收缩

在左右两个心室中，负责心脏收缩和舒张特性的心肌细胞的结构单元是肌节[16]。肌节的粗（肌球蛋白）和细（肌动蛋白）肌丝（图1.1）决定其收缩特性。第三种肌丝，即肌连蛋白，负责肌节被动张力。粗肌

* J. N. Wessels · F. S. de Man · A. Vonk Noordegraaf: Department of Pulmonary Medicine, Amsterdam Cardiovascular Sciences, Amsterdam UMC, Vrije Universiteit Amsterdam, Amsterdam, Netherlands. e-mail: a.vonk@amsterdamumc.nl

© The Author(s), under exclusive license to Springer Nature Switzerland AG 2021 S. P. Gaine et al. (eds.), The Right Heart, https://doi.org/10.1007/978-3-030-78255-9_1

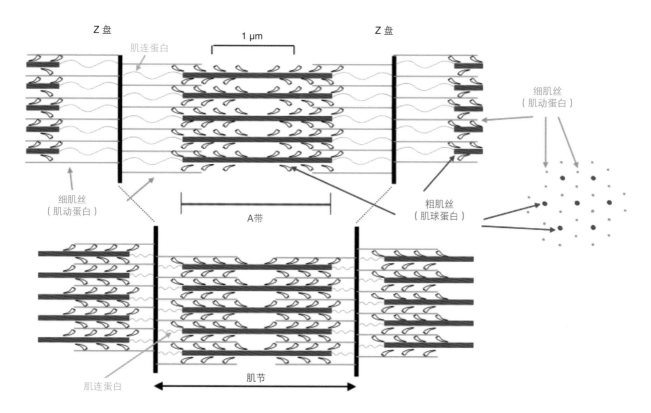

图1.1　心肌细胞收缩结构单元——肌节（两种不同的肌肉长度）。每个肌节在末端通过Z盘连接。两种肌丝如图所示：(1) 粗肌丝（蓝色）通过肌连蛋白分子（这里画了1个分子而不是6个）与Z盘连接，肌球蛋白头部从骨架延伸；(2) 细肌丝（绿色），直接附着在Z盘。请注意，两根肌丝相互重叠，其重叠程度取决于肌肉长度。（经Springer科学公司授权，转载自Westerhof等[17]）

丝由体部和横桥组成。横桥由"头和臂"组成，并从体部向外延伸[17]。细肌丝由肌动蛋白和原肌球蛋白组成，它们形成肌丝的主链。附着在原肌球蛋白上的是肌钙蛋白复合物（肌钙蛋白I、T和C）。在舒张状态下，肌钙蛋白复合物附着在原肌球蛋白上，阻止肌球蛋白头部与肌动蛋白结合。心肌细胞收缩是由动作电位触发的。在动作电位中，细胞膜上的Ca^{2+}通道开放，Ca^{2+}内流[18]。这一事件触发肌浆网Ca^{2+}释放，从而导致胞质内Ca^{2+}浓度增加（Ca^{2+}触发Ca^{2+}释放）。游离Ca^{2+}浓度的增加使Ca^{2+}与肌钙蛋白C结合，从而改变了肌钙蛋白复合物的空间构象。结果使细肌丝的肌球蛋白结合位点暴露，为肌球蛋白头部与肌动蛋白之间的反应创造了机会，引起肌动蛋白沿着肌球蛋白滑动，从而引起肌肉收缩[17, 19]。

■ 肌细胞舒张

肌肉缩短后，Ca^{2+}被泵出细胞质，回到肌浆网和细胞外液，肌节松弛并恢复至最初的舒张状态[17, 18]。负责对松弛的、舒张状态的肌肉硬度进行调节的肌节蛋白是肌连蛋白（图1.1）[20]，它是人体中最大的蛋白质，从Z盘延伸到肌球蛋白肌丝的中心。它有几个决定蛋白质硬度的"弹簧样"区域，改变这些区域的磷酸化或对其选择性剪接可增加或减少肌连蛋白的顺应性[21]。心肌被动张力也受细胞外胶原的影响，特别是较长的肌节。然而，即使在长肌节中，肌连蛋白仍对心肌的总被动张力起着重要作用[20]。

右心室收缩、射血和右心室压力曲线

单个心肌细胞收缩引起该肌细胞缩短是明确的，而所有的单个右心室心肌细胞如何联合收缩使血液泵入肺动脉（pulmonary artery, PA），是一个更加复杂的过程。这取决于右心室复杂的收缩顺序和几何结构。右心室由两个不同的解剖部分组成，即体部（窦部）和流出道（圆锥或漏斗）。与流出道相比，窦部占右心室总容量的80%以上[22]，且有不同走行的肌纤维。另外，在心动周期中，这两部分的收缩时间不同[22-27]。右心室收缩从心尖开始，以蠕动的方式向流出道移动[25]。在收缩早期，流出道甚至在开始收缩

前扩张，其收缩比心室体部晚20～50 ms[22, 24, 26]。在舒张早期，一部分流出道的张力持续存在，并且直到心房收缩时才松弛[22, 24, 26]。

右心室收缩的净效应是心室容积减少并将血液推进至肺动脉。这由几种机制调节，其中心室纵向缩短（即从心底到心尖）对右心室容积减少的影响最大[28]。容积减少的另一种机制是右心室游离壁向室间隔的移动（横向缩短）[4, 29, 30]。一些研究人员提到了另外一种射血机制，即由于血液动量而射出血液[31-33]。血液动量指收缩晚期负压梯度（肺动脉压＞右心室压）下血液的持续运动[8, 33]。这一机制最初是基于左心室射血血流动力学提出的[33]，但后来发现右心室射血血流动力学也存在类似现象。右心室压超过肺动脉压导致肺动脉瓣开放，右心室射血开始，即使心肌开始舒张，心室压下降到低于肺动脉压，也会继续射血（图1.2）。的确，在右心室压下降及右心室和肺动脉之间存在负压梯度的情况下，右心室射血仍在继续[30, 31, 34, 35]。这两种现象均支持血液动量理论。在右心室压力下降的过程中持续射血可能是因为惯性，即使存在反作用力，运动的物体仍会继续运动。重要的是，收缩期末（心肌收缩终止）

和射血结束二者概念不同，使得有必要分别使用不同的术语来描述这两个事件以避免混淆。然而，在压力-容积分析中，收缩期末被定义为射血结束（见下面对压力-容积分析的描述）。

左心室收缩对右心室射血的影响

右心室与左心室串联，这被称为心室串联交互作用[36]。因此，右心室每搏输出量将在很大程度上决定左心室充盈量，进而决定左心室每搏输出量。而影响右心室输出量的因素也会影响左心室输出量。影响右心室功能的疾病将在本书的后续章节中详细描述。

由于两个心室共用室间隔、有相互缠绕的肌束，又被一个心包包裹，所以在间接串联交互作用之上，存在两个心室间的直接交互作用[8, 36]。由于心包包裹着具有共同室间隔的两个心室，并且对急性扩张有很强的抵抗力，所以一个心室的顺应性受另一个心室压力和容积的影响[37-39]。在收缩期也可以观察到心室交互作用，因为左心室收缩会导致右心室压力发生变化[36, 40]。20%～40%的右心室收缩压可能是由左心室收缩产生的[41]。

尽管健康人存在心室交互作用，但其负面影响只在疾病状态时才显现出来。例如，在肺动脉高压中，肺血管阻力增加导致右心室每搏输出量减少（心室串联交互作用），再加上右心室压力和容量超负荷，引起室间隔向左位移（心室直接交互作用），二者共同导致左心室舒张期充盈受损[42]。

右心室功能描述

心血管系统的基本功能是为我们体内的组织提供足够的营养和氧气。因此，保持足够的心输出量很重要。由于左右心室串联连接，二者心输出量大致相似。右心导管检查时测定右心室心输出量的常用方法是热稀释法或直接Fick法[43]。心输出量由每搏输出量及心率决定。心脏磁共振成像（cardiac magnetic resonance imaging, CMR）是测定右心室每搏输出量的无创性检查方法，还可以测量主动脉及肺动脉血流。每搏输出量也可以通过收缩期末与舒张期末容积的差值来获得。因为两个心室的测量值应该是相同的，所以对于所有的方法，左心室和右心

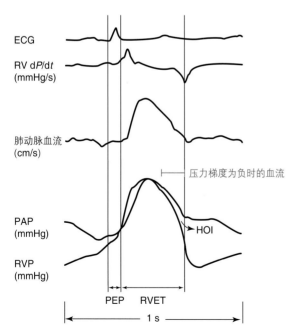

图1.2 同步记录心电图（electrocardiogram, ECG）、右心室dP/dt，肺动脉血流、PA和RV的压力。注意前射血时间（pre-ejection time, PEP）很短，在射血期末可以看到负压梯度。HOI，伸延间期；RVET，右心室射血时间；PAP，肺动脉压；RVP，右心室压。（Elsevier授权转载自Dell'Italia和Walsh[35]）

室的测量值都可以用来确定每搏输出量。请注意，当存在瓣膜关闭不全或分流时，使用心室容积测量每搏输出量不准确[44]。尽管每搏输出量是右心室收缩的最终结果，但它只提供了关于右心室功能的有限信息。每搏输出量首先由右心室充盈量（前负荷）决定，进而由右心室心肌功能（心室收缩力）和对抗右心室射血的负荷（动脉系统，后负荷）决定。因此，要了解右心室心肌功能，就需要通过心室压力–容积分析测量与负荷无关的指标。

心室压力–容积环

1898年，Otto Frank首次使用压力–容积图描述了心动周期[17, 45]。他描述了在不同充盈量下，等容收缩期（无射血）的压力变化，并显示随着舒张容量的增加最大压力也随之增加。后来，在1914年，Starling描述了在恒定压力下射血的规律，发现随着充盈量的增加，每搏输出量也会增加。这两个发现的结合就是我们现在所说的Frank-Starling机制，我们将在后面的"右心室功能的调节"一节详细解释。

压力–容积环描述了在心动周期中观察到的心室压力和容积的变化（图1.3a）。心动周期可分为4个不同的阶段：① 充盈期，② 等容收缩期，③ 射血期，④ 等容舒张期。在充盈期，右心室容积显著增

加，而右心室压力仅略有变化[46]。开始收缩后，右心室压力迅速升高。当右心室压力超过肺动脉压时，肺动脉瓣开放，等容收缩期结束。正常情况下，由于肺动脉压较低，右心室等容收缩期持续时间较短（图1.2）[47]。在射血期，右心室压力在早期达到峰值，随后在射血晚期迅速下降[48]。在射血晚期，可以观察到右心室和肺动脉之间的负压梯度，这就是所谓的伸延间期（hangout interval, HOI）（图1.2）[35]。等容舒张期从肺动脉瓣关闭时开始，压力降至初始值。

可以从单个压力–容积环中得到的信息包括每搏输出量、舒张期末容积（end-diastolic volume, EDV）、收缩期末容积（end-systolic volume, ESV）和射血分数（ejection fraction, EF）（可由舒张期末容积和每搏输出量计算得出，见图1.3a）。这些参数所提供的有关右心室心肌特性的信息是有限的。然而，如果在改变负荷条件下（最好是通过腔静脉阻塞减少前负荷[17]）收集多个压力–容积环，就可以获得心室收缩和舒张特性的信息。

收缩特性：收缩期末压力–容积关系

图1.3b给出了前负荷降低过程中获得的多个压力–容积环[49]。虽然通过改变后负荷也可以获得多个压力–容积环，但更好的方法是降低前负荷，因为后

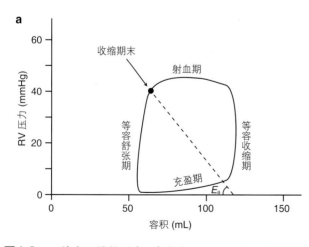
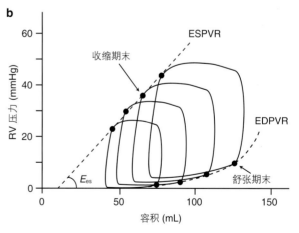

图1.3 a. 单次心跳的压力–容积（pressure-volume, P–V）环示意图。舒张期（或充盈期）在三尖瓣开放（P–V环左下角）后开始。此时，心室容积最小，对应于收缩期末容积。在充盈期，容积增加到最大充盈量，即舒张期末容积。收缩导致压力增加（等容收缩），直到肺动脉瓣开放，这是射血期的开始。瓣膜关闭后，等容舒张开始，压力迅速下降，直至心内瓣膜再次开放，心室重新进入充盈期。右心室射血分数可以从单个压力–容积环中计算出，即每搏输出量除以舒张期末容积，再乘100%。有效动脉弹性（E_a）是衡量右心室后负荷的指标，可以通过收缩期末P–V点到舒张期末容积在x轴截距的连线的斜率计算出。b. 前负荷逐渐降低的过程中获得的多个压力–容积环的示意图。需要注意的是，舒张期末的压力–容积点可以用一条非线性的曲线连接，即舒张期末压力–容积关系（end-diastolic pressure-volume relation, EDPVR）。还显示了线性的收缩期末压力–容积关系（end-systolic pressure-volume relation, ESPVR）及其斜率 [收缩期末弹性（E_{es}）]

负荷的变化更有可能影响收缩和(或)舒张特性[50]。在前负荷降低(例如使用球囊导管阻断部分腔静脉)的过程中获得了多个压力-容积环,可以用一条线连接多个收缩期末和舒张期末压力-容积环上的点(图1.3b)。连接收缩期末压力-容积点的这条线称为收缩期末压力-容积关系(end-systolic pressure-volume relation, ESPVR)。按理说,在左心室和右心室的生理范围内,这种关系是线性的[34, 51, 52]。因此,在实际应用中,ESPVR被假定为线性。ESPVR的斜率称为收缩期末弹性(end-systolic elastance, E_{es}),由于假设为线性,可以用以下公式描述:$E_{es}=P_{es}/(V_{es}-V_0)$,其中 P_{es} 为收缩末压力,V_{es} 为收缩末容积,V_0 为ESPVR的容积在 x 轴的截距。E_{es} 被用作心肌收缩力的衡量指标有几个原因。首先,正性和负性肌力药,如儿茶酚胺和短效β受体阻滞剂,分别使 E_{es} 升高和降低[46, 51~56]。此外,由于假定了 E_{es} 与前负荷或后负荷无关,因此 E_{es} 与负荷无关[34, 56]。

理论上,弹性是根据压力和容积来衡量硬度的一种方法,20世纪60年代末,Suga通过对离体心脏的研究,提出了时变弹性的概念[57],指出心室特性可以用弹性来描述。心室时变弹性指心脏在心动周期中的硬度变化,最大弹性发生在收缩期末或接近收缩期末。更多关于时变弹性理论的信息可以参考其他资料[17, 45]。

右心室ESPVR和 E_{es} 应用注意事项

在评估收缩状态的变化时,应考虑到心肌质量、心肌特性和心室形状对心室特性(包括收缩和舒张特性)的影响(见下文)[45, 50]。因此,在急性状态下(心肌质量和心室形状不变),ESPVR的变化反映了心肌收缩力的变化。然而,在临床中,心肌质量或心室形状可能会随着时间而改变;因此,观察到的ESPVR的变化不能仅归因于心肌收缩能力的改变[50]。

心肺系统

研究右心室的收缩特性必须要考虑到它的负荷[58]。与体循环相比,肺循环是一种低压、高顺应性的系统。由于右心室的后负荷较低,因此不需要高的 E_{es}。然而,在运动或疾病状态下后负荷增加,E_{es} 也随之增加[59, 60]。有效动脉弹性(effective arterial elastance, E_a)可以恰当地反映后负荷,用以衡量总阻力[61]。它

可以通过收缩期末压力与每搏输出量的比值来确定(图1.3b)。在健康人中,右心室向肺动脉的能量传输是最佳的。换言之,右心室收缩力与后负荷相匹配。这个概念称为耦联,用 E_{es}/E_a 表示。E_{es} 和 E_a 都描述了一个子系统(分别为右心室和肺循环)的功能,彼此独立。整个心肺系统的功能是这些子系统相互作用的结果。例如,每搏输出量不仅由右心室功能决定,还由后负荷决定。其他由功能相互作用得出的常用指标包括心输出量、右心室射血分数和肺动脉压[60]。

舒张特性:舒张期末压力-容积关系

与线性的收缩期末压力-容积关系相比,舒张期末压力-容积关系(end-diastolic pressure-volume relation, EDPVR)是非线性的(图1.3b)[45, 50]。舒张期末压力-容积关系显示:在容积较小时,随着容积的增加,压力增加的幅度很小;在容积较大时,随着容积的增加,压力上升的幅度逐渐增大,这使得EDPVR呈非线性曲线状[50]。在充盈量较大时,负责压力急剧上升的肌节结构是肌连蛋白分子,而肌节外,细胞外基质(胶原)阻止心肌细胞的进一步伸展[50, 62]。舒张弹性与收缩弹性一样,可以在前负荷快速变化的情况下通过多个压力-容积环测量,反映心室的被动特性(图1.3b)[50]。然而,由于EDPVR呈非线性,必须进行非线性回归分析才能获得曲线拟合和舒张硬度常数[50, 63]。右心室舒张硬度用舒张期末EDPVR的斜率来描述,称为舒张期末弹性(end-diastolic elastance, E_{ed})[64]。

E_{es} 和 E_{ed} 的单心动周期分析

如前文所述,测量收缩和舒张弹性需要同时测量右心室压力和容积,包括改变心室负荷,因此这种测量不容易应用于临床,甚至在一些患者中是被禁用的。为了克服这些问题,已经研发出了一些更适用的方法,不需要多个压力-容积环。这些所谓的单心动周期分析可用于左心室和右心室,也可用于测定收缩[53, 65, 66]和舒张期的弹性[63]。单心动周期法计算 E_{es}/E_a 耦联的结果与多心动周期法相当[67]。

右心室功能的调节

右心室对容量和后负荷变化的反应是右心室功

能调节的最好说明。Frank-Starling 机制诠释了右心室对充盈（舒张）量的反应，该反应基于肌丝对 Ca^{2+} 敏感性的改变，如下所述[18]。右心室对后负荷变化的反应是由神经体液机制介导的。心输出量可进一步因心率的变化而改变。关于收缩力和舒张功能亚急性和慢性改变的机制，请参阅有关心室负荷因容量和（或）后负荷而改变的疾病的章节。

容量反应：Frank-Starling 机制

Frank-Starling 机制是指随着心室舒张期末容积的增加，每搏输出量同时增加。舒张期末容积的变化通常受静脉回流的影响。因此，在大多数情况下，每搏输出量由静脉回流来调节[19]。在分子水平上，Frank-Starling 机制是指在收缩开始时，肌节长度越长，产生的力就越大，这是由于拉伸引起肌丝对 Ca^{2+} 的敏感性改变造成的。长期以来，这种肌丝敏感性改变的机制是通过"晶体面间距"理论来解释的[68]。这个理论基于拉伸时肌丝之间的间距减小，因此，肌球蛋白头部更容易与肌动蛋白结合，从而增加了每份可用 Ca^{2+} 提供的力量。最近，有人提出了另一种解释[68]。人们观察到，肌节的拉伸有利于改变肌球蛋白头部的方向，使其更容易与细肌丝结合。根据这些新的发现，Frank-Starling 机制可能更多依赖于肌球蛋白头部方向改变，而较少依赖晶体面间距的变化。

后负荷反应：交感激活

当右心室后负荷急剧增加时，如果不存在代偿机制，每搏输出量会下降。然而，代偿机制确实存在，所以在负荷改变时，每搏输出量仍可以维持在一定范围内。保持每搏输出量的一种机制是如上所述的 Frank-Starling 机制。后负荷增加导致右心室舒张期末容积增加就是上述机制的体现。在急性情况下，维持每搏输出量的另一个机制是通过激活交感神经系统增加收缩力。心脏交感神经的激活是通过位于心肌细胞上的 β 肾上腺素受体实现的。刺激 β 肾上腺素受体，能够通过增加细胞内游离 Ca^{2+} 的可利用性增加收缩力（正性）。交感神经激活会轻微降低肌丝的 Ca^{2+} 敏感性，然而，细胞内 Ca^{2+} 可利用性增加的效应超过了这种肌丝 Ca^{2+} 敏感性降低的效应。其次，交感神经的激活导致肌浆网更快速地再摄取 Ca^{2+}，从而使肌丝更快速地释放 Ca^{2+}，进而导致心肌更快速地舒张（心肌松弛）。

Gleb von Anrep 描述了一种次要的缓慢增加收缩力的机制[69]，即所谓的 Anrep 效应。该效应是指在初始反应后的几分钟内，心肌细胞收缩力缓慢增加[69]。Anrep 效应源于自分泌/旁分泌机制，涉及拉伸诱导的血管紧张素 Ⅱ 和内皮素的释放。关于 Anrep 现象的详细信息可参考其他资料[69, 70]。

小结

右心室功能在健康和疾病状态下都很重要，其几何结构复杂，由两个不同的解剖部分组成，呈蠕动样收缩。健康的右心室，在收缩期末和负压梯度时，仍可继续射血。尽管血流动力学复杂，但右心室收缩和舒张功能可以用时变弹性来描述。右心室输出量对充盈量的变化和后负荷的增加高度敏感，对充盈量变化的反应是通过 Frank-Starling 机制调节的。准确描述右心室功能包含所谓的非负荷依赖的测量。

右心室的病理生物学
Right Ventricular Pathobiology

2

Vineet Agrawal, Evan Brittain, and Anna R. Hemnes *

引言

右心室（right ventricle, RV）功能是许多疾病强有力的、独立的预后指标，包括瓣膜性心脏病、缺血性和非缺血性心肌病、肺栓塞和肺动脉高压（pulmonary arterial hypertension, PAH）等[1-4]。尽管人们已经认识到右心室功能在这些疾病中的重要性，但对右心室衰竭的病理生物学却知之甚少[5]。右心室整体功能主要由三个动态因素决定：前负荷、后负荷和心肌收缩力。右心室后负荷主要来自主肺动脉（pulmonary arteries, PA）和近心端分叉部位的脉冲式搏动、近心端肺动脉阻抗和小动脉阻力［肺血管阻力（pulmonary vascular resistance, PVR）］。右心室收缩力反映了负荷状况、肾上腺素能状态、心率、药物、代谢状态和心室相互依赖性。这三个方面如何改变右心室功能，或如何随着右心室心肌分子的变化而改变，我们对其中机制的认识尚处于初级阶段，但毫无疑问，在右心室应激的情况下，这三个方面对结局有很强的影响，并可能成为独立的治疗靶点。本章着重介绍肺高血压到右心室衰竭的病理生物学，并强调了我们在右心室功能和功能障碍分子机制研究方面的最新进展。

■ 右心室功能下降和恢复的个体差异性很强

右心室衰竭的临床异质性很强。在肺动脉压和肺血管阻力升高时，部分患者出现严重右心室衰竭，而部分患者在相同的血流动力学的特征下仍然能长期维持右心室功能。比如，许多发展为艾森门格（Eisenmenger）生理的先天性心脏病患者，尽管肺动脉压力水平与体循环相当，但右心室功能仍能在数十年间保持正常[6]。艾森门格综合征患者预后相对较好可能与代偿性右心室肥大或胚胎基因程序性持续表达有关，但是这些机制尚不清楚。在许多疾病，如右心室心肌梗死或者肺动脉血栓内膜切除术后，右心室在损伤后表现出显著的功能恢复能力[7]。理解右心室衰竭和恢复的分子机制，将提高我们对右心室衰竭的认识，并有助于开发针对右心室的靶向治疗。

■ 右心室衰竭与肺血流动力学变化不完全相关

在慢性血栓栓塞性肺高血压（chronic thromboembolic pulmonary hypertension, CTEPH）和PAH等主要影响肺血管的疾病中，与肺血流动力学

* V. Agrawal · E. Brittain: Division of Cardiovascular Medicine, Vanderbilt University Medical Center, Nashville, TN, USA. e-mail: vineet.agrawal@vumc.org; evan.brittain@vumc.org

A. R. Hemnes: Division of Allergy, Pulmonary and Critical Care Medicine, Vanderbilt University Medical Center, Nashville, TN, USA. e-mail: anna.r.hemnes@vumc.org

© The Author(s), under exclusive license to Springer Nature Switzerland AG 2021
S. P. Gaine et al. (eds.), *The Right Heart*, https://doi.org/10.1007/978-3-030-78255-9_2

的改善相比，右心室功能和重构逆转与疾病结局更相关[5]。人们越来越认识到右心室后负荷增加并不是决定右心室衰竭的唯一因素，并且尽管药物治疗后肺血流动力学显著改善，但右心室功能通常会继续下降。Van de Veerdonk 等的研究表明，尽管临床上肺血管阻力显著降低，但右心室功能仍然下降的 PAH 患者的生存率显著降低[8]。其他的证据包括肺动脉瓣狭窄和艾森门格综合征患者产生代偿性右心室肥大（right ventricular hypertrophy，RVH）后预后良好，以及使用肺动脉环束术构建的右心室压力超负荷实验模型中并没有发生右心室衰竭[6, 9]。这些研究结果表明右心室衰竭的发生不仅取决于肺血管阻力和大血管硬度增加引起的后负荷升高，还取决于其他致病机制。由于右心室功能下降与肺血管疾病严重程度不完全相关，针对右心室功能的治疗可能会改善预后。右心室功能衰竭的分子机制不完全明确，因此目前尚缺乏针对右心室的特异性治疗。

右心室衰竭的病理学

尽管肺血管病理学特征明确，但右心室衰竭的病理学并没有被充分研究。在 PAH 时，除了右心室总质量增加外，右心室心肌细胞肥大普遍存在[5]。毛细血管的密度或数量改变、纤维化的作用，以及不同临床病因导致的右心室衰竭之间的差异在人类的病理学研究中很少被描述。右心室心肌坏死是肺栓塞和右心室梗死等导致急性右心室衰竭的原因[10]，但是在 PAH 等疾病所致慢性右心室衰竭的病因中并没有相关报道。不同 WHO 功能分级的 PAH 患者中，右心室病理学的研究很少，但来自人体的数据表明，硬皮病相关 PAH 等疾病的右心室衰竭程度与 PAH 严重程度不成比例[11-13]，可能提示该疾病中存在不同的右心室病理模式。

总体而言，右心室肥大显然是右心室劳损和衰竭的关键特征。在出生的时候，循环从胎儿模式向成人模式转换，右心室经历了一个巨大的转变，从一个高压、高阻力泵转变为一个低压、高流量通道，负责让血液进入肺循环。肺内高氧压和动脉导管闭合等机械变化促进了这种转换，但这个时期右心室的分子变化尚不清楚。可以确定的是，成人右心室在形态学上是一种薄壁结构（在本书的其他章节有描述）。继发于肺血管阻力增加，右心室增大（肥大），

进而从血流通道转变为压力泵。通常认为，这种转换是为了适应负荷增加，维持心输出量。然而，随着时间的推移，右心室往往会衰竭，从而转变为适应不良性肥大。在先天性心脏病，包括出生后肺动脉压持续增高的情况下，右心室通常通过持续的适应性肥大来保持产生高压的能力。这可能是先天性心脏病相关 PAH 比特发性肺动脉高压（肺血管阻力增高发生在成人循环模式中）生存率高的原因[14]。这种由代偿性肥大向右心室衰竭转换的分子触发机制目前尚不清楚，而且是研究热点。

右心室衰竭的分子机制

在动物模型和人类疾病中已经发现了一些右心室衰竭的分子机制，包括心肌缺血、神经激素激活、代谢失调和线粒体功能障碍、性激素信号转导和适应不良的心肌细胞肥大。最终，这些过程中的多种因素相互促进，成为导致心肌衰竭的恶性循环（图 2.1）。慢性心肌缺血导致线粒体功能障碍和能量底物利用异常，从而无法为心肌有效收缩提供充足的 ATP。适应不良的右心室肥大加剧了缺血，慢性神经激素刺激导致的 β 受体下调破坏了心肌代偿性收缩力的增加。近年来，我们对这些过程的认识取得了很大进展，大部分数据来自 PAH 的实验模型和人类心脏影像。

■ 缺血和新生血管生成

右心室衰竭与大血管和微血管缺血有关，我们首先讨论大血管缺血。肺高血压（pulmonary hypertension, PH）患者的右心室扩张和压力增加导致室壁心肌应力增加，从而心肌氧需求增加[15]。心输出量不足导致的血压下降，加上右心室压力增加，加剧了 PAH 患者冠状动脉灌注压的降低，导致缺血，通常表现为静息时或者运动时 PAH 患者的胸痛[16]。PAH 患者存在右心室心肌缺血已经通过心肌显像得到证实，而且与右心室舒张压增高直接相关[17]。对 PAH 患者冠状动脉的详细研究表明，与健康对照组相比，PAH 患者右冠状动脉收缩期血流减少，并且随着右心室质量的增加总的血流也减少，这表明心肌的供需不平衡[18]。其他参与 PAH 患者供需不匹配的因素包括室壁张力增加导致的冠状动脉受压和气体交换受损导致的低氧血症。

此外，越来越多的研究证明右心室中也存在微血管功能障碍[19]。人们起初注意到，毛细血管丢失及

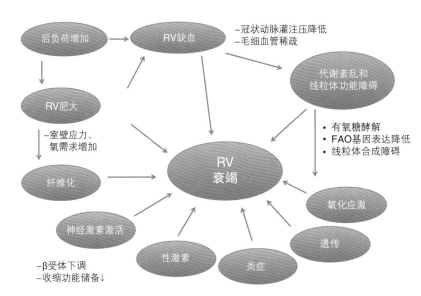

图2.1　右心室衰竭的分子机制。图中所示的各种机制单独或联合作用，均与右心室衰竭有关。右心室后负荷增加是导致右心室缺血和肥大的主要原因。然而，代谢失调和线粒体功能障碍等其他机制可能是PAH的固有特征

新生毛细血管相对于心肌细胞肥大生成不足可用于区分右心室压力超负荷模型和实验性PAH血管增殖模型。在实验性PAH模型中使用血管内皮生长因子（vascular endothelial growth factor, VEGF）受体阻滞剂（SuHx模型），可以观察到右心室衰竭常伴发右心室毛细血管密度减少，同时VEGF的mRNA和蛋白质表达减少[9]。肺动脉环束术模型早期适应性肥大阶段，毛细血管密度和VEGF表达没有变化，这进一步证明了右心室衰竭并非仅由后负荷升高所致，并强调了右心供氧减少在右心衰竭中的潜在关键作用。在野百合碱导致的PAH模型中，VEGF表达和毛细血管密度均减少，通过基因工程方法减少VEGF表达可减少小鼠心肌毛细血管密度。死于右心室衰竭的PAH患者右心室心肌中毛细血管的密度也降低了[20]。这些数据表明，PAH中VEGF分泌不足，不足以诱导右心肥大过程中所需的新生血管生成，从而导致右心室缺血。虽然右心室衰竭时存在毛细血管稀疏，但改善这种情况是否能改善右心室功能尚不清楚。毛细血管稀疏的一种机制可能与miR-126有关，其在人类右心室衰竭或小鼠右心室衰竭模型中均降低，而miR-126表达增高与血管密度增加和右心室功能改善有关[21]。此外，采用体视学方法观察右心室血管密度的研究对其与人类疾病的相关性提出了质疑，在这些研究中，PAH患者衰竭右心室的总血管长度增加了[22]。血管床总量变化在右心室衰竭中的作用需要进一步研究。

新的文献支持衰竭右心室中新生血管生成失调，而不单纯是毛细血管面积不足的假说。与右心室相关的血管生成调节因子有很多[23]，包括遗传和表观遗传调控因子[24, 25]、转录因子和生长因子及免疫细胞[26]，这些因素已被广泛研究。其中，上文所述的VEGF是研究得最充分的因子。值得注意的是，许多研究使用血管内皮生长因子抑制剂联合低氧（SuHx模型）来研究右心室衰竭，因此，与对照组相比，该模型中可能存在血管生成基因的改变并不意外[27]。此外，目前尚不清楚新生血管生成恢复正常对右心室是否有益。一般来说，动物研究主要集中在肺血管疾病模型上，无法判断是否为对右心室的独立影响[23]。

右心室衰竭中神经激素的激活

神经激素的激活可能既是右心室衰竭的原因，也是结果。右心室后负荷升高导致去甲肾上腺素增加，以增强心肌收缩力，肾静脉高压使肾灌注降低导致肾素-血管紧张素-醛固酮系统（renin-angiotensin-aldosterone systemic, RAAS）激活。与左心衰竭一样，在右心衰竭中，交感系统和RAAS激活等初始代偿机制最终变成了有害因素。长时间刺激导致β受体下调，右心室变力储备受损，加重右心室衰竭。大量证据表明，右心室衰竭患者神经激素系统被激活，心率增加、心率变异性降低[28]、血浆去甲肾上腺素水平升高[29]、PAH患者右心室β1受体密度减低和肌肉交感神经活性增加[30]。此外，低钠血症是RAAS激活的间接标志，与PAH患者右心室衰竭和生存率降低相关[31]。在右心室中，有数据表明该系统与右心室衰竭相关。Boehm等证实，肺动脉环束术模型中右心室盐皮质激素受体表达增加，但是依普利酮对右心室功能没有改善作用[32]。针对血管紧张素Ⅱ，Friedberg

和他的同事们证实氯沙坦可以改善肺动脉环束术模型中右心室肥大和纤维化,提示该通路与右心室负荷应激反应有关[33]。

近期人们详细研究并报道了交感神经和副交感神经系统在右心室衰竭中的作用[34]。关于减弱神经激素的激活来治疗右心室衰竭的数据有限。就β受体阻滞剂而言,临床经验认为右心室衰竭患者依赖心率的增加来改善症状,β受体阻滞剂会损害变时和变力储备[35]。然而,有临床前模型研究表明,β受体阻滞剂对右心室衰竭有潜在益处[36-38]。研究发现,在SuHx和野百合碱诱导的PAH模型中,与安慰剂治疗的动物相比,卡维地洛(一种具有多效性的β1、β2和α1受体阻滞剂)可以改善右心室功能和提高运动能力,这些作用与蛋白激酶G增加、心肌纤维化减少和右心室毛细血管密度增加有关[38]。同样,β1受体阻滞剂比索洛尔改善了实验性PAH动物右心室功能[23]。关于β受体阻滞剂对PAH患者的影响,早期临床试验发表了一些相互矛盾的数据[39, 40],但在临床实践中,它们通常没有被用于治疗右心室衰竭。PAH患者肺动脉血浆醛固酮表达升高,并与内皮素-1分泌直接相关[41]。在SuHx和野百合碱诱导的PAH模型中使用醛固酮拮抗剂可以降低肺动脉压力和肺血管阻力,并且没有明显的全身副作用[42];然而,目前还没有明确关于盐皮质激素受体拮抗剂治疗右心室衰竭的临床试验,只证明了它们的安全性[43]。有趣的是,最近的数据表明,PAH相关右心室衰竭中存在副交感神经系统活动受损,增加该系统活性的药物可能有益[44]。然而,目前缺乏针对这些干预措施的人体试验。

右心室代谢和线粒体功能

在PH患者中,肺动脉压力和肺血管阻力长期增高会刺激右心室代偿性肥大,从而使心肌代谢需求增加。冠状动脉灌注压降低和毛细血管稀疏使氧供受限,进而导致右心室缺血和氧供需不匹配。来自PAH实验模型和患者的证据表明,在右心室肥大和缺血的情况下,心肌维持灵活利用能量底物(代谢灵活性)的能力是右心室衰竭与否的重要决定因素。正常成年心脏,脂肪酸氧化占能量供应的大部分,以葡萄糖作为额外的能量来源(代谢灵活性)。最近的证据表明,右心室肥大和右心室衰竭时,利用糖酵解生成的ATP增加(即使在本应是氧化代谢的氧充足条件下)[45, 46]。这一过程在癌症细胞中很常见,有利于癌

细胞生长,这些细胞较少依赖氧气产生能量,因此可以在相对低氧的区域增殖[47]。在野百合碱诱导的PAH模型中,通过直接测量证实了右心室糖酵解增加[48]。在这个模型中,糖酵解增加(和葡萄糖氧化减少)被证明是由于丙酮酸脱氢酶(pyruvate dehydrogenase kinase, PDK)活性增加所致,这抑制了丙酮酸(糖酵解的产物)转化为乙酰辅酶A(Krebs循环的起始底物)。不能通过葡萄糖氧化产生额外的ATP,导致氧耗量减少和右心室功能受损。几项使用^{18}F-氟代脱氧葡萄糖(^{18}F-fluorodeoxyglucose, ^{18}F-FDG)正电子发射体层成像(positron-emission tomography, PET)的研究显示,PAH患者右心室葡萄糖摄取量增加[49-51]。尽管实验性PAH中发现糖酵解增加,但很难得出明确结论,因为FDG的摄取量不能直接代表糖酵解的多少,而只能代表葡萄糖的摄取量。FDG和其他PET示踪剂一起检测氧化代谢水平可能有助于确定人右心室中糖酵解和脂肪酸氧化的相对活性。

在线粒体中,通过三羧酸循环,葡萄糖氧化和脂肪酸氧化循环往复,一个增加另一个减少,反之亦然[52]。这种反馈促进了代谢灵活性,在心肌营养不足时这点尤为关键。该循环已被用于治疗实验性PAH,其中PDK抑制剂二氯乙酸,脂肪酸氧化抑制剂曲美他嗪和雷诺嗪可以改善右心室功能[53, 54]。然而,我们课题组和其他研究人员最近的数据显示,脂肪酸氧化受损可能是PAH中右心室衰竭的原因[55-58]。我们团队首次证明,在PAH患者右心室和BMPR2基因突变伴右心室衰竭的啮齿类动物模型中,都存在脂质沉积,即脂毒性。这种脂质沉积是由于心肌细胞中脂质摄入过多和线粒体脂肪酸氧化受损引起的,最终结果是细胞质中甘油三酯和神经酰胺增加,导致脂毒性[56, 57]。其他人在SuHx大鼠模型中也有类似发现[58]。重要的是,脂质沉积并不是终末期右心室衰竭的专有特征,在人右心室早期劳损中就有发现[55]。脂质沉积是否可逆转仍是一个未解之谜。二甲双胍在增加葡萄糖敏感性的同时还能增强脂肪酸氧化,初步研究数据表明二甲双胍可能会降低PAH患者右心室中的脂质含量[59],但需要更多的数据证实。其他调节脂肪酸氧化的方法,如PPARγ,在临床前研究中已显示出应用前景[27, 60, 61],可望在人体中进一步研究。

适应性和不良适应性右心室肥大中存在线粒体功能障碍,是上述右心室衰竭中能量代谢异常的基

础。在野百合碱诱导的PAH模型中，右心室衰竭与脂肪酸氧化和线粒体生物合成所需基因表达下降，以及每克组织中线粒体数量和氧化能力降低有关[62]。在肺动脉环束术模型中未观察到类似的线粒体功能障碍，这表明线粒体代谢重构可能是PAH中右心室衰竭的固有特征，而不单纯是右心室后负荷升高的结果。PH患者右心室组织中线粒体超极化现象进一步表明右心室肥大中存在线粒体功能障碍[63]。线粒体功能障碍已经在PAH中被广泛研究和发表，包括数量、大小和生物合成的主要调控因子异常[23]。

在PAH右心室衰竭中，有一些针对右心室代谢的早期干预试验，如上文提到的关于二甲双胍的初步研究。一项临床试验对PDK抑制剂二氯乙酸进行了研究，二氯乙酸似乎是通过sirtuin-3和解耦联蛋白2基因变异体调节，主要作用于肺血管[64]。目前，clinicaltrials.gov网站可以看到雷诺嗪抑制脂肪酸氧化的临床试验，但尚未公布结果。综上所述，虽然PAH中右心室存在代谢障碍已被广泛接受，但仍存在许多问题，例如如何干预、何时干预、干预是否能改善右心室功能均尚未明确。

■ 性激素

虽然几十年来人们都知道PAH患者以女性为主[65, 66]，但最近发现男性PAH患者的预后往往比女性患者更差[67, 68]，同时男性PAH患者右心室功能更差[68-70]，于是人们开始了性激素对右心室功能影响的研究。心肌细胞的确表达性激素受体，并能产生和代谢性激素[71, 72]。随着在PAH患者血浆中发现性激素异常[23]，越来越多的文献对这些现象的分子机制进行了研究。最近，雌激素（estrogen, E2）被证实对右心室具有保护作用。Frump等使用啮齿类动物模型，通过激素去除和补充实验，证明了E2可以减少右心室肥大、改善右心室功能，并在分子水平上降低了促凋亡信号的表达、氧化应激和线粒体功能障碍[73-75]。关于睾酮在右心室中作用的研究尚有限，在肺动脉环束术模型中，睾酮似乎会加重纤维化、增加死亡率[76]。目前正在进行使用他莫昔芬（clinicaltrials.gov NCT03528902）和阿那曲唑（clinicaltrials.gov NCT03229499）调节雌激素信号的试验，这些干预措施对右心室功能的影响将被仔细评估。一项初步研究表明阿那曲唑对右心室似乎是安全的[77]。

■ 右心室衰竭的其他原因

其他导致右心室衰竭的机制可能包括炎症、氧化应激和纤维化，但是这些过程的重要性尚未得到充分认识。右心室衰竭患者的心脏磁共振成像（cardiac magnetic resonance imaging, CMR）可见心肌纤维化，PAH实验模型的组织学也可见心肌纤维化。在PAH中，CMR显示的纤维化与肺血管血流动力学相关，并且是临床恶化的独立预测因素[78]。目前尚不清楚纤维化是慢性心肌机械劳损或心肌缺血的结果[46]，还是内皮细胞功能障碍导致的独立病理过程[79, 80]。最近的研究对所有纤维化都是不良适应的假设提出了质疑，因为胶原可能在负荷应激增加的情况下增强心肌的适应性以保持功能[81]。右心室纤维化的证据及其分子机制已经有很多综述[81]。

右心室衰竭的遗传学

■ 骨形态发生蛋白受体2

研究右心衰竭的一个主要障碍是现有动物模型的局限性。野百合碱、SuHx和肺动脉环束术对右心室大小和功能都有不同的影响，但与人类疾病的相关性存疑。转基因模型将有助于对右心室衰竭的关键信号通路进行更详尽的分子剖析。Archer等使用FH（fawn-hooded）大鼠来确定右心室衰竭代谢紊乱的关键因素[82]。我们小组的研究表明，遗传性PAH患者的生存率低于特发性PAH，这可能是由于遗传性PAH中右心室代偿受损所致[83]。遗传性PAH通常与骨形态发生蛋白受体2（bone morphogenic protein receptor 2, BMPR2）基因突变有关，针对此问题目前已有啮齿类转基因动物模型用于研究[84, 85]。如上所述，我们在遗传性PAH患者和存在类似突变的转基因小鼠中发现了与脂质沉积相关的脂肪酸氧化中间产物减少的证据[55-57]。此外，该品系的心肌肥大反应似乎受损[86]。利用转基因模型来研究右心室衰竭，这将促进对这种与人类特别相关的综合征的分子机制更深层次的理解，并可能找到新的、有效的治疗靶点。

其他类型PH相关的右心室衰竭

尽管人们越来越认识到右心室衰竭在其他类型PH中的重要性，但在PAH以外，我们对右心室衰竭的分子机制却知之甚少。然而，临床和转化医学研究表明，PAH相关的右心室衰竭可能与其他类型PH相关的右心室衰竭有病理生理上的重叠，特别是在代谢失调方面[23,87-89]。在左心疾病相关PH患者中,伴有肥胖或者代谢综合征的患者发生不良右心室重构和右心室衰竭的风险最大[89,90]。最近的转化研究也发现,在心力衰竭和右心室功能不全患者的心肌活检中,肥胖与特定转录程序的激活有关,与非肥胖心力衰竭患者相比,肥胖的心力衰竭患者中分离出的右心室心肌细胞收缩性降低,这些研究表明肥胖、代谢综合征和右心室衰竭之间存在联系[91]。然而,在PAH外的其他类型PH中,肥胖和代谢综合征导致右心室衰竭的确切的分子通路尚不清楚,因为系统地研究右心室功能的临床前模型相对较少[92-94]。在两种采用高脂饮食的肥胖和胰岛素抵抗的啮齿类动物模型中,发现右心室功能障碍是心力衰竭的早期表现[93,94],这与人类中已经发现的表型类似[87]。一项研究发现,利钠肽清除受体(natriuretic peptide clearance receptor,NPRC)在肥胖个体中的表达高度上调,并与胰岛素抵抗相关[95],并且是右心室疾病中表达上调最多的基因[94]。另一项研究发现,sirtuin-3(一种细胞内线粒体功能和AMP激酶的调节因子)介导心脏和心外代谢失调,是右心室功能障碍的主要驱动因素[93]。在多项糖尿病性心肌病相关右心室衰竭的研究中也报道了广泛的代谢失调和线粒体功能障碍[96]。

未来方向

代谢调节的临床前研究已经显示了其在治疗右心室衰竭中的前景,治疗人类PAH相关右心室衰竭的代谢疗法的临床试验正在进行中(二甲双胍和运动clinicaltrails.gov NCT03617458)。如果成功,代谢调节剂可能是第一个特异性治疗右心室衰竭的药物。这些治疗方法对其他病因导致的右心室衰竭是否有效尚不清楚。鉴于右心室功能在PAH中强大的预后价值,除了肺血管病变外,也要同时关注右心室功能。未来肺血管扩张剂治疗的临床试验中也应包括特定的右心室功能指标[97]。目前还需要更多的临床研究来确定急性右心室衰竭的最佳药物治疗方案,包括直接比较不同正性肌力药物的作用。

目前超声心动图和CMR对右心室功能的无创评估主要是描述性的,不能早期发现代偿性右心室衰竭。分子成像工具使人们对右心室病理生理学的理解更加深入,我们应该对其进行拓展,并应用到临床实践中。PET成像结合代谢示踪剂如FDG、^{11}C醋酸等,可以提供右心室线粒体功能和代谢重构的详细信息。与传统指标相比,PET最终可能更好地反映治疗效果和提供更好的临床试验终点。最后,考虑到代谢失调对右心室功能的影响,广泛的代谢分析可能为研究急性和慢性右心室衰竭的代谢性病因提供新的思路。因为它们是转录、翻译和翻译后修饰的下游,代谢物反映了机体患病后的早期改变。代谢组学方法已被用于检测心肌梗死后的早期代谢变化和识别心肺健康的标志物[98,99],并可能在右心室衰竭的研究中取得成果。

实验动物模型
Experimental Models

Mario Boehm, Ralph Theo Schermuly, and Baktybek Kojonazarov *

缩略词表

英文缩写	英文全称	中文全称
COPD	chronic obstructive pulmonary disease	慢性阻塞性肺疾病
CTEPH	chronic thromboembolic pulmonary hypertension	慢性血栓栓塞性肺高血压
CYP3A4	cytochrome P450	细胞色素 P450
^{18}F-FDG	^{18}F-fluorodeoxyglucose	^{18}F－氟代脱氧葡萄糖
FHR	Fawn-Hooded rat	FH 大鼠
HFD	high-fat diet	高脂饮食
LAD	left anterior descending	左前降支
LHD	left-heart disease	左心疾病
LV	left ventricle	左心室
MCT	monocrotaline	野百合碱
MCTP	dehydromonocrotaline	脱氢野百合碱
MI	myocardial infarction	心肌梗死
MMP	matrix metalloproteinase	基质金属蛋白酶
MS	metabolic syndrome	代谢综合征
OSA	obstructive sleep apnea	阻塞性睡眠呼吸暂停

* M. Boehm · R. T. Schermuly: Department of Pulmonary Pharmacotherapy, Excellence Cluster Cardio-Pulmonary Institute, Justus-Liebig University of Giessen, German Center for Lung Research, Giessen, Germany. e-mail: Mario.boehm@innere.med.uni-giessen.de; ralph.schermuly@innere.med.uni-giessen.de

B. Kojonazarov: Department of Pulmonary Pharmacotherapy, Excellence Cluster Cardio-Pulmonary Institute, Justus-Liebig University of Giessen, German Center for Lung Research, Giessen, Germany; Department of Small Animal Imaging, Institute for Lung Health, Justus-Liebig University of Giessen, Giessen, Germany. e-mail: baktybek.kojonazarov@innere.med.uni-giessen.de

S. P. Gaine et al. (eds.), *The Right Heart*, https://doi.org/10.1007/978-3-030-78255-9_3

英文缩写	英文全称	中文全称
PA AcT	pulmonary artery acceleration time	肺动脉加速时间
PAB	pulmonary artery banding	肺动脉环束术
PAH	pulmonary arterial hypertension	肺动脉高压
PAP	pulmonary artery pressure	肺动脉压
PH	pulmonary hypertension	肺高血压
PVR	pulmonary vascular resistance	肺血管阻力
RV	right ventricle	右心室
SuHx	Sugen plus hypoxia	Sugen+低氧
TAC	transverse aortic constriction	主动脉弓缩窄
TUNEL	terminal deoxynucleotidyl transferase dUTP nick end labeling	原位末端转移酶标记技术
VEGF	vascular endothelial growth factor	血管内皮生长因子

引言

PAH以肺动脉的阻塞性血管病变为主要病理特征,但右心室对负荷变化的适应能力是决定肺动脉高压患者预后的最重要的决定因素[1-4]。尽管目前越来越多的研究开始关注右心室,但相对于左心的研究,我们对右心室如何适应压力负荷或容量负荷以及如何从代偿向衰竭转换的分子生理学和病理生理学的认识仍然有限[5]。鉴于左、右心室在发育起源、形态和功能上存在本质差异,左心室重构的分子机制不能简单推广到右心室。此外,最新的PAH治疗药物可在短期内缓解患者症状,但患者预后和长期生存仍然很差[6]。目前已批准的治疗方法主要通过扩张肺血管而发挥作用,不能有效控制肺血管的进行性重构[7-9]。

因此,我们应从阻断肺血管重构或从根本上加强右心室对后负荷增加的适应性的角度研发新型、安全、有效的治疗方法,阻止疾病进展,进而防止或延缓患者右心室失代偿、衰竭和死亡[10]。这种治疗的创新需要在同人类疾病关键特征类似的动物模型中进行测试。由于肺血管和右心室重构是一个复杂过程,且在一定程度上相互依赖,因此有必要在反映这一疾病过程的不同动物模型中进行研究,以得出有意义的、与临床相关的结论[5, 11]。科学家们整合从不同动物模型中获得的知识,揭示右心室重构的关键病理生理学机制。

大量研究已经证明,灵长类动物[12]、小牛[13]、绵羊[14]、猪[15]和狗[16]等大动物在构建PH模型时具有优势,可以重现类似于人PH的病理表型。小型动物(如啮齿类动物)受限于体型,利用它们建模在技术上有难度。然而,在大型动物模型上进行大规模治疗性试验需要较多经费,技术难度大,伦理认证困难,越来越难以被接受[17]。在这些方面,啮齿类动物相对于许多大型动物更加实用,其优点包括妊娠期短和养殖成本低等。此外,啮齿类动物基因组已基本清楚,可以特异性转基因插入,产生定制的基因修饰小鼠和大鼠品系,明确聚焦心肺系统进行详细的药理学和分子机制研究,可以更好地了解人类疾病的生理学和病理学。此类心肺疾病的啮齿类动物模型的最佳表型分析方法包括在疾病进展过程中对单个动物进行充分的无创纵向成像(如超声心动图或磁共振成像),并结合心肺功能的有创心内血流动力学特征。技术的进步使得对幼年小鼠进行表型分析成为可能[5, 11]。因此,科学家越来越多地利用这些技术来密切监测疾病进展,并对潜在的疾病机制有了更深入的了解。

小动物PH模型的标准为PA/RV压力慢性升高,和人类相似,研究人员根据世界卫生组织的命名法(表3.1)对啮齿类动物PH模型进行了分类。这一点很重要,因为有些模型被用于不同的分类中(如低氧小鼠模型),而另一些则很难根据目前的分类标准进行分类(如基因修饰小鼠)。与疾病相关的右心室结构和功能的改变通常是前负荷和(或)后负荷改变的

表3.1 世界卫生组织PH分类和小动物模型

PH分类	动物模型
第一类：肺动脉高压	MCT诱导的PAH大鼠模型
	MCT+肺切除术大鼠模型
	Sugen+低氧大鼠和小鼠模型
	FH大鼠
	血吸虫病小鼠模型
第二类：左心疾病相关PH	大鼠及小鼠TAC模型
	急性心肌梗死模型
	小鼠和大鼠代谢综合征模型
第三类：肺部疾病和（或）低氧所致PH	低氧诱导的大鼠和小鼠PH模型
	小鼠慢性间歇性低氧模型
	慢性阻塞性肺疾病小鼠模型或烟雾暴露小鼠模型
	博来霉素诱导的肺纤维化
	肺癌相关PH小鼠模型
第四类：CTEPH	反复微球微栓塞大鼠模型
第五类：不明原因和（或）多因素所致PH	—

CTEPH，慢性血栓栓塞性肺高血压；MCT，野百合碱；PAH，肺动脉高压；PH，肺高血压；TAC，主动脉弓缩窄

直接结果（表3.2），因此很难解释治疗干预措施主要是作用于肺还是心脏。新的模型，如PAB模型，可以在不改变后负荷的情况下研究右心室结构和功能的变化，可以清楚地鉴定治疗方法是后负荷依赖性或非依赖性的效应（图3.1）。

尽管我们对右心室代偿和失代偿的认识在过去的几年里有了显著的提高，但关于右心室对压力超负荷反映出的某些（病理）生理特性（如右心室纤维化、心肌细胞肥大或右心室毛细血管化减少）的意义，仍然缺乏详细信息。更好地理解右心室由代偿性适应向适应不良、失代偿和衰竭转换的机制是当前研究的热点和重点[18]。下面，我们将重点关注啮齿类动物模型中的右心室，并讨论多种化学物质（如野百合碱）和环境（如低氧）刺激影响右心室和肺血管的机制。

MCT诱导的肺动脉高压模型

MCT诱导的PAH仍然是一种常用的研究模型。MCT是一种大环吡咯里西啶生物碱，来自豆科植物野百合（Crotalaria spectabilis）的种子。单次皮下或腹

表3.2 动物模型和右心室

动物模型	毛细血管前性动脉病	丛样病变	右心室收缩压	右心室肥大	右心室功能	右心室纤维化	右心室血管化
MCT大鼠模型	↑+	−	↑+	↑+	↓+	↑+	↓+
MCT+肺切除术	↑+	↑+	↑+	↑+	↓+	NA	NA
慢性低氧大鼠模型	↑+	−	↑+	↑+	↓+	↑+	NA
慢性低氧小鼠模型	↑+	−	↑+	↑+	↓+	↑+	NA
SuHx大鼠模型	↑+	↑+	↑+	↑+	↓+	↑+	↓
SuHx小鼠模型	↑+	−	↑+	↑+	↓+	NA	NA
肺癌相关PH小鼠模型	↑+	−	↑+	↑+	↓+	↑+	NA
PAB大鼠模型	−	−	↑+	↑+	↓或↔	↑或↔	↓或↔
PAB小鼠模型	−	−	↑+	↑+	↓+	↑+	NA
血吸虫病模型	↑+	↑+	↑+	↑+	↓+	NA	NA
TAC模型	↑+	−	↑+	↑+	↓+	↑+	NA
心肌梗死模型	↑+	−	↑+或↔	↑或↔	↓+	↑+	NA
代谢综合征模型（SAB+HFD+奥氮平）	↑+	−	↑	NA	↓+	−	−
烟雾暴露模型	↑+	−	↑+	↑+	NA	NA	NA
间歇性低氧模型	↑+	−	↑+	↑+	NA	NA	NA

MCT，野百合碱诱导的肺动脉高压；NA，数据不可获得；PAB，肺动脉环束术；SuHx，Sugen+低氧肺动脉高压模型；TAC，主动脉弓缩窄；SAB，冠状动脉高位结扎；HFD，高脂饮食；↑+，有且增加；↔，无变化；↓+，有且减少；−，无

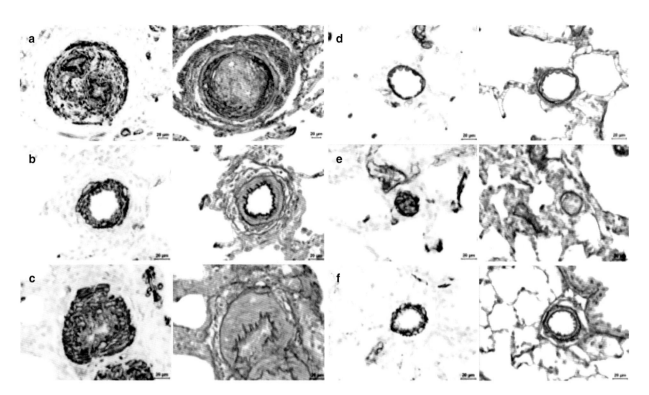

图3.1 肺高血压动物模型的肺血管改变。人特发性肺动脉高压肺血管的代表图像（a）和不同的动物PH模型：野百合碱诱导的PAH（b）；野百合碱+全肺切除术（c）；低氧诱导的大鼠肺高血压（d）；Sugen+低氧（SuHx）诱导的大鼠肺动脉高压（e）；低氧诱导的小鼠肺高血压（f）

腔注射MCT后，该生物碱在肝内通过细胞色素P450（CYP3A4）转化为具有活性的吡咯代谢物脱氢野百合碱（MCTP）[19-21]，MCTP导致肺血管内皮细胞损伤，随后毛细血管前血管重构（肺小动脉中膜增厚和新生肺小动脉肌化），以及进行性PH和RV衰竭[22, 23]。

由于MCT经细胞色素P450在肝脏代谢中存在差异，所以不同物种、品系甚至动物个体之间对MCT的反应都不同[24]。注射MCT会导致大鼠出现严重的PAH，而给小鼠注射或口服MCT会导致肝脏损伤[25]、轻度肺纤维化[26-28]和免疫毒性[29, 30]，但不会导致PH。这一现象是由于大鼠肝脏细胞表达细胞色素P450，可将MCT转化为MCTP，而小鼠的肝脏几乎不表达细胞色素P450[20, 31]。然而，最近的研究表明，注射MCTP后，小鼠发生典型的早期急性肺损伤，表现为肺水肿、大量中性粒细胞浸润、低氧血症、肺顺应性降低和高死亡率。后期，MCTP仅会导致有限的肺纤维化，PH不明显[32]。MCT大鼠PH模型仍然是许多研究者青睐的模型。

虽然MCT模型已经使用了几十年，但对该模型中产生PH的病理机制仍不清楚。已知机制包括活性MCTP迅速引起肺动脉内皮细胞损伤、肺动脉内膜增

生、间质水肿、外膜炎症、出血和纤维化[24, 33-35]，进而导致肺血管阻力增加、右心室肥大及右心衰竭。几位研究人员证实，MCT可导致时间和剂量依赖性肺血管重构、右心室肥大及功能异常。研究表明，大鼠单次注射MCT（60～100 mg/kg）后，3～4周内可导致PH和右心室肥大、扩大和衰竭，大多数大鼠在4～8周内死亡[36-39]。相反，注射30 mg/kg的MCT后4周出现代偿性右心室肥大，无右心室收缩功能障碍的体征，但伴有舒张功能障碍[38, 40]。最近，Ruiter等发表了一项有趣的观察结果[41]，证明了注射40 mg/kg的MCT可诱导最小的肺小动脉急性肌化，同时出现了PVR升高、右心室肥大和功能降低（经超声心动图和有创血流动力学检测证实）。然而，MCT给药8周和12周后，尽管心肌细胞仍然保持肥大，但肺小动脉异常缓解，同时右心室功能恢复正常。作者的结论是，与人类PH呈进行性发展的特点不同，MCT诱导的PH在4周后是可逆的[41]，这一观察结果需要在更大的动物队列中验证。

然而，许多已发表的报告提出，在大鼠皮下注射30～60 mg/kg的MCT适用于研究代偿性和失代偿性的右心室重构。许多因素，如神经激素激活、氧化

和氮化应激、免疫激活、心肌缺血、心肌细胞凋亡等参与心脏从适应性重构到不良适应性重构的过程。MCT大鼠右心室肥大和衰竭的潜在机制极其复杂且仍不清楚。多项研究表明，尽管注射MCT的大鼠肺动脉压或右心室收缩压与PAB或SuHx大鼠的肺动脉压或右心室收缩压相似，但MCT大鼠右心室衰竭的严重程度和死亡率更高[42-45]。目前尚不清楚右心室衰竭是否与MCT直接作用于右心室心肌导致的心脏炎症或心肌炎有关[46,47]，还是与肺血管损伤并释放介质继发性导致右心室压力增加及不良适应性右心室肥大有关。

右心室组织形态学评价显示，MCT大鼠右心室间质和血管周围胶原沉积水平升高[43]，且在整个右心室疾病进展过程中不断增加，右心室衰竭时水平最高[48]。与此相反，通过^{99m}Tc-膜联蛋白成像的连续无创测量显示，MCT大鼠右心室心肌细胞凋亡发生在疾病早期代偿阶段，当右心室衰竭发生时心肌细胞凋亡较前下降，但较正常水平仍是显著增加的，这一现象也被放射自显影和原位末端转移酶标记实验证实[48,49]。

在MCT诱导的PH中，为数不多的研究报道了炎症对右心室重构的作用。已有研究表明，进行性右心室衰竭与右心室白细胞数量增多有关，而左心室白细胞数量没有增多[50]。然而，在接受低剂量MCT（40 mg/kg）注射的大鼠中，CD45阳性白细胞数量与健康对照动物相当[41,47]。此外，据报道，通过^{67}Ga无创评估炎症（^{67}Ga是一种可以与转铁蛋白、白细胞乳铁蛋白、细菌铁载体、炎性蛋白和中性粒细胞细胞膜结合的试剂），其在右心室肥大的代偿期早期升高，在右心室扩大阶段达到最高水平，并在疾病进展到右心室衰竭的整个过程中一直高于基线水平[51]。同时，MCT大鼠右心室组织免疫反应性增加，MMP-2和MMP-9水平升高[52]。电生理学研究显示，在MCT大鼠衰竭心脏中，上述变化均可导致右心室电重构、心律失常，甚至自发性室颤，这可能是该模型死亡率高的主要原因[53-55]。

此外，越来越多的证据表明，右心室氧供需不匹配和代谢变化在适应性或不良适应性右心室重构中发挥了重要作用[56]。右心室毛细血管稀疏是右心室不良适应性重构的一种表现。有趣的是，一些研究检测了MCT大鼠的毛细血管密度，证实在MCT诱导的晚期右心室衰竭中，毛细血管数量减少，并且VEGF

表达下调[50,56,57]。同时，我们认为右心室衰竭的特征是压力超负荷引起的代谢异常。研究表明，MCT动物肺脏对FDG的摄取随着疾病的进展而增加，而且MCT也导致衰竭右心室氧耗量减少、糖酵解增加及FDG摄取增加[44,58]。在特发性PAH和先天性心脏病患者中观察到了类似结果[59]。这些研究表明，肺和右心室对FDG摄取增加，反映了小肺动脉和压力超负荷右心室的代谢状态，可作为疾病严重程度的早期诊断标志，并可用于监测PAH疾病进展。

虽然多项研究证实了长链非编码RNA（long noncoding RNA, LncRNA）在心血管疾病中的作用（包括PAH）[60-62]，但LncRNA在右心室适应压力超负荷过程中的作用仍有待阐明。最近发表的一篇报告表明，在PAH患者和MCT诱导的PH中，LncRNA，特别是H19，在失代偿右心室中的表达上调，并与不良适应性右心室重构的生化和组织学标志物相关。研究者们证实了，在MCT和PAB大鼠中，沉默H19可抑制病理性右心室肥大、纤维化和毛细血管稀疏，并在不影响肺血管重构的情况下保留右心室功能，这表明循环H19可能是评估疾病严重程度和预后的生物标志物[63]。

因此，如上所述，MCT诱导的大鼠PH模型仍然是研究代偿性和不良适应性右心室重构的适宜模型。

MCT联合肺切除术模型

如上所述，MCT大鼠模型是最常用的模型，该模型中动物发生PAH并伴有内皮损伤、血管平滑肌肥大和严重右心室衰竭。然而，这个模型并未出现PAH患者中发现的血管丛样病变。由于MCT模型不能完全反映人类PAH的临床或病理情况，所以人们不断改良该模型，以诱导出伴有新生内膜改变的进行性肺血管疾病。因此，Okada等建立了一种新的动物模型，给予MCT后进行单侧肺切除[64]，并比较了MCT联合肺切除和单纯注射MCT或肺切除大鼠肺血管的变化。他们发现，在接受MCT注射联合肺切除术的大鼠中，90%以上的右肺腺泡内血管发生了新生内膜改变，而在单纯注射MCT或肺切除大鼠中没有相应的病理改变。此外，与单纯接受MCT注射或全肺切除术的大鼠相比，存在新生内膜重构的大鼠右心室肥大更加严重[64,65]。其他研究中也重复出了这一结果[65-67]。尽管在该模型中导致新生内膜形成的确切机制尚不清楚,但可以明确的是,MCT诱导的肺血管内皮损伤,以及肺切除导致残留肺的血流和血管剪切力增加对新生内膜形成是必要的。

White等对幼龄大鼠进行肺切除术后给予MCT,发现幼龄大鼠出现更严重的表型,并且比先前报道的模型更早死亡[64, 68]。这种更严重的表型与丛样病变、血管剪切力增加和毛细血管网紊乱有关。遗憾的是,这些研究都没有详细研究右心室的组织形态变化和功能,因此需要进一步研究来区分该模型中闭塞性和丛样病变形成的机制。

低氧诱导的PH模型

慢性低氧是构建PH动物模型时最常用的生理刺激。该PH实验模型代表WHO肺高血压分类的第三类。多种动物暴露于常压或低压低氧2周或更长时间可发生PH,包括大鼠、小鼠、豚鼠、狗、牛、猪和羊。实验室PH模型中最常用的物种是大鼠和小鼠。低氧模型很稳定,它在同一动物物种和品系中是可预见和可重复的。然而,不同物种对慢性低氧的反应有很大差异[24]。最常见的病理结果是无肌层的血管肌化,阻力血管中层中度增厚。低氧使肺血管平滑肌细胞和外膜成纤维细胞增殖[24, 69, 70]。这些特征在恢复到正常氧含量时基本上是可逆的。

小鼠慢性低氧模型

小鼠被广泛应用于越来越多的疾病研究。特别是,基因敲除和转基因小鼠品系较易获得,这使我们能够更精确地了解疾病的分子机制。小鼠长期暴露于低氧环境会导致肺血管收缩、内皮功能障碍、细胞外基质沉积、非肌化血管肌化、阻力血管中层增厚,随后导致PAP、PVR升高和右心室肥大[71-74]。

尽管许多研究者已经广泛研究了啮齿类动物中低氧诱导肺血管重构的机制,但低氧模型中右心室肥大和衰竭的机制在很大程度上仍不清楚。近年来,无创高分辨成像技术的发展使我们能够更精确地描述啮齿类动物PH模型心脏功能特点。右心室内径、PAAcT或PAAcT与肺动脉射血时间的比值、心输出量,以及三尖瓣环收缩期位移(tricuspid annular plane systolic excursion, TAPSE)等基础指标已在人类和啮齿类动物中被应用和验证[75-79]。

低氧小鼠的血流动力学和超声心动图研究结果显示,小鼠出现轻度或中度PH,伴PAAcT缩短、右心室肥大、收缩功能保留[77, 80, 81]或在某些情况下有轻度收缩功能障碍[73, 82-84]。只有一项研究通过免疫组织化学法定量检测了右心室胶原蛋白含量,在这项研究中,作者发现低氧小鼠的胶原蛋白含量增加[74]。然而,应该提到的是,小鼠对低氧的反应是具有品系特异性的,而且种内比较时可能因选择的品系不同而有显著差异。最近发表的一篇文章中,作者证明了ras相关结构域家族1A(ras association domain family 1A, RASSF1A)可能在低氧诱导的PH和右心室功能中发挥重要作用。作者证明,与常氧小鼠相比,RASSF1A在低氧小鼠肺脏中的表达显著上调,而RASSF1A失活可以防止小鼠发生慢性低氧诱发的右心异常,如右心室增大、舒张期末和收缩期末容积增加,以及右心室质量增大[85]。

大鼠慢性低氧模型

低氧大鼠的PH比低氧小鼠的更严重。然而,由于遗传背景不同,不同大鼠品系对慢性低氧暴露的反应程度存在相当大的差异。例如,FH大鼠是一种自发性PH品系[86],即使只暴露在轻度低氧环境下,它似乎也比对照组大鼠更容易发生更严重的PH[87]。FH大鼠表现为内皮素水平升高、血清素诱导的血管收缩增强、血小板贮存池缺陷、肺动脉平滑肌细胞过度增殖,以及线粒体功能障碍[87, 88]。FH大鼠在20周龄前PAP正常,但40周龄时,尽管体循环血压和氧分压正常,它们却发展为PAH和右心室肥大。此外,与暴露于慢性低氧环境的SD大鼠相似,常氧FH大鼠肺血管压力-血流关系曲线左移,阻力肺动脉中膜肥厚[88]。相反,与Wistar Kyoto大鼠相比,Fischer 344大鼠可以相对更好地抵抗低氧诱导的肺血管和心脏反应[89, 90]。然而,以上提到的PH动物模型的主要局限性在于,即使让大鼠长时间暴露于低氧,它们也不会形成闭塞性新生内膜和丛样病变[91]。

■ 大鼠Sugen5416联合慢性低氧模型

这是一种更接近于人类PAH患者肺血管变化的大鼠模型,建模方法是单次皮下注射VEGF受体抑制剂Sugen(SU5416)联合3～5周慢性低氧暴露(SuHx)[92, 93],然后再暴露于常氧环境中[92, 94]。SU5416

是一种多激酶抑制剂，作用于血管内皮生长因子受体2（vascular endothelial growth factor receptor 2, VEGFR2）[FLK1/KDR，半数最大抑制浓度（half-maximal inhibitory concentration, IC$_{50}$）为1 μM]、血小板源性生长因子受体（platelet-derived growth factor receptor, PDGFR; IC$_{50}$=20 μM）、干细胞因子受体（stem cell factor receptor, c-Kit; IC$_{50}$=30 nM）、原癌基因ret编码的酪氨酸激酶受体（tyrosine kinase receptor encoded by the ret proto-oncogene, RET; IC$_{50}$=170 nM）、fms样酪氨酸激酶-3（fms-like tyrosine kinase-3, FLT3; IC$_{50}$=160 nM）、Abelson鼠白血病病毒癌基因同源物1（Abelson murine leukemia viral oncogene homolog 1, ABL; IC$_{50}$=1 μM）和间变性淋巴瘤激酶（anaplastic lymphoma kinase, ALK; IC$_{50}$=1.2 μm）[95]。

有研究表明，即使重新暴露在常氧环境下，SuHx大鼠也会发生进行性PH和血管重构[92, 96]。注射SU5416后5周（低氧3周和常氧2周），大鼠出现严重PH和右心室肥大，伴有毛细血管前肺小动脉抗凋亡内皮细胞增殖和闭塞性新生内膜病变，但无丛样病变。Abe等证明，大鼠单次注射SU5416后低氧暴露3周，再暴露于常氧环境中10~11周（注射SU5416后13~14周），出现严重的PAH并伴有肺小动脉病，与严重PAH患者中观察到的病理改变非常相似。在这项研究中，作者发现在较晚的阶段（注射SU5416后13~14周），大鼠会出现复杂的丛样病变[94]。有趣的是，该模型中肺血管病变和右心室衰竭的不可逆进展导致部分动物在不同的时间阶段死亡[94]。然而，通过远程长时间监测右心室收缩压（right ventricular systolic pressure, RVSP）发现，尽管SuHx大鼠的肺血管管壁，尤其是内膜发生进行性重构，但是PH部分可逆[97]。

然而，我们最近发表的研究表明，Wistar Kyoto大鼠注射SU5416后置于低氧环境3周，再置于常氧环境2周后也会出现肺气肿[98]。另一项研究表明，SuHx刺激可以导致Harlan公司的SD大鼠发生轻度肺气肿，而不会导致Charles River Laboratories公司的SD大鼠发生肺气肿[99]。Le Cras和Abman认为，SU5416对新生大鼠血管生成的早期破坏不仅会损害整个婴儿时期的肺泡生长，还会延续到成年，这可能会增加它们对慢性肺部疾病的易感性[100]。所有这些数据表明，SuHx模型中肺泡和血管的变化可能取决于品系和再暴露于常氧环境的时间[101]。

SuHx大鼠会出现严重右心室肥大、功能障碍和衰竭。超声心动图或微型计算机断层扫描（microscopic computed tomographic, μCT）对心脏功能的无创评估显示，SuHx大鼠右心室严重肥大，收缩和舒张功能恶化，从第21天到第35天进行性恶化[102]。多项研究表明，在单次注射SU5416或联合3周慢性低氧暴露的大鼠中，PH表型的严重程度存在品系差异[103]。Fischer大鼠在SuHx刺激后7周的死亡率非常高，而SD大鼠在相同刺激后14周的生存率仍然很高[103]。后续研究表明，Fischer大鼠严重右心室衰竭导致的高死亡率可能是由于肥大的右心室缺乏足够的新生微血管形成，以及代谢和免疫反应所致[104]。

SuHx大鼠右心室衰竭伴有纤维化、毛细血管减少、心肌细胞凋亡，并伴有编码VEGF、胰岛素样生长因子-1（insulin-like growth factor 1, IGF-1）、爱帕琳肽和血管生成素-1等血管生成因子的基因表达下调，以及多种编码糖酵解酶的基因表达上调[89, 92, 93]。最近的研究表明，周期蛋白依赖性激酶（cyclin-dependent kinase, CDK）家族成员在PH动物模型的肺血管病理，以及右心室重构中起重要作用。作者证实，靶向抑制CDK4和CDK6可改善SuHx、MCT诱导的PH，以及右心室压力超负荷模型中的肺血管重构[105]。严重PAH患者常有内皮细胞增殖导致的特征性丛样小动脉病变，SuHx大鼠模型是研究此类内皮细胞增殖病因学的重要模型。

■ 小鼠Sugen5416联合慢性低氧模型

最近，Ciuclan等建立了VEGF受体多激酶抑制联合慢性低氧暴露诱导PH的小鼠模型[84]。与单纯慢性常压低氧相比，使用SU5416可导致右心室收缩压明显升高、右心室显著肥大和肺小血管肌化明显增加。此外，作者在SuHx小鼠中发现了小血管闭塞性新生内膜病变，这种病变在单纯低氧暴露小鼠中不会发生。低氧暴露联合SU5416诱导血管重构的同时，胱天蛋白酶（caspase）活性和内皮细胞增殖增加。作者还证明，与单纯暴露于低氧环境的小鼠相比，SuHx小鼠出现了更严重的右心室扩大和心脏功能障碍。作者还发现，SuHx小鼠常氧暴露10天后的血流动力学异常略有恢复，表明该PH模型没有大鼠模型严重。两项SuHx小鼠长期观察研究证实了这一结果[106, 107]。由于小鼠基因易于干预，这种新的PH模型可能有助于阐述特定的病理机制和设计靶向治疗[108]。

血吸虫病

血吸虫病是PAH最常见的病因之一，全世界2亿多血吸虫慢性感染者中PAH患病率为2%～5%[109]。大约10%的曼氏血吸虫慢性感染者会发展为肝脾型血吸虫病，这是一种门脉周围纤维化和门腔分流的综合征[110]。10%～20%的肝型血吸虫病患者（世界范围内200万～500万人）发展为PAH[111, 112]。血吸虫病相关PAH患者有肺动脉高压病的症状和体征，主要是由于进展性右心衰竭所致。血吸虫病相关PAH的肺组织病理学与发达国家更常见的其他类型PAH（最典型的是特发性PAH）有相似之处，也有不同之处[113]。血吸虫病相关PAH死亡患者的肺组织分析显示，所有肺标本均存在肺血管重构、动脉中层增厚和丛样病变[114, 115]。

研究表明，小鼠感染曼氏血吸虫20周后，肝和肺虫卵负荷呈时间依赖性增加，导致广泛肺血管重构和丛样血管病变，但右心室压力（PH小鼠）仅轻度增加，右心室仅轻度肥大[116]。此外，动物之间的肺虫卵负荷存在异质性。在个体动物中，作者发现，肺虫卵负荷与右心室重量和左心室、室间隔重量之和的比值（右心室肥大指数）显著相关，表明肺虫卵密度越大的动物右心室肥大指数越高。在另一项研究中，Crosby等证明曼氏血吸虫慢性感染在更晚的时间点（25周）会导致右心室收缩压显著升高和右心室肥大[117]。

寄生虫对宿主的影响和宿主对寄生虫的免疫反应共同导致PAH的致病机制尚不清楚。然而，局部炎症可能参与肺血管重构过程[117-119]。需要进一步的临床前研究来揭示严重肺血管重构和右心室肥大发生的病理生理机制。

左心疾病相关PH

左心疾病引起的PH（PH due to left-heart disease, PH-LHD）是世界范围内最常见的PH类型[120, 121]，可导致运动能力受损、住院风险增加和生存率降低[122]。PH-LHD造成了严重的社会经济负担，亟须研发特异性治疗药物。

在这些患者中，LHD（如缺血性心力衰竭和射血分数减低或保留的心力衰竭）伴有左心室收缩和（或）舒张功能异常，可导致左心房充盈压升高，随后导致肺静脉、肺毛细血管和肺动脉压升高[123]。随着时间的推移，肺静脉流出受阻启动了肺血管重构，导致PVR增加、右心室后负荷增加、右心室肥大和心力衰竭（heart failure, HF）住院风险增加，最终导致右心室衰竭[124-126]。根据血流动力学特征，PH-LHD患者分为单纯性毛细血管后性PH（isolated postcapillary PH, Ipc-PH）患者和毛细血管前后混合性PH患者（combined post- and precapillary PH, Cpc-PH）。Ipc-PH定义为肺动脉平均压≥25 mmHg且平均肺动脉楔压（pulmonary artery wedge pressure, PAWP）＞15 mmHg和PVR≤3 WU（Wood unit），表明这些患者仅有毛细血管后病变；Cpc-PH定义为平均PAP≥25 mmHg，平均PAWP＞15 mmHg和PVR＞3 WU，表明毛细血管前病变参与了疾病的发生[125, 127]。

尽管医疗需求巨大，但目前还没有具体的治疗方案被批准用于治疗PH-LHD患者。国际指南指出应管理这类患者左心疾病和优化容量状态，治疗潜在合并症（如糖尿病等）。值得注意的是，欧洲心脏病学会（European Society of Cardiology, ESC）和欧洲呼吸学会（European Respiratory Society, ERS）指南不鼓励使用治疗PAH的药物治疗PH-LHD患者，原因是缺乏风险-收益比的临床证据[125, 128, 129]。因此，需要进一步加强针对PH-LHD的研究，利用具有临床相关终点的动物模型来发现新的治疗靶点、研究药理机制。

PH-LHD的原因通常是多因素的，涉及多种伴随疾病（如心力衰竭、高血压、糖尿病、肥胖）[125, 126]，因此人们建立了反映该疾病不同特征的动物模型。最常用的模型是通过手术干预以改变心脏力学特性来模拟左心室心力衰竭的多重影响[130]，或者单独或联合全身刺激来构建高血压、代谢综合征或衰老等常见合并症模型[131, 132]。重要的是，动物模型中PH-LHD往往在诱导后（尤其是在外科模型中）迅速发生，而在人类中往往是不同病因共同作用的表现，这些病因往往与年龄相关的全身改变相结合，在很长一段时间内促进疾病的发展。

心肌梗死

急性心肌梗死后左、右心室受到代偿机制的影响。通过左冠状动脉结扎构建的心肌梗死实验模型起初并未影响右心室，但随着时间的推移，甚至可能发生右心室肥大[133]。此外，右心室梗死也可造成严重心肌损伤，导致心力衰竭、休克、心律失常甚至死亡[134]。1979年Pfeffer等首次报道了大鼠慢性心肌梗死模型[135]，表现出类似于缺血诱导的心力衰竭患者收缩和舒张功能重构和恶化的病理生理改变。动物发生心肌肥大、炎症和纤维化，导致左心室收缩和舒张功能障碍伴收缩力降低，左心室舒张末压升高[80]。此后，小鼠心肌梗死和缺血－再灌注模型在文献中得到了广泛报道，1995年Michael等发表了详细的实验方案[136]。最常用的方法是结扎LAD冠状动脉，这是左心室血液供应的主要血管[137]。一旦LAD动脉闭塞，可观察到左心室前壁及室间隔前部心肌梗死[138]，梗死的大小和部位与结扎的位置和大鼠或小鼠的个体解剖结构密切相关。大多数研究中，在左心耳尖部以下进行LAD动脉结扎，可引起40%～50%的左心室缺血。

许多研究聚焦在MI导致的左心衰竭对PH和右心室功能的影响。在2000年，Nguyen等报道，雄性Wistar大鼠冠状动脉结扎后，早期使用内皮素受体拮抗剂可减少PH的发生，右心室收缩压显著降低，但左心室功能障碍未改善[139]。Ben Driss及其同事发现，在雄性Wistar大鼠小面积心肌梗死引起的代偿性左心衰竭中，肺动脉的血流动力学、血管壁功能和结构发生改变，但胸主动脉未受影响。他们得出结论，肺血管床是左心衰竭时局部循环改变的早期靶点[140]。2003年Jasmin等发现，大鼠大面积心肌梗死后2周就出现明显的肺结构重构，并导致进行性PH和右心室肥大[141]，同时测量到右心室收缩压和舒张压显著升高、右心室重量与左心室加室间隔重量的和之比增加，这些变化在血管紧张素Ⅱ受体拮抗剂治疗后完全逆转[141]。2010年，Jiang等在心肌梗死动物模型中研究了肌钙蛋白T的单次测定是否可早期预测梗死面积、充血性心力衰竭和PH。结果表明，早期单次血浆心脏肌钙蛋白T测定与大鼠梗死面积相关，也是预测充血性心力衰竭合并继发性PH的敏感性和特异性指标[142]。2011年，同一工作组研究了在缺血性充血性心力衰竭中，他汀类药物对PH和右心室功能的影响。作者报道，他汀类药物可减少与心力衰竭相关的肺血管重构和功能障碍，预防右心室肥大和PH[143]。同一年，Toldo等报道，即使在没有PH的情况下，急性心肌梗死也可以导致心肌肥大和右心室收缩功能急性显著下降[144]，认为右心室功能

障碍的发展独立于右心室后负荷的变化[144]。

最近，Philip和他的同事通过侵入性检查研究了心肌梗死诱导的左心衰竭对肺血管和右心室的影响[145]。作者报道，心肌梗死后12周出现PH，同时伴有右心室收缩功能障碍和肺血管－右心室耦联下降。在结构水平上，这些损伤与纤维化重构有关，再现了人类PH-LHD的一个重要特征。同样，Dayeh等通过无创超声心动图证明心肌梗死引起的左心衰竭可以导致PH，并发现无创指标有助于提高未来射血分数减低的心衰导致PH的临床前研究的效率和优化设计[146]。

主动脉弓缩窄

近几十年来，在啮齿类动物中构建了许多左心室压力超负荷模型，而TAC模型仍然是使用最广泛的一种模型。Rockmann等于1994年首次报道[147]，主动脉环束模型可以导致压力超负荷，类似于在主动脉瓣狭窄、高血压或主动脉缩窄患者中观察到的疾病病理。起初，TAC导致心脏（左心室）代偿性肥大，常伴有心脏收缩力增强。然而，在疾病进展过程中，TAC引起的慢性压力超负荷可导致左心室失代偿，其特点是左心室严重扩大和功能减退[148]。TAC手术后2周内，左心室质量约增加50%，可以用来研究影响心脏肥大、纤维化的致病机制和（或）研究治疗心脏功能下降的药物[149]。主动脉弓的几个部位可以被环束来诱导压力超负荷，如在升主动脉或横主动脉旁放一根针，围绕动脉和针系扎一根线，然后将针撤走，主动脉缩窄至针直径的大小[137]。主动脉一旦缩窄，血管阻力增加，导致左心室慢性压力超负荷，继而导致病理性左心室结构和功能重构。该动物模型的主要缺点是疾病在环束后急性发作，立即模拟出严重的高血压和左心室超负荷，更类似于急性主动脉瓣狭窄，而不是慢性和进行性压力超负荷。此外，左心室对主动脉缩窄的反应也存在显著的异质性，例如，C57BL/6小鼠在TAC后出现左心室快速扩大，这在其他品系小鼠中可能不会发生[150, 151]。C57BL/6小鼠模型被广泛应用于识别和改进左心衰竭治疗新靶点方面的研究。

越来越多的证据表明，TAC后慢性左心室压力超负荷可能通过血液反向输送到肺诱发PH。在2012年，Chen等报道，雄性C57BL/6J小鼠在TAC后

8周出现右心室肥大和纤维化、右心室舒张末压升高和右心房肥大[152]。同样,人们研究了疾病诱导6周后鸟苷酸环化酶激动剂利奥西呱和5型磷酸二酯酶抑制剂(phosphodie-sterase type 5 inhibitor, PDE5i)西地那非对TAC导致PH的作用,发现它们可减轻心肺重构[153]。因此,该模型可作为研究左心室慢性压力超负荷引起的心力衰竭导致PH-LHD的工具。

■ 代谢综合征

PH-LHD患者经常存在许多导致体内代谢改变的合并症,包括向心性肥胖、高血压、2型糖尿病和血脂异常等,统称为代谢综合征[125, 126]。因此,最近越来越多的研究开始关注包含单个或多个合并症的动物模型的PH和右心室功能特点。例如,Meng及其同事筛选了36种小鼠品系,研究它们对HFD诱导PH的反应,发现在疾病诱导后20周时不同品系小鼠PH病变严重程度存在显著差异[154]。他们进一步报道了129S1/SvlmJ小鼠在HFD后出现葡萄糖不耐受,同时也是PH表型最严重的,提示代谢综合征和衰老加重PH表型。在此基础上,Ranchoux等将大鼠冠状动脉上主动脉环束诱导的舒张性左心室损伤与HFD和奥氮平处理相结合,诱导代谢综合征和PH[132]。代谢调节药(二甲双胍)治疗可改善右心室功能并降低肺动脉压力,进一步支持了代谢综合征是PH疾病进展的驱动因素这一理念。其他证据来自载脂蛋白E(apolipoprotein E, ApoE)基因敲除的老年雌性小鼠,这些小鼠经HFD处理后发生了严重PH[155, 156]。然而,PH-LHD可能是不同疾病刺激的同一表现,其机制相当复杂,涉及肺动脉、肺静脉,以及左心和右心。为了更好地了解这些复杂的致病机制并开发新的、有效的、安全的治疗方法,有必要对疾病相关方面进行更多有临床意义的研究。

慢性血栓栓塞性肺高血压

CTEPH是PH的一种类型,由静脉血栓形成部位的未溶解的血栓栓子在肺动脉中发生纤维机化导致。血栓栓子不完全溶解会导致残留血栓内皮化,使主要肺动脉阻塞或明显狭窄[157]。这些血栓一旦滞留在肺动脉中,就会导致更多血栓形成,使肺血流阻力增加,进而导致肺动脉内压力升高、PH形成、进行性右心室重构和衰竭。肺动脉内膜剥脱术通过外科手术去除肺血管阻塞,是CTEPH患者的首选治疗方式[158]。

为了更好地了解CTEPH的病理生理学并探索新的治疗方法,人们已经尝试了很多方法来构建该疾病的合适的动物模型。与CTEPH相比,急性肺栓塞动物模型很容易构建。利用自体血凝块或其他材料可以构建这种动物模型,以研究栓塞后1小时内的病理生理机制或药物作用[159-161]。动物体内非常高效的内源性纤溶系统是构建慢性CTEPH模型的主要挑战[162, 163]。Mitzner等发现不同物种对慢性肺血管阻塞的体循环血管反应不同,大型动物的支气管动脉增生进入实质内气道;相反,小鼠的肋间动脉增生进入胸膜间隙[162, 164]。在犬类中,通过反复微球(如交联葡聚糖凝胶)微栓塞可形成CTEPH[165, 166]。根据注射微球的大小,可形成不同大小血管的血管病变。反复注射可导致肺动脉压力持续升高[166]。原发血管机械性阻塞和血管收缩诱导PVR升高[46, 167]。Weimann等在猪上建立了不同的模型,采用葡聚糖微球重复栓塞3次,导致持续性PH、PAP持续性升高和右心室肥大[166]。Moser等报道了另一种犬慢性CTEPH模型,采用了一种联合方法:用自体静脉血栓作为肺动脉栓子,通过氨甲环酸[168]或纤溶酶原激活物抑制剂-1抑制内源性纤溶系统[169]。不幸的是,这些尝试并没有导致稳定的血栓,诱导产生的血栓最长保持1周。在2013年,Li等报道该方法在SD大鼠中也是有效的,可导致右心室收缩压稳定升高、右心肥大和纤维化[170]。其他作者使用外科方法,用猪的单侧PAB模型来模拟CTEPH[171]。左或右肺动脉部分狭窄必然导致右心室压力升高伴右心室肥大和纤维化,但是此类模型并没有复制出人类疾病中没有堵塞的肺血管床远端血管重构的病理改变。最近,Mercier等构建了一种CTEPH小猪模型,通过开胸结扎左侧主肺动脉,再在透视下每周经导管将组织黏合剂(Histoacry)注入右肺下叶诱导栓塞,为期5周[172]。作者称该模型重现了人类CTEPH的所有特征:PVR增加、平均PAP增加、肺动脉阻塞和非阻塞区远端肺动脉中层厚度增加和阻塞区经支气管动脉的体循环供血增加,以及右心室肥大、右心室扩大和室间隔矛盾运动[172]。

综上所述,近几十年来,已经建立了几种CTEPH动物模型,这些模型为理解CTEPH的部分病理生理机制提供了重要洞见。未来还需开发更能代表人类疾病状况的动物模型。

肺动脉环束术

人们已经研究了许多动物模型，评估了右心室在代偿性改变和疾病进展中的解剖学、病理生理学和分子机制。这些模型经常涉及对肺血管的直接影响（如慢性低氧暴露或注射MCT），导致肺血管阻力增加，进而导致右心室后负荷增加。右心室通过改变其内在结构和功能来对抗后负荷增加以维持心输出量（图3.2）。在这些模型中进行的药理学研究未能说明右心室结构和功能的改善是继发于肺血管阻力降低和右心室后负荷减少，还是直接作用于心脏所引起的[5]。在这种情况下，PAB模型优于上述模型，因为主肺动脉部分狭窄会立即产生一个恒定的阻力，而不依赖于肺血管床的改变，因此可以区分直接作用于心脏的治疗效果和后负荷依赖的治疗效果。PAB模型首先在犬类和小猪中建立，随着显微外科技术的进步拓展到啮齿类动物[173, 174]。1994年，Rockmann等成功地在小鼠中施行了PAB[147]，但该模型第一篇完整的论文由Tarnavski等发表于2004年[137]。从技术上讲，在主肺动脉靠近第一分叉处放置一根针，围绕动脉和针系扎一根线，然后将针取出，留下一个与针直径相同的收缩环。其他研究组改进了这种方法，使用金属夹代替针和线[175, 176]。这种方法有几个优点：① 血管夹可以快速完成操作；② 避免肺动脉完全缩窄；③ 与容易变形的线相比，夹子不易变形，缩窄部位更加稳定，便于重复。

在功能方面，肺动脉环束后心功能立即迅速下降，随后适应和恢复。在向失耦联和衰竭发展前，RV射血分数可维持7～14天[177-179]。随后，右心室功能下降，结构发生改变，产生以下表型：① 单个心肌细胞增大导致右心室游离壁直径增加，② 右心室扩大以减小右心室室壁张力，③ 心脏毛细血管异常，④ 右心室胶原蛋白含量增加[176-181]。在临床和实验中，右心室纤维化与右心室射血分数降低和舒张性心力衰竭相关[182, 183]，并被用作肥厚型心肌病患者手术成功后发生运动性舒张和收缩功能障碍的预测指标[184]。右心顺应性降低的原因是胶原蛋白水平的病理性增加导致心肌硬度增加[185, 186]。此外，血管周围过度纤维化可能会损害心肌细胞的营养供应，而间质的细胞外基质（extracellular matrix，ECM）成分可能会干扰兴奋-收缩耦联的协调性，从而降低心脏泵血功

能[183]。与此同时，右心室的改变也会影响左心室，由于左、右心室相互依赖，室间隔向左心室膨隆和分子水平的变化导致左心室受损，无法舒张到原先的体积，左心室变小，从而引起左心室每搏输出量减少，功能下降[187]。左心室受压是右心室压力增加的直接结果，右心室压力增加又压迫左心室，表现为左心室偏心指数升高。

右心室结构和功能重构的程度取决于肺动脉缩窄的严重程度。例如，大鼠肺动脉轻度缩窄无法导致心力衰竭[42]，而增加肺动脉缩窄的严重程度会促使右心室功能下降，包括右心室泵功能下降、右心室扩大、右心室纤维化、右心室毛细血管稀疏，以及从葡萄糖氧化到糖酵解的代谢转换[43, 188-190]。在改良PAB模型中，采用可吸收缝合线缩窄PA，一旦PA环束消失、后负荷恢复正常，功能和结构异常随之恢复[191]。我们可以使用该模型专门研究慢性右心室压力超负荷中右心室的恢复过程。此外，模型因物种和品系而异。例如，有证据表明，与小鼠相比，大鼠在某些情况下对刺激的血流动力学反应更严重（例如SuHx模型[97, 192]）。一般来说，PAB模型的主要缺点是在术后即刻产生一个恒定的阻力，这在一定程度上相当于模拟急性肺栓塞，而不是与PH相类似的进行性阻力增加，以及右心室从适应向失代偿和衰竭的转变。由于缺少更能反映人类疾病的替代模型，PAB模型仍然是研究直接治疗右心室疗效的最佳模型。总之，PAB模型是一种可重复的右心室慢性压力超负荷引起的右心肥大和衰竭的动物模型。

其他模型

■ 烟雾导致的PH

吸烟是COPD主要的可预防诱发因素。吸烟可导致进行性蛋白溶解、炎症和血管反应性增强，从而引起肺气肿、小气道阻塞和PH。最初，人们认为COPD相关的肺脏病变，如缺氧、肺气肿和肺血管床减少，可诱发PAP升高[193]。然而，最近发表的一项观察性研究显示，肺血管功能障碍、血管重构和PH发生于肺泡破坏之前[194]。在这篇论文中，作者发现在长达8个月的烟雾暴露中，小鼠在6个月后发生肺气肿。在3个月内，吸烟暴露导致右心室收缩压升高，肺泡的绝对数量与血管的数量之比升高，随后出现右心室肥大，即PH的发生先于肺气肿的

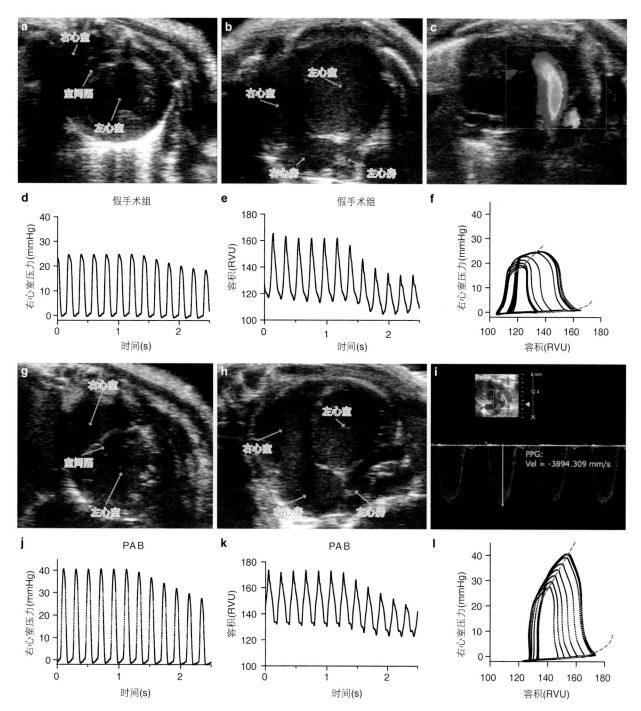

图3.2 健康对照和压力超负荷大鼠心脏的无创和有创测量。代表性超声心动图乳头肌水平短轴切面（a）和健康对照大鼠心脏的四腔心切面（b）。脉冲多普勒超声心动图显示肺动脉血流（c）。堵塞下腔静脉（inferior vena cava, IVC）减少前负荷后，心腔内导管测量的右心室压力（d）和同步容积（e），以及特征性压力-容积环（f），红色虚线显示收缩期末压力-容积（end-systolic pressure-volume relationship, ESPVR）和舒张期末压力-容积关系（end-diastolic pressure-volume relationship, EDPVR），用于定量收缩期末弹性（end-systolic elastance, E_{es}）和舒张期末弹性（end-diastolic elastance, E_{ed}）。大鼠心脏短轴（g）和四腔心切面（h）显示PAB后压力超负荷7天导致的右心室扩大和右心室肥大。通过脉冲多普勒超声心动图测量PA缩窄侧的峰值压力梯度（peak pressure gradient, PPG）（i），以量化PAB导致的PA狭窄程度。代表性右心室压力（j）和容积（k）图显示PAB引起的右心室压力增加和右心室容积变化，结合ESPVR和EDPVR变化，表明右心室收缩力和硬度增加（l）

发生[194]。此外，暴露于香烟烟雾中的豚鼠会出现PH和右心室肥大，其水平与暴露于低氧的动物相似[195]。虽然已有研究表明烟草烟雾会导致PH和右心室肥大，但烟雾暴露对右心室的影响仍需进一步阐明。

■ 间歇性低氧

OSA是一种非常普遍的睡眠相关呼吸障碍，可导致高血压、周围血管疾病、中风、PH和心源性猝死[196-198]。根据人体研究，交感神经激活、炎症和氧化应激被认为在OSA相关心血管疾病的病理生理中发挥重要作用。啮齿类动物短时间低氧暴露可以模拟OSA患者的缺氧和对心血管、代谢的影响。OSA动物模型显示，慢性间歇性低氧可导致内皮功能障碍、血管重构、体循环和肺循环动脉高压，以及心力衰竭。研究表明，20%～30%未接受治疗的OSA患者患有PAH。起初人们认为这一现象仅限于合并有肺部疾病（如COPD）的患者，但现在人们普遍认为OSA本身可导致PH[199]。一项组织形态学研究表明，小鼠暴露于慢性间歇性低氧条件会出现典型的PH特征，如PAP升高、右心室肥大和肺小动脉肌化[200, 201]。需要在动物模型中进一步研究慢性间歇性低氧，以增强我们对OSA相关心血管病、PH和右心室重构致病机制的认识。

■ 肺癌相关PH

肺癌仍然是世界上最常见的死亡原因，但该疾病症状背后的一些生物学机制仍不清楚。在最近发表的一篇论文中，Pullamsetti及其合作者报道了3种肺癌小鼠模型（LLC1、$KRas^{LA2}$和$cRaf-BxB$）中存在肺血管重构、PH和血管周围炎性细胞聚集[202]。在这项研究中，作者证明了这些PH小鼠伴有右心室肥大、扩大，右心室收缩和舒张功能障碍，以及纤维化[202]。在一项肺癌患者的随访研究中，作者发现PH存在于较大比例的肺癌患者中。此外，他们还表明，PH的存在对肺癌患者的临床结局有显著影响，包括生存率[203]。

小结

目前还没有临床前动物模型能够准确模拟人类疾病的所有多样性和全部特征，包括肺高血压中右心室代偿性适应和向失代偿性衰竭的转换。因此，针对特定的研究问题，采用不同模型组合来模拟疾病的关键特征，对于我们理解疾病发生和发展的机制非常重要。动物模型是非常有价值的科学工具，在选择了可信、有效的临床相关终点的研究中，应用动物模型对于发展新的PH治疗理念、阐明PH发生的病理生理机制和揭示右心室的负荷依赖性至关重要。

右心室和左心室在结构和功能上的相互依赖

Mechanical and Functional Interdependence Between the RV and LV

Mark K. Friedberg *

4

引言

虽然左心室和右心室的胚胎起源不同,但它们通过以下结构和作用连接为一个整体:包绕它们的心外膜肌纤维、形成共同心尖的肌纤维、室间隔和室间隔插入部或铰链点(hinge point)的相互附着、共同的心包腔,以及肺循环与体循环串联连接和冠脉循环[1, 2]。因此,右心室和左心室在解剖和功能上是相连的。无论在健康还是疾病状态中,心室之间的这种紧密耦合都会影响右心室和左心室的功能。在正常生理情况下,右心室和左心室的收缩、射血及充盈等心动周期事件都是紧密衔接和井然有序的。在不良负荷、电机械失同步和心室衰竭等情况下,这些心动周期事件的顺序紊乱,进一步导致心室间相互作用不良和功能障碍。在临床上,右心室和左心室收缩功能呈线性相关,所以在各种疾病中一个心室的活动和功能对另一个心室有重要影响[3, 4]。此外,在以右心室功能障碍为特征的疾病中,同时存在左心室功能障碍是心功能下降和死亡的关键危险因素[5],而在以左心室衰竭为主的疾病中,同时存在的右心室功能障碍也是死亡的危险因素[6, 7]。

右心室–左心室相互作用的生理学

在过去的几十年里,基础性的实验工作在阐明心室间相互作用对心脏功能的重要性及其机制上发挥了重要作用(图4.1)。这些实验首次阐明了左心室对正常右心室功能的作用。在开胸实验中,通过全层右心室切开术使右心室与左心室完全电分离,然后缝合在一起以恢复机械连续性[8]。因此,可以不激活整个心脏,单独电刺激每个心室来描绘出一个心室对自身和对侧心室压力形成的血流动力学影响[8]。该实验中,刺激左心室后测量的右心室压力和肺部血流近乎正常。事实上,右心室压力和肺动脉血流这2个波形显示了,与左心室和室间隔收缩相比,右心室游离壁收缩对右心室压力形成的直接作用。对于右心室压力和肺动脉血流来说,左心室和室间隔的贡献比右心室游离壁大。相反,刺激右心室使其收缩测量的右心室压力正常,但测得的左心室压力最小[8]。进一步的实验中通过外科手术破坏左心室游离壁,防止其产生任何力,证实了上述观察结果,右心室产生的收缩压显著降低了约45%[9]。在人体中,通过起搏预先激动右心室或在期前收缩中

* M. K. Friedberg: Division of Cardiology, The Labatt Family Heart Center, Hospital for Sick Children, Toronto, ON, Canada . e-mail: mark.friedberg@sickkids.ca

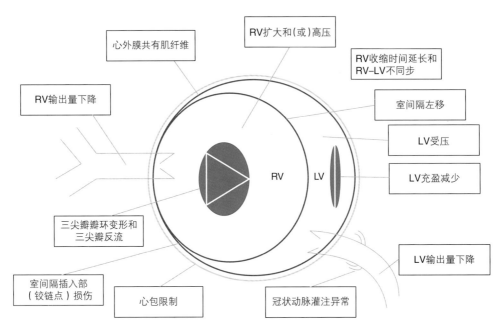

图4.1 右心室（right ventricle, RV）-左心室（left ventricle, LV）相互作用不良的关键机制。图示为严重肺高血压的典型表现，右心室扩大伴室间隔左移。这些机制也出现在其他疾病中，在正文中有详细介绍。在相对固定的心包腔的限制下，高压扩大的右心室压迫左心室并阻碍其充盈。右心室收缩时间延长和心动周期事件发生时间不协调促成了这种不良相互作用，并可能影响右心室和左心室冠状动脉灌注而导致缺血，从而加重心功能障碍。右心室扩大容易导致三尖瓣反流，这可能进一步影响右心室的有效输出。右心室输出量的减少进一步降低了左心室充盈和左心室输出量，从而导致心输出量减少。右心室和左心室的几何形变，以及室间隔移位增加了室间隔和室间隔铰链点区域（插入部）的室壁张力，从而触发分子纤维化信号并导致纤维化。这些都进一步恶化了缺血的、代谢受损的右心室功能。室间隔和心室几何形变进一步损害了室间隔和心外膜共有肌纤维的功能，导致右心室和左心室功能障碍，这些机制中的一些可以被用于靶向治疗，以改善另一侧心室功能

测量血流动力学，也证明了右心室和左心室收缩对右心室压力和输出量的影响不同[10]。与实验模型一样，在这些事件中对左心室压力的测量表明，左心室收缩对人类右心室压力形成有重要作用[10]。

因此，改变左心室收缩力（例如通过改变左心室容积或阻塞左冠状动脉）会阻碍右心室的压力形成[9]。实际上，这些研究表明，正常右心室50%以上的机械功可能是由左心室收缩产生的，其中左心室游离壁在右心室功能中起着关键的作用[9]。此外，即使使用无收缩功能的假体完全取代右心室游离壁，即完全没有右心室游离壁收缩的情况下，只要左心室收缩正常，右心室仍可以产生接近正常水平的压力[11]。在一些实验中，右心室压力的变化（左心室收缩或负荷变化所引起的）与收缩期室间隔向右心室腔的膨出程度相关，这表明室间隔在介导这些心室-心室生理性相互作用中起着重要作用。然而，有趣的是，通过外科手术破坏室间隔并不影响右心室的压力形成，但与左心室压力急剧下降有关[12]。与此相反，在室间隔上注射戊二醛会影响左、右两个心室的压力形成[12]。左心室

对右心室压力产生及肺动脉血流的影响开始于左心室等容收缩期，左心室和右心室的收缩时机会进一步影响这些相互作用[13]。

这些实验表明，在正常生理条件下，左心室对右心室压力的形成和肺动脉血流有巨大影响。这就提出了一个问题：右心室对正常左心室功能的影响是什么？上述实验表明，在正常情况下，右心室收缩对左心室的压力形成或主动脉血流的影响很小。即使是实验性的右心室游离壁缺血，对左心室压力产生的影响也很小[12]；并且用无收缩功能的假体取代右心室游离壁，对左心室压力和血流的影响也不大[11]。这可能会使人们认为右心室对左心室功能的影响很小，但这一假设并不正确。首先，右心室和左心室的串联结构决定了右心室泵出的血液经过肺血管床形成左心室前负荷。此外，右心室容量的变化可以极大地影响左心室的收缩功能。事实上，在上述用无收缩功能的假体替代右心室游离壁的实验中，通过沿着假体逐步移动钳位以增加右心室容积，使无收缩功能的右心室进行性扩大，这可以导致左心室压力和搏功进行性下

降[11]。事实上，右心室容积的变化与左心室压力−容积关系的变化有关，这是心室功能的一个基本属性和特征[10]。例如，实验性冠状动脉结扎诱发急性右心室缺血会导致急性右心室扩张和左心室收缩期末弹性（衡量收缩力的压力−容积指标）降低[14]。左心室功能和输出量的变化不能仅仅归因于右心室扩张引起的左心室容积减少，因为收缩期末弹性是衡量左心室收缩力的非负荷依赖性指标[14]。有趣的是，右心室缺血引起的左心室收缩期末弹性下降可以通过建立上腔静脉至肺动脉的分流来纠正，该分流可以"绕过"右心室并减少右心室容量负荷以恢复到更为正常的左心室几何结构[14]。这一实验结果对治疗复杂的先天性心脏病具有临床意义，因为在这种情况下，通常会采用上腔静脉到肺动脉的分流术。在机械通气过程中，右心室容量对左心室每搏输出量的重要影响在临床上也很明显[15]。

心包腔空间有限且为两侧心室共有，这决定了右心室扩大会导致左心室受压。在这种情况下，在空间有限的心包内，一侧心室扩大可以引起对侧心室受压。因此，即使缺血的右心室仍处于扩大状态，心包松解也能使左心室收缩恢复正常[16]。本质上，这与心包填塞的病理生理学是相似的，即当心包受限或压力过高时，呼吸相关的右心室和左心室充盈变化会以牺牲一个腔室为代价，导致另一个腔室增大。

右心室−左心室在右心室高压时的相互作用

当右心室压力增高时，扩大的右心室对左心室功能的影响极其重要。在严重肺动脉高压（pulmonary arterial hypertension, PAH）患者中，受限于相对固定且无顺应性的心包腔，右心室扩大压迫左心室，而右心室高压使室间隔向左移位[17]。右心室功能障碍导致前负荷降低，射入肺血管床的血液减少，进一步加剧了左心室受压和容积减小[17]。这些因素共同导致了左心室充盈减少，而左心室几何形变可能会减弱其正常的收缩能力[18-23]。在PAH中，与右心室相比，左心室舒张期末容积与心输出量的线性关系更加明显，这些发现证明了左心室几何形变在PAH中的重要性[19]。在肺动脉高压患儿中，左心室偏心指数与导管监测的血流动力学指标，以及死亡或肺移植有关，这些结果使扩大的、压力增高的右心室和受

压的左心室之间相互作用的重要性进一步得到证实[24-27]。虽然这种病理生理学机制在肺动脉高压中强调得最多，但它与任何严重右心室高压性疾病都有关。例如，在修复的法洛四联症患者中，由于右心室−肺动脉流出道狭窄引起严重右心室高压，室间隔移位和右心室收缩时间延长导致室间隔在左心室舒张期凸向左心室，进而左心室充盈减少[28]。因此，缓解右心室−肺动脉流出道狭窄可以降低右心室高压，使室间隔曲率和右心室收缩时间正常化。这可以使左心室和右心室的收缩和舒张同步[28]。恢复正常的右心室−左心室相互作用可以增加左心室舒张期充盈并改善运动能力，这是一项重要的临床结果[28]。在肺动脉缩窄导致的右心室高压中，左心室收缩功能受损，部分原因是左心室几何形变和右心室与左心室的室间隔连接处的改变[23]。这些室间隔插入部或铰链点（hinge point）的改变将在本章后面详细介绍。

这些观察结果表明，右心室和左心室心动周期事件的时间差加剧了由室间隔左移引起的几何上的相互作用。右心室高压，无论是因为严重的流出道狭窄还是PAH，由于等容收缩和舒张期的延长，右心室收缩和舒张时间延长[29]。功能不全的压力增高的右心室收缩时间延长，导致右心室心肌收缩峰和右心室压力升高延迟到左心室舒张早期，同时在等容舒张和快速充盈期左心室压力迅速下降[20,30]。这导致室间隔突然左移，而此时左心室正在快速舒张，二尖瓣正开放，于是阻碍了左心室舒张早期的主要充盈阶段[30]。因此，PAH患儿左心室充盈和舒张功能受损[26]。这些不良的几何−时间上的右心室−左心室相互作用随着心率的增加而加重，因为舒张期（心室充盈）随心率而缩短的比例比收缩期更明显[29]。收缩期和舒张期的时间比（通过三尖瓣反流频谱多普勒[29]，或应变成像[20,31]来测量）是反映右心室收缩延长，以及右心室和左心室充盈减少的指标，与死亡或肺移植相关[29]。右心室舒张时间缩短和左心室充盈受损在临床上具有重要意义，即每搏输出量和心输出量减少[19,32-34]。由于右心室泵功能效率降低，血流动力学受损的情况进一步恶化，即使右心室收缩（收缩时间）延长，但肺血管阻力增高导致右心室射血时间缩短，这影响了右心室输出量、左心室前负荷，并因此使左心室充盈和心输出量受到影响[34]。因为室间隔左移、左心室充盈，以及右心室收缩与舒张时间比均与临床预后

相关,所以这些不良的相互作用会影响预后[29, 35]。

如上所述,右心室高压、扩大和室间隔移位导致室间隔和左心室侧壁之间及右心室和左心室侧壁之间收缩不协调,这进一步损害了有效的右心室泵功能和右心室-左心室相互作用[34, 36-39]。心室间的机械延迟在右心室和左心室功能障碍中都会发生,这可能进一步使左心室功能恶化,增加心律失常的风险,降低运动耐量[40, 41]。在左心室辅助装置支持治疗过程中,右心室和左心室心动周期事件不协调的病理生理学影响也变得更加明显。左心室辅助装置治疗与左心室收缩期缩短、左心室和右心室充盈明显不同,以及由于前负荷降低而导致的左心室每搏输出量减少有关[42]。这些实验结果可以指导临床决策,因为左心室辅助装置的速度设置会影响左心室的球形度、导致室间隔向右侧膨出,改变左心室-右心室的相互作用和右心室充盈,这些最终都会影响心输出量[43]。虽然上述观察强调了右心室收缩期时右心室-左心室的相互作用,但右心室在舒张期时与左心室的相互作用也很重要。心力衰竭患者的血液由于重力作用淤滞在身体下垂部位,尽管这些患者的肺毛细血管楔压降低,但右心室舒张期末容积减少会导致其左心室舒张期末容积增加[44, 45]。实验发现,即使在左心室容积不变的情况下,当右心室高压时,右心室游离壁变得僵硬,这也会导致室间隔舒张期延长和左心室僵硬度增加[46, 47]。这种相互作用可能是由包绕2个心室的共有心肌束介导的。

由于左心室的几何-时间相互作用不能解释上述所有不良的右心室-左心室相互作用,因此人们想到了共有肌束,它也可以介导心室-心室相互作用。当右冠状动脉阻塞和缺血导致右心室在心包内急性扩张时,会压迫左心室,也会影响左心室收缩力,这与负荷无关[16]。尽管在无顺应性心包的限制下,室间隔向左移位对介导心室相互作用至关重要[48],但心包松解使左心室收缩力恢复,这种情况下的左心室收缩力的下降并不完全归因于左心室容积减小或左心室几何形状扭曲[16]。这些与负荷无关的左心室收缩力的变化可能源于心室之间共有浅层肌束收缩力的改变[18, 49, 50]。

这些共有心肌束可用于治疗。此前已经证实,在右心室后负荷急性增加时,急性主动脉缩窄会导致每搏输出量增加[51]。虽然冠状动脉血流改变可以解释主动脉缩窄对右心室压力负荷的有益作用,

但这些实验中冠状动脉血流是恒定的,因此这种作用的发生与右冠状动脉灌注增加无关[51]。这表明,在这种情况下,还有其他因素影响右心室与左心室的相互作用,最可能的是共有的心外膜和室间隔肌纤维[52, 53]。

增加对侧心室后负荷以改善同侧心室功能也可用于先天性矫正型大动脉转位和三尖瓣反流的患者。在这种先天性心脏病中,右心室是体循环心室,三尖瓣通常畸形("Ebstein样")和反流[54]。通常情况下,扩大的体循环右心室和室间隔向左心室膨出,使三尖瓣环进一步扭曲,三尖瓣反流和右心室扩大进行性加重[55]。在这些患者中,可以使用肺动脉缩窄来增加左心室后负荷和压力,使室间隔向右心室移位到一个更靠中间的位置,从而改善三尖瓣环结构,减少三尖瓣反流[55]。在这种情况下,肺动脉缩窄也可能增加肺动脉下左心室的收缩力,通过共有心肌纤维,导致体循环右心室收缩力增加。然而,在实践中,一方面缩窄程度要足够大以引起左心室压力负荷,另一方面要避免左心室因压力负荷过高而衰竭,这是一个微妙的平衡,不容易评估。增加对侧心室后负荷也被用于患有左心室严重扩大的心肌病和左心衰竭的儿童,在精心筛选的患者中,肺动脉缩窄可以使左心室扩大减小、二尖瓣反流减少,以及左心室射血分数增加[56]。

右心室和左心室收缩期相互作用不仅由室间隔位置和共有浅层心肌束的改变介导,还受室间隔内斜向走行肌纤维的影响[57]。在左心衰竭时,随着左心室重构并逐渐变得更球形化,室间隔肌纤维的斜向角度改变,从而使其机械效率降低,降低了左心室和右心室的收缩功能。右心室功能降低可使三尖瓣反流增加和右心室进一步扩大,并引发室间隔肌纤维斜向角度进一步减小的恶性循环[57]。

右心室高压时,右心室-左心室在机械-分子水平的相互作用

我们课题组利用兔肺动脉环束导致右心室高压的慢性模型,进一步证实了上述讨论的共有心肌纤维的潜在治疗作用,即急性主动脉缩窄对急性右心室高压时右心室功能的益处[52]。我们发现,右心室高压导致右心室和左心室功能不全及收缩功能受损,这与心肌细胞肥大和间质纤维化有关[52]。通过轻微缩窄主动脉,我们在不影响左心室收缩力的情

况下增加了右心室收缩力(事实上,左心室收缩力甚至略有增加)[52]。这种功能上的获益与组织学上的改善有关,包括细胞外基质重构减少和两个心室纤维化减少,这是通过转化生长因子-β1(transforming growth factor-β₁, TGF-β₁)和内皮素-1(endothelin 1, ET-1)途径的致纤维化分子信号降低引起的[52, 58, 59]。同样,在肺动脉环束和右心室高压的幼兔中,出现室间隔心肌细胞凋亡、纤维化和毛细血管密度降低,并延伸到左心室游离壁[60]。在兔肺动脉环束模型中轻度缩窄主动脉后,右心室和左心室功能得到改善,这也可能是由室间隔向左移位的部分逆转、右心室和左心室几何形状的改善,以及左心室负荷增加导致的左心室收缩力提高引起的。右心室高压引起的右心室和左心室纤维化也可以通过药物治疗得到改善,包括血管紧张素受体和ET-1受体阻断剂,这些药物可以减少TGF-β1信号[58, 59, 61]。

右心室-左心室在室间隔插入部(铰链点)的相互作用

右心室高压时右心室-左心室的几何-时间上的相互作用至少部分发生在室间隔插入部(铰链点),该区域剪切力增加并出现局部损伤[21, 62, 63]。事实上,在右心室室间隔插入区,左心室轴向缩短和右心室纵向缩短可增加局部应力、剪切力和纤维化[21, 64, 65]。这些增加的机械应力触发机械信号转导并通过整合素上调TGF-β分子信号,最终导致细胞外基质重构和纤维化[66]。这种机械转导信号在高压右心室和室间隔插入部(铰链点)区域最为明显[63, 66]。然而,这些影响并非都是有害的,因为随着纤维化的增加,我们还发现弹性蛋白在室间隔插入部(铰链点)沉积增加[66]。弹性蛋白是一种比胶原纤维柔顺的物质,可能有助于增加室间隔这些连接区域的顺应性,从而部分缓冲左心室受到的右心室-左心室心肌不良相互作用的影响[66]。

临床上,人肺动脉高压患者室间隔插入部(铰链点)区域也存在压力增高引起的改变,这些部位的MRI延迟强化显示右心室室间隔插入部纤维化增加,这与右心室后负荷的严重程度有关[64, 67, 68]。因此,室间隔插入部(铰链点)纤维化可能具有重要的临床意义,因为它与右心室功能降低和死亡率增加有关[64, 67]。在患有肺动脉高压的儿童中,我们发现左心室心肌收缩力下降在室间隔处最为突出,这与针对室

间隔插入部(铰链点)的实验和临床结果一致[69]。

与大鼠和兔肺动脉环束(pulmonary artery banding, PAB)模型的研究结果类似,PAB小鼠表现出右心室和左心室收缩功能受损,左心室搏功、扭转和解扭率下降,左心室纤维化轻度增加,这归因于心肌应力的增加[70]。左心室组织学和功能的改变及纤维化伴有β-MHC表达增加和Ca²⁺处理蛋白的表达减少[70]。α-MHC和β-MHC的表达变化与左心室力学的改变有关。有趣的是,与右心室压力负荷慢性增加导致左心室扭转运动减弱相反,在急性实验中,左心室对右心室压力负荷急性增加和右心室搏出量减少的反应是快速增强扭转和解扭运动[71]。这些结果之间的差异可能的原因是慢性模型中心肌肥大和纤维化,以及在急性和慢性条件下的容量负荷、冠状动脉灌注和心肌力学的差异。事实上,急性右心室压力负荷可导致左心室收缩力、压力、舒张期容积和心输出量急性下降,这与左心室和室间隔轴向应变、左心室解扭和心尖旋转的减弱有关[72]。室间隔周向应变可能与上文所述的室间隔斜向走行肌纤维有关,是与左心室功能降低有关的最重要的因素[72]。

右心室高压中,针对右心室-左心室分子组织水平相互作用的靶向治疗

通过主动脉或肺动脉缩窄增加对侧心室的压力负荷,可能会有效地改变心室的几何形状、室间隔的位置和对侧心室收缩力。然而,这种有创的方法可能难以在临床上应用于虚弱的患者。因此,通过药物抑制导致组织损伤和纤维化增加的右心室和室间隔插入部(铰链点)的不良分子信号,可能是一种治疗选择,以解决右心室与左心室相互作用不良的分子-组织效应。如上所述,在兔肺动脉环束的模型中,我们发现血管紧张素受体拮抗剂和内皮素受体阻断剂都可以减少TGF-β信号转导,从而减少两个心室的纤维化、改善两个心室的功能[58, 59, 61]。

在某些情况下,通过药物治疗降低心率也可能是有益的,可以解决右心室压力负荷和肺动脉高压时右心室-左心室在时间方面的不良相互作用。在肺动脉高压和肺动脉环束大鼠模型中,我们发现使用β肾上腺素受体拮抗剂卡维地洛或非肾上腺素受体拮抗剂伊伐布雷定减慢心率,可以通过调整右心室和左心室的同步性来改善右心室和左心室的功能[73-75]。我

们将这种右心室-左心室同步性的恢复归因于右心室舒张期功能的改善，这可能是由于 Ca^{2+} 循环的改善[73-75]。重要的是，两个心室功能的改善与纤维化和心肌细胞肥大的减少有关，鉴于右心室收缩压和右心室-左心室的几何形状和受压情况没有变化，这表明降低心率的药物并不是通过减轻肺动脉或右心室压力发挥作用的[73-75]。

先天性心脏病中右心室-左心室相互作用

由于压力和（或）容量负荷，以及心室结构和几何形状改变，各种先天性心脏病都可以显示出心室与心室相互作用的生理和临床重要性。有趣的是，当一个心室严重发育不良时，功能单心室的心肌力学有明显改变，包括心肌缩短、扭转和径向运动。这些表现可能受到多种因素的影响，缺乏对侧心室可能是原因之一。比如，这种相互作用不良可见于左心发育不良综合征（hypoplastic left-heart syndrome, HLHS），发育不良的左心室可直接或间接地改变右心室和三尖瓣环结构，加重三尖瓣反流，从而增加死亡风险或心脏移植需求[76]。小左心室也会影响右心室的几何形状，导致右心室心尖膨出，这与右心室力学受损和心脏移植或死亡风险增加有关[77]。我们进一步发现，与微小左心室（几乎没有左心室）相比，左心室中度发育不良（左心室相对较大）的HLHS患者的室间隔应变更小，与右心室力学不对称和更差的临床预后有关[78]。因此，左心室发育不良可能比没有明显的左心室更糟糕，因为其对右心室的几何形状似乎有不良影响。

右心室发育不良也会影响左心室功能，如三尖瓣Ebstein畸形。在这种情况下，三尖瓣隔瓣和后瓣向心尖部、右心室流出道旋转和移位。这使一定长度的室间隔成为功能性右心房的一部分，在移位的三尖瓣远端形成了一个小的"功能性"右心室，其心肌功能受损，伴有不同程度但通常较严重的三尖瓣反流。在这些儿童中，我们发现大多数患者存在舒张早期室间隔左移，这与左心室充盈减少和三尖瓣反流增加有关[79]。此外，肺动脉前向血流的减少导致左心室充盈减少、容积减小、射血分数降低和心输出量下降。重要的是，从临床角度来看，左心室收缩期和舒张期容积和功能受损与运动能力下降有关[79]。我们假设，右心室收缩时间延长和三尖瓣反流增加可能

会阻碍左心室充盈，而左心室射血分数降低、每搏输出量减少、收缩期应变减低，以及主动脉瓣和房室瓣开放和关闭延迟表明收缩力形成受损，这些可能与"功能性"右心室（移位的三尖瓣远端保留的右心室部分）的扩大和功能障碍有关。我们还假设，室间隔早期右向运动可能会阻碍左心室收缩功能，而室间隔收缩期左移可能会阻碍压力的形成[79]。因此，尽管病理生理学与肺动脉高压完全不同，但一些不良的右心室-左心室相互作用与肺动脉高压具有相似特征，这些特征源于右心室收缩功能受损和左、右心室心动周期事件不同步及几何形状变化。事实上，即使左心室功能良好，在新生儿早期出现的临床表现严重的Ebstein畸形也非常难处理。因此，在这些情况下，右心室显然对心脏功能和临床预后至关重要。

在修复的法洛四联症中，右心室异常对左心室的影响也很明显。法洛四联症是一种发绀型先天性心脏病，其特点是右心室流出道梗阻和大的室间隔缺损。在婴儿期通过补片闭合室间隔缺损并解除右心室流出道梗阻，手术"修复"后，经常会出现由于肺动脉瓣破坏而导致的肺动脉瓣反流[80]。因此，右心室长期容量超负荷而扩大，对右心室和左心室的充盈、功能和力学都有影响[81]。右心室扩大导致左心室腔内血流模式受损，特别是左心室舒张期血流和射血后残留在心室内的血液产生的血流[82]。这些受损的左心室血流模式与左心室轴向缩短和射血分数的降低有关[82]，也可能与左心室动能受损有关[83]。在这些人群中也发现了左心室扭转和应变减少，它们与右心室扩大有关[4, 84-88]。共有的心尖肌纤维在很大程度上决定左心室扭转-解扭转，这可能是造成左心室扭转减少从而使左心室内压力梯度和舒张期抽吸作用降低的原因[89, 90]。事实上，尽管法洛四联症被认为是一种"右心"疾病，但在法洛四联症手术修复后，右心室和左心室的舒张功能均受损，部分原因是心室-心室相互作用不良[91-93]。法洛四联症修复后，右心室和左心室功能之间的联系在心肌水平上也有发现[94]。我们的研究表明，左心室舒张早期形变减少与右心室扩大和肺动脉瓣反流有关[91]。然而，法洛四联症修复后，左心室功能障碍可能不仅仅源于右心室异常。主动脉扩张在法洛四联症修复后很常见，可能与主动脉剪切应力、硬度增加及血流异常有关，这可直接影响左心室功能[95, 96]。

小结

总之,右心室和左心室是紧密相连的。因此,一个心室的功能和活动会对对侧心室产生重要影响。不同的获得性和先天性心脏疾病中都存在不良相互作用,这些不良相互作用在严重的右心室高压(尤其是肺动脉高压)中似乎是至关重要的。难题往往是确定哪些结果是由于右心室-左心室之间的不良相互作用,而不是同侧心室导致的。解答这个问题将有助于研发能够利用良好的心室-心室相互作用,同时减少心室间不良相互作用的治疗方案。

第二部分

右心影像

Imaging the Right Heart

正常人与肺高血压患者右心室磁共振成像

MRI of the Right Ventricle in Normal Subjects and Those with Pulmonary Hypertension

Andrew J. Peacock and Melanie J. Brewis *

缩略词表

英文缩写	英文全称	中文全称
BMI	body mass index	体质指数
BSA	body surface area	体表面积
CMR	cardiac magnetic resonance imaging	心脏磁共振成像
LV	left ventricle	左心室
MESA-RV	multi-ethnic study of atherosclerosis right ventricle study	动脉粥样硬化多种族研究-右心室研究
RV	right ventricle	右心室
RVEDV	right ventricular end-diastolic volume	右心室舒张期末容积
RVEF	right ventricular ejection fraction	右心室射血分数
RVESV	right ventricular end-systolic volume	右心室收缩期末容积
RVM	right ventricular mass	右心室质量
RVSV	right ventricular stroke volume	右心室搏出量
SENC	strain encoding	应变编码
SSFP	steady-state free procession	稳态自由进动
TAPSE	tricuspid annular plane excursion	三尖瓣环收缩期位移

* A. J. Peacock · M. J. Brewis: Scottish Pulmonary Vascular Unit, Golden Jubilee National Hospital, Glasgow, UK e-mail: andrew. peacock@glasgow.ac.uk; melanie.brewis5@nhs.scot

S. P. Gaine et al. (eds.), *The Right Heart*, https://doi.org/10.1007/978-3-030-78255-9_5

引言

CMR在评估一系列获得性和先天性心血管疾病方面的作用已得到充分确立。它是无创的,无须良好声窗,也无电离辐射。采用SSFP亮血电影MRI,可以在不需要对比剂的情况下测定心室容积和功能。在过去的20年中,CMR已经被公认为是测量左、右心室结构和功能的金标准,其准确性在各种疾病和同解剖标准的比较中得到了证明[1-7]。由于RV结构和收缩模式复杂,使用常规超声心动图等二维方法难以准确评估,因此CMR特别适合于测量右心室的形态。与超声心动图相比,CMR获得的高分辨率三维图像(图5.1)无须任何几何假设,在RV容积和质量测量的研究间重复性更好。因此CMR是一种很有吸引力的监测疾病状态下心室功能的方法[8-10]。

最近,三维(three-dimension, 3D)超声心动图也已成为评估RV容积的一种有前景的工具。人们已经报道了其在各种疾病状态[包括肺高血压(pulmonary hypertension, PH)和先天性心脏病]下准确的容积数据。然而,文献中报道的准确性各不相同[11-15]。对于成像声窗较差的患者,获取高质量的3D数据集仍然存在困难,而且准确性往往会随着右心室扩大的增加而降低,这可能会限制3D超声心动图在更晚期RV疾病中的应用[16]。

现在已经明确的是,对于PH患者,RV对后负荷增加的适应程度是决定预后的主要因素。同样明确的

是,肺血管阻力与RV功能之间不是线性关系;虽然右心室与肺循环耦联,但是也有可能随着肺血管阻力改善右心室功能却恶化,而决定预后的是右心室功能。

CMR还通过评估整体和局部心室功能、心室间的相互依赖性和右心室-肺循环耦联,提供负荷条件下的RV功能信息。最后,心室受损,如心肌瘢痕形成和纤维化可通过心肌延迟强化或T1-mapping来确定。

CMR并非没有局限性。与超声心动图相比,由于时间分辨率更有限,它不太适合用于血流动力学测量,以及尽管CMR可以精确测量血流流量,但不能用来测量压力。但是,需要注意的是,肺动脉压力(pulmonary artery pressure, PAP)本身不能界定右心室功能,但是CMR测量的许多变量确实可以评估右心室功能,而且我们知道决定PH患者生存的是RV功能,而不是压力。CMR价格昂贵并且在临床实践中的应用不太广泛,具有心脏起搏器或动脉瘤夹等铁质植入物的患者无法进行检查[17]。幽闭恐惧症,体位、扫描时间长,以及反复屏气(减少呼吸运动伪影)使一些患者不能耐受。然而,随着技术的进步,现在可以采用单次屏气技术和实时采集获得足够的分辨率[18, 19]。CMR未被广泛应用于PH患者评估的主要原因之一是CMR尚未被应用于临床试验。现在这种情况正在改变(见后续内容),我们可以预测,CMR的独特优势将变得更加明显。

在本章中,我们将描述正常右心室的CMR变量,以及PH和PH治疗对这些变量的影响。

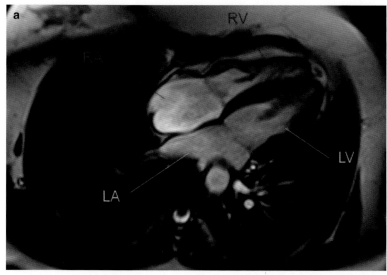
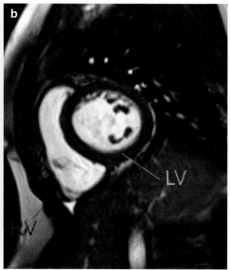

图5.1 正常受试者心脏MRI图像。(a)长轴四腔心切面显示右心房(right atrium, RA)和左心房(left atrium, LA),以及右心室和左心室。(b)短轴位

测量心室容积、质量和整体功能

在屏气状态下（通常在5～18 s之间），通过心电门控（ECG-gated）下的"亮"血电影序列以5～10 mm层厚连续采集的一"叠"短轴位图像来计算心室容积（图5.2）。该序列血液-心肌对比良好，可以手工或使用半自动软件在舒张期末和收缩期末描绘心内膜和心外膜轮廓。心室容积是所有单层体积的总和（辛普森法）。心室质量由心肌体积乘心肌组织肌肉特异性密度1.05 g/cm³求得（图5.3）。纳入或排除RV肌小梁的质量或体积是研究之间差异的来源，因此建议采用标准化方法[20]。在纵向和横向平面都可以计算几何缩短。在正常受试者中，大部分RV收缩是纵向的，因此超声心动图测得的TAPSE可以很好地表示RV收缩功能。然而，在右心疾病中，横向平面缩短优于超声测得的RVEF的替代指标TAPSE，并可以作为监测RV功能的一个潜在指标[21, 22]。等容舒张时间也可以反映RV舒张功能不全，与肺动脉高压的严重程度有关[23]。

心室间相互作用是RV功能障碍时的另一个重要因素。PH时，跨间隔压力梯度增加导致室间隔向左心室膨出（bowing of the interventricular septum towards the LV, LVSB）[24]。此外，两个心室变得不同步。PH的CMR研究（使用心肌标记技术）显示（见下文），由于RV收缩时间延长，心室失同步，心肌收缩峰左向右延迟[25]。这可能与RV室壁张力增加有关，并可以解释PH中由于LV舒张期时RV持续收缩而出现的LVSB现象。

CMR相位编码技术（相位速度图）可以测定血流速度和血流量。通过将血流速度乘所选血管（如主肺动脉）的横截面积，可以计算出每搏输出量（stroke volume, SV）等血流容积[26]。此外，该方法还可用于量化瓣膜反流分数和心室射血分数，确定心室舒张期充盈模式，并通过比较主动脉和肺动脉血流来计算心内分流量[27]。CMR血流评估优于超声心动图，因为CMR可以在任何方向或平面进行，而准确的超声心动图评估要求超声心动图检查平面与血流方向平行。此外，CMR更适合于在瓣膜性疾病中检查偏心性反流束[17, 28, 29]。然而，在心律失常或血液湍流的情况下，相位对比血流测定法准确性较低。

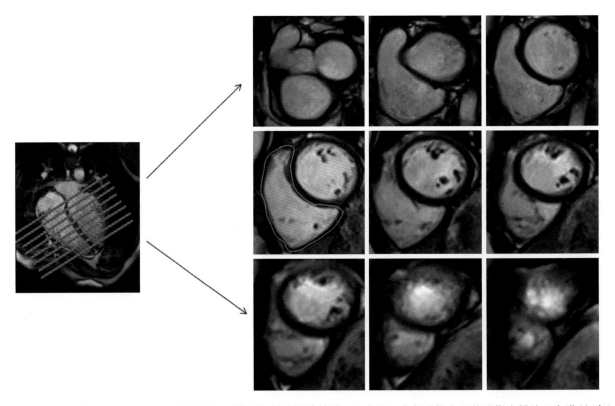

图5.2 通过"堆叠"以5～10 mm层厚连续采集的短轴位图像计算心室容积。在舒张期末和收缩期末描绘心内膜（红色）和心外膜轮廓（绿色）。心室容积是所有单层体积之和（辛普森法）。心肌质量是心肌体积乘心肌组织的肌肉特异性密度（1.05 g/cm³）。射血分数是舒张期末容积和收缩期末容积的差（即每搏输出量）与舒张期末容积的比值

心室质量和心室质量指数的计算

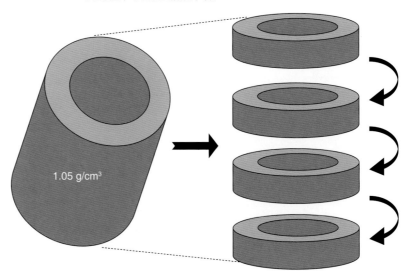

图5.3 测量右心室质量及心室质量指数 (ventricular mass index, VMI)。将心室 (RV或LV)层分,然后计算每层的体积, 再乘心肌密度1.05 g/cm³计算质量。右心 室的VMI是右心室质量与左心室质量的 比值

■ 测量局部右心室功能:心肌标记和应变图

评价局部心肌损伤时,CMR心肌标记技术与超声心动图组织多普勒技术相当,可以用来测定心脏三维运动和形变[30]。因为标记区域是图像采集之前被改变的组织区域,所以在CMR图像中呈现为网格样暗区。这些暗区在收缩时的变化代表心肌收缩。应变被定义为组织长度的相对变化,用百分比表示。纵向应变在标记的四腔心层面测量。径向和周向应变在短轴位图像测量[31, 32]。应变率(单位时间内应变的变化)也可以被测定,并提供RV舒张功能不全的线索[33]。除了定量应变图,使用SENC成像可以直接可视化评估心肌收缩力,它可以提供彩色编码、高分辨率的平面应变图[34]。与LV相比,标记RV组织具有挑战性,因为RV室壁薄(通常为2~6 mm),限制了用于应变分析的标记线的数量。然而,技术的改进已经可以减少观察者之间和观察者自身的变异性[35-38],特别是特征追踪技术进展得最快,可以在同一设定下同时测量LV和RV的局部运动(图5.4)。

■ CMR引导的右心导管检查

CMR非常适合于测定RV泵功能,但不能用于测定心血管压力,而心血管压力是评估更多非负荷依赖性变量(如心肌收缩力)所需要的。由RV压力-容积环导出的压力-容积关系提供了关于RV泵功能、RV与其肺血管负荷的机械相互作用(RV-PA耦联——见下文)及其收缩状态的其他信息。CMR的最新进展使实时成像CMR引导的血管内导管检查(磁共振透视)杂交技术成为可能,该技术可以获得RV压力-容积环

并推导出RV后负荷和心肌收缩力,从而测定RV-PA耦联,以及这两个变量之间的相互作用[39]。虽然文献中描述的经验仅限于单中心经验,但证实了该技术在PH患者中可以进行肺血管阻力(pulmonary vascular resistance, PVR)评估[40]。通过该方法,人们发现,与6名对照受试者相比,尽管PH患者心肌收缩性更高,但RV耦联效率低[41]。目前,CMR引导的导管检查只是一种研究工具,CMR兼容设备的成本和可获得性限制了其临床应用,因此有很大的局限性。

一种被称为容积法的简化方法,通过CMR测量计算每搏输出量和收缩期末容积(end-systolic volume, ESV)的比值(SV/ESV)来无创测定RV-PA耦联,这个比值在轻度PH早期没有下降,然后随着疾病严重程度的增加而下降[42]。与传统RVEF相比,这种替代方法评估RV收缩功能对前负荷依赖性小。但是,该比值在其推导中假设收缩期末压力-容积斜率的容积截距为零。最近有关PH的文献报道表明这不能反映真实情况[43]。因此,SV/ESV的临床应用需要进一步评估,并且此项工作已经完成了(见下文)。

■ 定义右心室质量和容积的正常值

准确量化心室大小和功能是区分其正常与疾病状态的关键。研究表明,CMR提高了RV变量测量的准确性。测定RV容积、质量和功能的"正常范围"对于在临床实践中有效使用这些指标是至关重要的。LV的质量和容积因年龄、性别和种族而异,通常根据BSA进行校正[44-46]。超声心动图和尸检研究表明,健康受试者的心脏功能和质量都存在显著的年

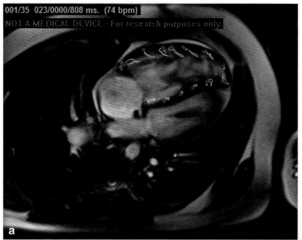

图5.4 特征追踪技术评价心肌应变。沿心内膜勾画心肌在整个心动周期的解剖结构。绿环追踪的是该节段收缩期和舒张期的运动轨迹。(a) 特征追踪技术评价的RV心肌应变。(b) 根据(a)图计算RV节段性心肌应变

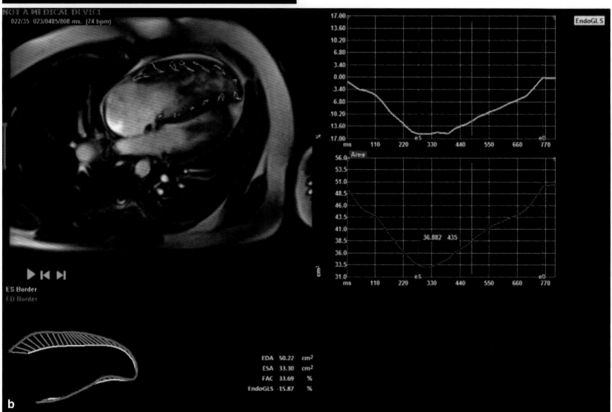

齢和性别差异[47-49]。尸检研究也表明，心脏质量与受试者体重、身高和BSA相关[49,50]。因此，确定CMR右心室质量、容积（RVEDV和RVESV）和功能（RVEF）的参考范围需要同时考虑不同健康参考数据库中的绝对值和"标准化"值。在过去的十年中，许多研究报道了RV结构和功能的正常值，但由于样本量小、年龄范围窄和采集技术不同而参考价值有限[9,51-53]。MESA-RV是一项多中心、前瞻性、纳入超过4 000例基线无临床心血管疾病证据的参与者的队列研究[54]，该研究最近评估了一些CMR数值解读时应该考虑到

的患者人口统计学资料，包括体型、年龄、性别和种族、体育活动和肥胖。

■ 影响正常值的因素：根据体型大小校正右心室大小和功能

动物和人体解剖学研究的大量证据表明，心脏的大小和功能随体型大小而变化，根据体型大小定标心脏功能变量（如心输出量）大小是临床常用的方法。传统心血管定标使用比例量测法（ratiometric method），将测量指标（如RV质量）除以身高或BSA等体型指标。

比例量测法依赖于RV变量和体型变量之间的

线性关系。该方法在心血管测量时有一定局限性，而比方法或异速缩放法（allometric scaling）是心血管变量除以体型变量再乘一个标度指数得到的，因此被视为一个更优的替代方法[55,56]。在LV心腔大小和质量参数测量中已经使用了异速缩放法，更好地标定了BSA与LV容积和质量之间的关系[57,58]。目前，RV的定标方法尚不确定，是一个尚处于研究阶段的课题。

衰老和右心室

在尸检研究中发现，年龄增加与男性心肌细胞减少和LV质量及容积减少有关，但与女性的无关[50]。CMR计算的RV绝对质量和校正的质量和容积也随着年龄的增加而降低[59-62]。

性别

在无心血管疾病的大规模健康人群研究中发现，男性RV绝对容积始终大于女性[59,63]。据报道，女性的RV质量比男性低8%～15%，RV容积比男性低10%～25%[59,60]。尽管用BSA作了校正，但这些差异仍然存在[62]。一般认为RVEF没有性别差异，但大型MESA-RV研究发现，经年龄和种族校正后，男性RVEF比女性低4%[59]。这些性别差异可能与激素有关[64-66]。在激素替代治疗的健康的绝经妇女中，雌二醇水平较高的女性的RV收缩功能更好；而男性和绝经后妇女的雄激素水平较高，二者RV质量更大、SV和RV容积均更高[67]。

种族

种族对CMR检查中RV变量影响的研究较少。MESA-RV报道，在无心血管疾病的人群中，与高加索人相比，非洲裔美国人的RV质量较低，西班牙裔美国人的RV质量较高[59]。经LV质量校正后，只有非洲裔美国人的RV质量仍显著较低，这表明种族对RV有特异性影响。

体育活动（在非运动员中）

有充分证据表明，优秀运动员长期高强度运动会引起心脏结构的适应性变化，其特征是LV质量、容积和室壁厚度增加，少数CMR研究显示RV质量和容积增加，即所谓的运动员心脏，这将在第6章讨论[68-71]。然而，非运动员的体力活动水平也被证实会影响RV的质量和容积。我们查询了MESA-RV队列研究对象的活动水平和强度，包括家务劳动、园艺、步行，以及体育运动和休闲活动[72]。经年龄、体型和性别校正后，发现较高水平的中度和剧烈体力活动与更大的RV质量和容积有关，尽管绝对值很低（从活动水平的最低到最高

的五分位数，RV质量增加1 g，RVEDV增加7%），但经LV大小校正后差异仍然显著。

肥胖

肥胖个体的RV质量和容积（CMR测定）较大，即使经相应的LV变量和人口统计学数据校正后。Chahal等证实，在无睡眠障碍症状的肥胖个体中，RV质量绝对值增加14%、经LV校正后的RV质量增加8%，RVSV增加16%，RVEDV增大，RVEF略降低[73,74]。经LV变量或身高校正后，RV质量和容积仍较大，表明这些指标的增加不能单纯归因于体型较大。

RV变量的标准方程

MESA-RV研究从441例健康、非肥胖、不吸烟的个体中计算出了RV质量、容积和RVEF的性别特异性参考方程，包括年龄、身高和体重校正公式[59]。虽然这些公式在临床应用前需要验证，但未来它们可能会作为定义RV形态和功能异常的参考值。包括MESA-RV在内的三项大型队列研究现已发表了年龄和性别特异性的CMR测量的右心室质量、体积和功能的参考范围[59,60,62]。

CMR在肺高血压患者诊断和治疗中的作用

■ 肺高血压的诊断

由于PH患者后负荷（PVR）增加，RV开始代偿（等长调节或适应性肥大），然后随着病情进展失代偿，出现不对称性肥大、扩大和心室-动脉失耦联（图5.5）。CMR在PH中的主要作用是测定PH对RV的影响，而不是明确PH的病因[74-76]（表5.1）。

但诊断先天性心脏病相关PH和左心室舒张功能不全（射血分数保留的心力衰竭）相关PH除外，通过CMR很容易测定左心房的大小，这可以告诉我们患者是肺动脉高压还是肺静脉高压[77]（图5.6）。

表5.1 对肺高血压有预后价值的心脏磁共振成像指标

RVEF%	< 35
每搏输出量指数（mL/m²）	< 25
心室质量指数	> 0.56
左心室舒张期末容积指数（mL/m²）	< 40
右心室舒张期末容积指数（mL/m²）	> 84
左心室收缩期末容积指数（mL/m²）	15 ± 9
右心室收缩期末容积指数（mL/m²）	47 ± 21

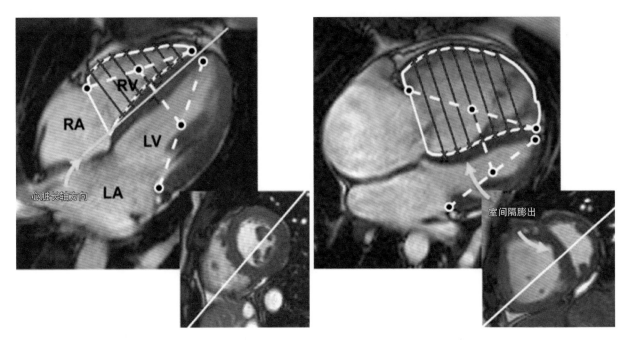

图5.5 健康受试者和严重PAH患者的心脏MRI。四腔心层面和短轴位显示肺高血压的异常情况。（Kind T. et al. *J Cardiovasc Magn Reson* 2010; 12: 35）

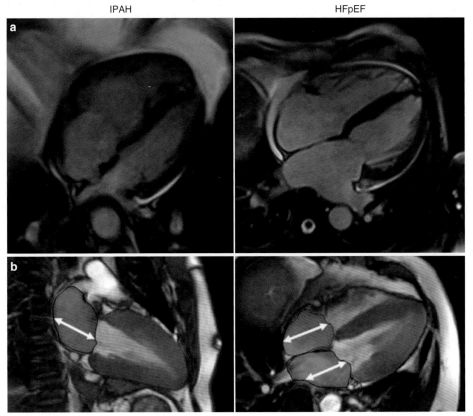

- 双平面面积–长度法
- 左心房容积=（0.848×面积4ch×面积2ch/［（长度4ch×长度2ch）/2］
- 再根据体表面积校正（左心房容积除以体表面积）

图5.6 鉴别肺静脉高压（HFpEF）和肺动脉高压。四腔心层面显示2例患者右心房和右心室增大，但HFpEF患者左心房也增大（图5.6a）；用双平面法测量左心房容积（图5.6b），如果左心房容积增大可以明确排除PAH。IPAH，特发性肺动脉高压；HFpEF，射血分数保留的心力衰竭；4ch，四腔心层面；2ch，两腔心层面。（Crawley et al. JACC Imaging 2013）

■肺高血压对心脏结构的影响：CMR测量
RV（和LV）质量、容积或损伤

随着原发性血管阻力的增加，RV质量也随之增加。目前还不清楚的是，这种质量的增加是好还是坏。当然，代偿性质量增加似乎是有益的（如先天性心脏病），但过多或不对称的质量增加是有害的。CMR可以通过测量VMI（RV质量除以LV质量）来最准确地估计质量[78]。VMI和PA压力紧密相关；对于PH患者，随着RV质量的增加，LV充盈压降低，导致LV质量减少。然而，在监测PH治疗反应时，RV质量的变化可能不是一个重要的指标[79]。

CMR可用于测量以下指标：ESV、舒张期末容积（end-diastolic volume, EDV）、SV和射血分数（ejection fraction, EF）[75, 80]。显然，我们可以在相同条件下同时测量RV和LV的所有这些指标。由于这些LV指标常常是RV功能的替代指标，所以它们同样重要，也更容易测量[81]。在RV功能测定中，最重要的指标可能是RVEF和RVSV（LVSV）。

SV减少、RVEF降低、RV容积增加及LVEDV减少，均提示预后不良[74]。RV整体收缩功能最好的评价方法是RVEF，但一些研究认为，心室-动脉耦联的容积测量（SV/ESV）比RVEF更重要[82, 83]（见下文）。

评价PH右心室损伤的最好方法是心肌延迟强化。钆是CMR中使用的一种对比剂，当心肌受损时，钆不能从受损的组织中清除，因此可以勾勒出受损组织的轮廓。有证据表明，PH中室间隔有延迟强化，特别是在RV到LV的插入部。心肌延迟强化被认为是由心脏纤维化引起的[84]（图5.7），与许多RV功能指

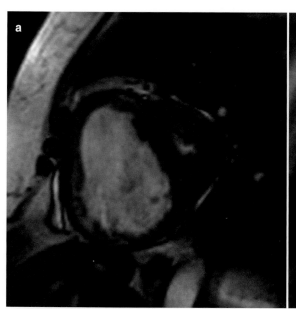 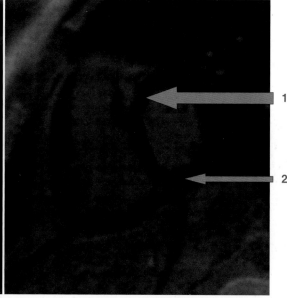

注射对比剂前短轴位图像
显示IVS膨出

注射对比剂后短轴位图像显示IVS (1)
［和RV插入部(2)］延迟强化

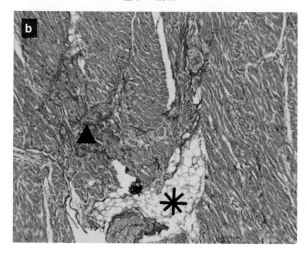

图5.7 肺高血压患者右心室心肌损伤成像。（a）室间隔和右心室插入部延迟强化。（b）动物模型中延迟强化区域的组织学分析显示该部位纤维化。IVS，室间隔。（McCann AJR 2007）

标相对应[85]。钆具有肾毒性，已经有研究在不注射对比剂的情况下获得相同成像的方法，这可以通过CMR的T1-mapping来实现。

肺高血压对心脏功能的影响：CMR测量

RV-PA耦联

反映RV收缩功能适应后负荷变化的金标准是收缩期末弹性（end-systolic elastance, E_{es}），它是由收缩期末压（end-systolic pressure, ESP）除以ESV，再经动脉弹性（arterial elastance, E_a）校正（SV/ESP）得出的。这种不依赖负荷的RV-PA耦联测量可以阐明RV收缩功能与后负荷的匹配情况。但这种方法不实用，需要瞬时测量RV压力和容积。实际应用时可以将压力简化为SV与ESV的比值（容积法）。

其数学公式如下。

RV-PA耦联是右心室E_{es}与E_a的比值，其中$E_{es} = $ESP/ESV，$E_a = $ESP/SV。

我们可以约去ESP，得到RV-PA耦联 = SV/ESV。

在一项由Brewis等对140例未接受治疗的患者的研究中[82]，RV-PA耦联［通过容积法（SV/ESV）测量的］甚至比RVEF更能预测结局，并且通过有创压力法进行RV-PA耦联测量没有更多优势[42]。

肺高血压患者整体与局部心脏功能比较

显然，如上所述，心室容积和容积变化可以很好地反映RV整体功能，而在我们研究PH心脏功能的变化时，心脏局部功能测量变得越来越重要，它可以通过MRI标记技术（如特征追踪）测量来实现。通过应变和应变率的分析，我们可以检查心室局部功能和形态异常，如纵向与周向的对比（图5.4）和心室间失同步。

心肌灌注

经静脉注射腺苷等药物后，通过CMR可以测定心肌灌注。有研究表明，PAH患者心肌灌注减少，且灌注与RV功能或PAP呈负相关。这项测量方法仍在研究中，目前我们不知道灌注减少是RV功能降低的原因还是结果。

肺高血压的治疗：通过CMR评价疗效

显然，肺高血压的治疗目的不单纯是降低压力或PVR，而是改善RV功能（图5.8）。van de Veerdonk认为RV功能与PVR之间不相关[86]。多年前，Euro-MR研

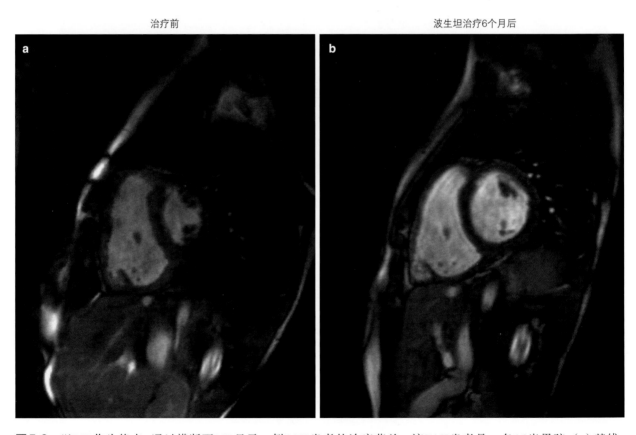

| 治疗前 | 波生坦治疗6个月后 |

图5.8　以MR作为终点，通过横断面MR显示一例PAH患者的治疗获益。该PAH患者是一名16岁男孩。（a）基线，（b）波生坦治疗6个月后。治疗后右心室看起来没有发生改变，但左心室明显改善，这是右心室功能恢复后左心室充盈压增加所致

究就提出使用CMR来评价肺高血压的治疗效果，这是迄今为止用CMR测量PAH治疗效果的最大规模的研究[81]。这项研究调查了来自格拉斯哥、罗马、阿姆斯特丹和格拉茨的患者。研究人员发现，CMR测量的指标（基线、PAH治疗后4个月和12个月）不仅在早期（即<4个月）有改善，而且在治疗后12个月时改善仍保持。这种改善最好通过RV容积和LV功能的提升（由于RV功能恢复导致充盈量增加）来衡量。有研究表明，要显著改善PH的临床状态，SV（CMR测量的）至少需要增加10 mL[87]。

上面提到的研究不是临床试验。在最近的一篇社论中，我们听到了来自阿姆斯特丹团队的呼声"为什么我们一直在等？"[88]，这一呼声是关于MRI在PH患者中的使用。他们的答案可能是正确的，那就是除非这种测量方法已经被用于临床试验，否则临床医师不会注意到该方法。目前，CMR测量的RV指标正被用于临床试验，并被用作REPLACE和REPAIR研究的主要终点[89, 90]。

小结

CMR非常适合RV指标的测定，因为三维容积采集可以更好地测量RV复杂的空间结构。与超声心动图相比，CMR在RV测量中显示出了极好的准确性和可重复性，优于超声心动图。为了建立健康参考值范围，将其与疾病状态进行比较，并在系列研究中校正混杂因素，这对了解正常变异是非常重要的。RV质量和容积的正常范围随年龄、性别、种族、体型、体力活动水平和肥胖而变化。解释CMR测量的RV指标时应考虑患者的人口统计学特征。

在PH中，CMR特别适用于观察RV（和LV）变量。这些指标可用于区分肺高血压的类型，如LV-PH与PAH，也可用于测定PH对RV（和LV）整体和局部结构和功能的影响，以及压力增加和形状改变对心肌的损伤。最后，CMR很可能有助于评估右心功能对肺高血压治疗的反应。我们希望这种影像模式将越来越多地被用在这一灾难性疾病新疗法的临床试验中。

运动对右心室结构和功能的影响
Right Ventricular Structure and Function During Exercise

André La Gerche *

引言

无论在健康还是疾病状态下,运动能力都受限于工作肌肉摄取和利用氧气的程度。除严重肺部疾病患者外,肌肉供氧最重要的影响因素是心输出量(cardiac output, CO)。习惯上,研究人员试图通过心率增加、左心室(left ventricle, LV)功能增强和体循环血管扩张来解释运动引起的心输出量增加(通常被称为"心力储备")[1, 2]。而经常被忽视的一个事实是,心输出量仅取决于你最差的心室。这一说法过分地简化了心室-动脉和心室-心室之间重要的相互作用,关键的是要认识到心脏整体功能是由2个串联的循环决定的。例如,如果体循环前(pre-systemic circulation)受限,左心室只能收到3 L/min的回心血量,那么它最多只能输出3 L/min。这强调了一个事实,即体循环前的功能障碍可以影响整体CO,而心功能的整体评估需要考虑整个循环。本章强调了右心室与其后负荷之间复杂的相互作用,以及它们之间的相互依赖关系,即任何肺血管压力的增加都会导致右心室做功增加。此外,我们讨论了在大多数情况下,右心室做功在运动中如何不成比例地增加;虽然休息时右心室对维持CO的作用很小,而在运动时对心力储备至关重要。

运动时右心室功能具有重要的临床意义。大多数患者在活动时而非休息时感到呼吸困难,然而大多数评估都是在休息状态下进行的。因此,静息指标可能是反映心功能不全较差的替代指标。"评估劳力性呼吸困难,你必须活动到气喘吁吁"这句话提醒我们,静息时心脏和循环的功能特征在运动时可能发生显著变化。图6.1说明了运动测试的重要性,两名患者在休息时没有症状,但在运动时出现严重的呼吸困难和先兆晕厥。静息时右心室功能只有轻微变化,但运动时出现明显障碍并导致左心室充盈受损,导致症状发作。

除了诊断意义外,研究右心室功能对预后也有重要的意义。多项研究表明,右心室功能指标是各种心脏疾病(如瓣膜病、心肌梗死和充血性心力衰竭等)预后的独立预测因素[3-7]。然而,更有趣的是,研究发现右心室储备可能是临床结局[8-15]和运动能力[16-18]更重要的决定因素,即使是在最健康的运动员中也是如此[19-21]。

本章节将回顾支持这一理论的生理学原理,即右心室和肺循环是决定健康和疾病状态下运动能力的关键因素。我们将讨论在运动及不同临床状态中(在这些情形中右心室功能可能不足以满足运动的代谢需求)评估右心室功能的现有和不断发展的技术。

* A. La Gerche: Clinical Research Domain, Baker Heart and Diabetes Institute, Melbourne, VIC, Australia; National Centre for Sports Cardiology, St Vincent's Hospital Melbourne, Fitzroy, VIC, Australia; Department of Cardiometabolic Health, University of Melbourne, Parkville, VIC, Australia . e-mail: andre.lagerche@baker.edu.au; Andre.LAGERCHE@svha.org.au

S. P. Gaine et al. (eds.), *The Right Heart*, https://doi.org/10.1007/978-3-030-78255-9_6

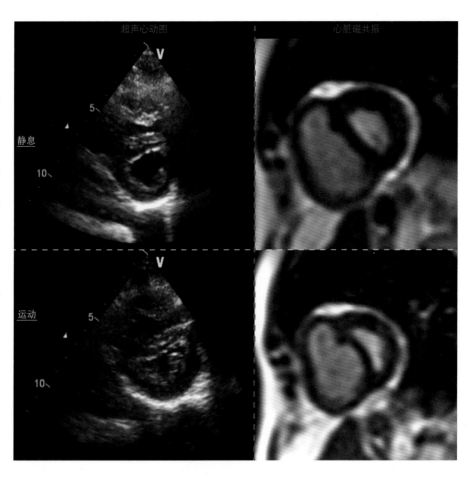

图6.1 两名患者的劳力性症状与运动诱发的右心室功能障碍有关。患者1采用运动超声心动图检测严重劳力性呼吸困难。静息状态下检查结果提示轻度肺高血压。对患有轻度慢性血栓栓塞性肺高血压的患者2进行运动CMR检查，该患者低强度运动后即出现先兆晕厥症状并终止检查。利用同样的方法，在心室舒张早期心室中段水平采集的短轴位图像表明，静息状态下仅有轻度右心室扩大和室间隔平直。但在运动期间，右心室更加扩大并且室间隔明显移位，这显著影响了左心室舒张早期充盈。由于右心室射血减少和左心室充盈减少，心输出量明显减少。因此，与静息状态相比，运动状态下的病理生理学可以更好地解释症状的严重性

最后，我们将讨论通过右心室和肺循环的靶向治疗来最大化改善运动能力的前景和局限性。

右心室和肺循环的生理学及其对运动的意义

为了解心室功能，我们必须考虑静脉前负荷（通过弹性回缩帮助心脏输出，Starling效应）和动脉负荷（射血时必须克服）。在静息状态下，健康右心室前负荷略低于左心室[22]，后负荷显著低于左心室[23]。事实上，在静息状态下，右心室工作需要对抗的后负荷非常小，通过静脉前负荷和心室间相互作用使右心室压力增加，可以维持接近正常的心输出量。这一点在动物研究中已经得到证实，在这些实验中，右心室被电隔离、由无收缩功能的补片替代或进行Fontan姑息手术（通过外科"旁路"直接将静脉循环连接到肺动脉），但静息时血流动力学接近正常[24-26]。虽然这种情况可能足以维持健康静息状态下的跨肺血流，但当后负荷增加或运动中肺动脉压力增加而迫使心脏做功增加时，这就不适用了[4, 27]。虽然Fontan循环经常被引用作为右心室对心输出量影响有限的证据，但必须记住，肺动脉前泵缺乏会导致运动时循环储备严重不足。

肺循环与体循环虽然有许多共同之处，但也有一些重要的区别。肺循环接收整个心输出的血液，但其压力仅约为体循环的五分之一，这个数字在哺乳动物中高度一致[28]。压力（P）、流量（F）和阻力（R）之间的关系可以简化为$F \propto P/R$，类似电路中的欧姆定律（Ohm's law），在血管中通常被称为简化的泊肃叶定律（Poiseuille's law）。因此，低压肺循环系统等同于低阻力系统。这种低阻力是许多独有特征的产物。首先，肺循环血管快速发出大量分支，总血管阻力可量化为各分支阻力的倒数之和（即$1/R_{总}=1/R_1+1/R_2+1/R_3\cdots$），平行分支数量越多，总阻力越小。此外，肺动脉和肺小动脉的管壁也比它们对应的体循环动脉要薄。这一特点具有非常重要的意义，因为管壁越薄的血管顺应性越好，可以使阻力和压力进一步降低。Windkessel血流模型对这一概念进行了总结[29, 30]。该模型预测顺应性与阻力成反比，因此顺应性血管随脉冲式血流"拉伸"而有助于减小阻力和减缓压力升高。因此，肺循环和体循环的不同之处在于，前者更快、更广泛地发出平行分支血管，并且顺应性更好，这

两个特点都有助于右心室后负荷保持较低状态。

　　肺循环和体循环的另一个不同之处是静脉压力对心室后负荷的影响。体循环小动脉压力高，意味着只有在体循环静脉压非常高的情况下才可能出现"反压效应（back-pressure effect）"。然而，在肺血管系统中，"反压效应"非常明显，左心房压力升高对肺动脉压力影响很大。已有研究表明，在无肺血管疾病的情况下，左心房压力可以解释大约80%的肺动脉压力变化[22, 31]，这可能在运动中尤为重要。心力衰竭通常可以分为两种截然不同的情况，一种是心脏功能正常，充盈压不高；另一种是心脏舒张异常和收缩功能障碍，运动时左心房压力升高[32]。在运动中，增加CO需要在更短的舒张期充盈时间内增加充盈量。这可以通过提升心室抽吸力、心房压力或两者共同来实现。Nonogi等证实，运动时心室舒张早期抽吸力增加[33]。他们证明，与静息时相比，运动时心室主动舒张［松弛时间常数 τ（tau）］增强，舒张早期和舒张中期心室压更低。然而，这些差异相对轻微，这种程度的"吸力"似乎不太可能产生如此大的心输出量（超过40 L/min[34, 35]），即训练有素的运动员在运动过程中产生的心输出量。更有可能的是，运动时需要增加心房压力来"推动"血液通过房室瓣。评估健康受试者运动时左心房压力的研究相对较少，现有的研究使用肺动脉球囊阻塞（"楔压"）导管间接测量左心房压力，这种方法在剧烈运动中有潜在局限性。尽管如此，现有的数据支持这一假设，即运动引起的CO增加依赖左心房压力的增加[36]。Reeves等测量了8名健康志愿者在高强度运动时的右心房和肺动脉阻塞压（pulmonary artery occlusion pressure, PAOP），发现这些指标与CO之间存在很强的相关性[22]。有趣的是，4名最大氧耗量（VO_2max）最高的受试者的PAOP在19～35 mmHg之间。最近，在一组运动能力要弱得多的受试者当中，Lewis等也观察到PAOP和心输出量之间的强相关性，并确定了两者间的关系，即 PAOP（mmHg）= 1.1 × CO（L/min）[14]。然而，如果将Lewis等推导出的公式外推至Reeves研究的运动员身上，得到的数据在数值范围上相当。Stickland等比较了低体能的年轻健康受试者与训练有素的运动员，观察到两个队列的PAOP增加幅度相似，但运动员的心输出量要高得多。Pandey等在一个大的、年龄范围广的健康受试者队列中进行了类似的观察[37]。他们观察到PAOP随运动增加，峰值压力在所有年龄段都相对

稳定。相反，运动时峰值心输出量随着年龄的增长而减少。因此，可以一致得出以下结果：① 左心房压力随运动升高，与CO增加成比例；② 随着体能降低、心力衰竭的发生和年龄增长，这一关系的斜率增加。

　　因此，我们不能在没有背景信息的情况下只关注心室充盈压。心力衰竭患者在爬一段楼梯时左心房压力可能会升高，而运动员在以创纪录的速度奔跑时才可能有相近左心房压力。在这两种情况下，受试者们均表现为呼吸急促、心室充盈压增加，CO接近最大值但不足以满足工作肌肉的代谢需求。不同之处在于心脏功能最大化时的做功水平和心输出量。"心力衰竭"是一个连续过程，在这一过程中我们人为地设定了临床界值，以区分正常心脏功能和功能衰竭。

　　运动诱导的左心室充盈压与进一步讨论的内容（运动时的肺循环和右心室功能）密切相关。增加的左心室充盈压被传递到"上游"，增加右心室后负荷。因此，在运动过程中，右心室增加的后负荷是左心室充盈压和血流增多引起的肺动脉压力的增加之和（图6.2）。

运动导致右心室压力、室壁应力和做功不成比例地增加

　　左心室和右心室在运动造成的动脉负荷和心室克服后负荷的能力（即维持心室动脉耦联）方面存在差异。如图6.3所示，在静息状态下，与低阻力和高顺应性的肺循环相比，左心室收缩需要克服体循环中等程度的阻力和顺应性。在运动期间，心输出量会增加许多倍（训练有素的运动员可达8倍[34, 35]），除非增加顺应性和降低阻力以起到充分的平衡作用，否则血管压力将会不出所料地增加。然而，肺血管系统在静息状态下的阻力很低，进一步降低的潜力有限[38, 39]。肺上叶血管的再开放，结合血流和神经激素引起的血管扩张可使肺血管阻力（pulmonary vascular resistance, PVR）降低20%～50%[38]。与体循环血管阻力可以显著降低相比，PVR的这种变化能力是有限的。体循环阻力可以显著降低的原因是体循环血液向低阻力血管床重新分配的能力更大。血管顺应性的减低效应也可能低于预期。在运动期间，血管系统因高速血流而扩张的顺应性（随着压力变化进一步扩张血管的能力）减低[7, 40, 41]。因此，血管压力增加，且这种压力增加在肺循环中大于在体循环中[42, 43]。

　　通过使用超声心动图估测[42-46]和直接侵入性测

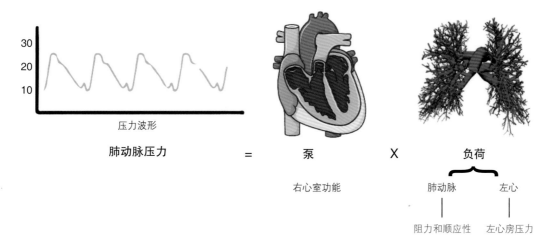

图6.2 肺动脉压力、右心室功能和血管负荷之间的关系。肺动脉压力由右心室泵产生压力的能力和泵血必须克服的负荷决定。右心室后负荷由肺血管因素（阻力、顺应性和阻抗）和左心房压力共同决定

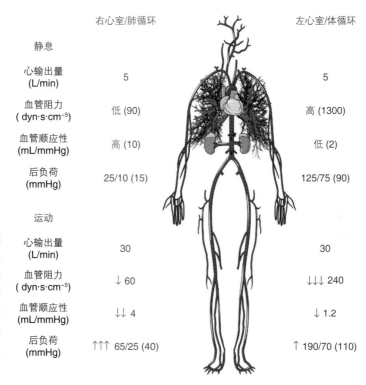

	右心室/肺循环	左心室/体循环
静息		
心输出量 (L/min)	5	5
血管阻力 (dyn·s·cm⁻⁵)	低 (90)	高 (1300)
血管顺应性 (mL/mmHg)	高 (10)	低 (2)
后负荷 (mmHg)	25/10 (15)	125/75 (90)
运动		
心输出量 (L/min)	30	30
血管阻力 (dyn·s·cm⁻⁵)	↓ 60	↓↓↓ 240
血管顺应性 (mL/mmHg)	↓↓ 4	↓ 1.2
后负荷 (mmHg)	↑↑↑ 65/25 (40)	↑ 190/70 (110)

图6.3 静息和运动时体循环前（pre-systemic）和体循环心室的负荷和功能比较。相对于左心室，静息时右心室是一个低压腔室，后负荷低。而在运动期间，由于肺循环扩张、充盈和再开放新血管区域的能力相对较弱，所以右心室压力不成比例地增加

量[14, 39, 47]，几项研究表明运动期间肺动脉压力显著增加。图6.4a总结了这些研究数据，在这些研究中，肺动脉平均压（mean pulmonary artery pressure, mPAP）和CO之间的线性回归关系显著一致，正常情况下心输出量每增加1 L，肺动脉平均压增加约1 mmHg，二者比值大于3 mmHg/L为异常。Lewis等[14]使用直接导管测量发现，CO每增加1 L，肺动脉平均压增加1.5 mmHg。而在研究对象年轻和体能较好的队列研究中，Argiento[45]等和La Gerche等[43]观察到mPAP/CO的斜率较小。不同研究之间观察到的mPAP/CO关系

不一致可能与其他混杂因素有关，如体位对肺血管床再开放的影响[38]、肺动脉压力估测（超声心动图和导管）和CO估测（热稀释法、超声多普勒和运动MRI）方法的差异等。尽管如此，这些结果仍有相当的一致性，即高强度运动期间肺动脉压力显著增加。例如，CO增加30 L/min相当于肺动脉平均压超过50 mmHg——比静息状态增加了3倍或更多。而且，无论运动状态如何，肺动脉压力和心输出量之间的关系都是相似的。然而，由于运动员的运动能力更强，所以他们能够产生更多的心输出量和更高的肺动脉压力[43]。这表明，与

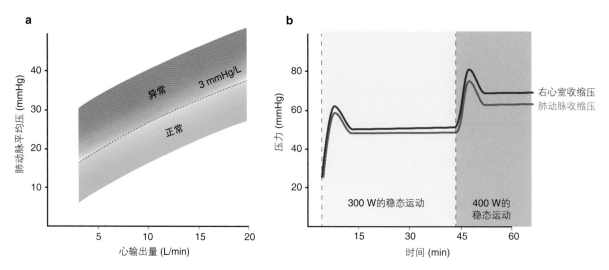

图6.4 运动时肺动脉压力增加和心输出量增加之间存在一致的近线性关系。几项研究数据使我们能够确定肺动脉平均压和心输出量之间的正常关系，大于 3 mmHg/L 表示运动期间肺动脉压异常增加（a）。稳态的运动开始会引起肺动脉压力增加，如果持续运动，肺动脉压力会有所降低（这里以两组稳态运动为例）。同样值得注意的是，由于运动时跨右心室流出道和肺动脉瓣的压力阶差逐渐增大，右心室和肺动脉收缩压之间的差距也越来越大（b）

左心室相关的平均动脉压增加很少超过50%相比，右心室相关的平均动脉压（后负荷）不成比例地大幅增加。还需要注意的是，在运动结束后，肺动脉压力会迅速恢复正常[48]。这点在临床评估中至关重要，因为运动后测量似乎越来越受到关注，在这种情况下，恢复率的差异是一个重要的混杂因素。

两个可能很重要的观察结果推动了我们对运动时右心压力变化的认识。首先，来自加拿大多伦多的研究人员对肺动脉压力与心输出量呈线性关系的观点提出了质疑。他们的研究表明，当运动强度和CO达到稳定状态时，机体通过一定程度的适应性调整使肺动脉压力下降。换句话说，肺动脉压力最初随着运动强度的增加而增加，但当工作负荷保持不变时，肺动脉压力会适当降低[49, 50]。在"真实世界"中的运动模式，人们很少进行强度持续增加的运动；当人们将许多斜坡模式（ramp design）的实验运动方案与"真实世界"进行对比时，这点就非常重要了。简而言之，在正常的锻炼活动中，肺动脉压力可能没有我们在实验室中测量的那么高。其次，在运动过程中，通过导管对右心室和肺动脉同时进行测量，两个独立的研究小组均已发现右心系统的心室-动脉压力阶差增加[51, 52]。静息时，右心室和肺动脉峰值收缩压相同，但运动时，右心室压力比肺动脉收缩压增加得更多[中等运动强度时分别为（54 ± 10）mmHg 和（37 ± 9）mmHg]，这表明运动时跨右心室流出道或跨肺动脉瓣出现了压力阶差。这可能解释了为什么运

动时超声心动图测量的右心室收缩压（使用三尖瓣反流信号估测）往往会略高于有创测量的肺动脉收缩压[53]，图 6.4b 说明了这两个结果。

因此，这很明显，即运动时左心房压力增加，导致肺动脉压力和右心室压力增加。运动时，这种"反压效应"对右心室施加了相对更大的负荷。

我们试图结合静息和运动时的磁共振和超声心动图成像来评估这种看似不成比例的心室负荷，以量化右心室收缩期室壁应力，并与左心室进行比较[42]。根据 LaPlace 关系，运动时右心室压力和容积的增加幅度都大于左心室，而室壁厚度的增加相对小于左心室。这导致运动时右心室室壁应力约增加了125%，相比之下，左心室室壁应力仅增加了14%[42]。因此，可以认为运动时右心室的应力、做功和代谢需求相对于左心室更大（图6.5）。

后负荷增加对右心室收缩储备来说似乎是一个明显的负担，因此，研究者们提出这样一种可能，即剧烈运动时右心室或肺血管单元可以限制心输出量，就像在某些疾病状态下一样[16, 17]。静息状态下，右心室的质量和收缩力是左心室的三分之一到五分之一，这与各自的压力需求相匹配[54, 55]。右心室心肌质量较小，提示其收缩储备少，适应负荷显著变化的能力更差。这一观点得到了很多研究的支持，这些研究表明后负荷增加可以导致右心室每搏输出量显著减少，但左心室每搏输出量仅略有减少[56, 57]。静息状态下，随着后负荷增加，左、右心室每搏输出量相对减少，

图6.5 运动时右心压力与做功负荷不成比例。相对于静息状态，运动时左心室压力和做功增加。由于二尖瓣关闭（运动期间，期时长在心动周期中占有的比例越来越大）时与血流有关的压力增加，左心房压力的相对增加更为显著。左心房压力增加可使肺动脉压力增加，以及右心室压力和做功大幅增加。运动时右心室做功增加高于左心室。RA，右心房；RV，右心室；LA，左心房；LV，左心室

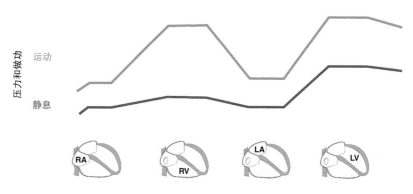

MacNee等对其进行了量化。右心室每搏输出量减少约30%，而左心室每搏输出量减少约10%，这表明右心室用来适应后负荷增加的收缩储备较少。考虑到右心室储备潜在的制约性和相对于左心室右心室后负荷的显著增加，人们可能会提出这样的假设，即右心室可以在高强度运动时限制CO。这一假说以前就被提出过[58-60]，但在过去的30年里并没有被积极研究，可能是由于运动时右心室成像技术的局限性。

评估运动期间右心室功能

评价右心室可能是限制运动时CO水平的重要因素这一假说时，面临的主要困难之一是如何在运动时评估右心室。右心室几何形状复杂，各部分功能相对不一致，且位于胸骨后，因此使超声心动图声窗受限。尤其是在运动期间，也许最重要的是运动负荷强度对右心室的显著影响，因此，对于功能评价来说，重要的是要么不依赖负荷，要么包含负荷评估。

最初尝试利用放射性核素心室造影测定右心室对运动的反应。Morrison等使用放射性标记的红细胞，并在强度递增的4个运动阶段获得了超过2分钟的稳态（steady-state）数据[61]。在9名健康志愿者中，他们观察到右心室射血分数（EF%）进行性增加，RVEF%与PVR之间呈负相关，从而得出结论，即后负荷对RVEF有显著影响。Hirata等在房间隔缺损或风湿性二尖瓣狭窄导致的不同肺血管阻力的受试者中，采用放射性核素测定RVEF，进一步推进了这一假说。他们也报道了运动时RVEF%的变化与PVR之间呈强负相关[62]。放射性核素心室造影技术依赖于计数法，而不是几何形状，非常适合于右心室功能的研究。然而，心房和左心室重复计数、缺乏右心室形态细节及门控采集需要延长稳态都是这项技术的局限性。此外，辐射暴露剂量很高，特别是需要重复测量时。

超声心动图是一种方便、安全、适应性强的成像技术，但考虑到右心室几何形状不规则和位于胸骨后，其成像存在一些独有的挑战。尽管如此，许多研究者仍试图评估运动时的右心室功能。考虑到右心室显著的负荷依赖性，研究者们试图使用相对的非负荷依赖性指标来评估右心室的收缩性。利用右心室应变率测量心肌变形的速度，并在高强度运动中通过矢量成像、2D追踪和组织多普勒技术对这种测量进行了量化[20, 21, 63]。然而，这些仍然是高度专业化的测量，变异性高，非常依赖数据集的质量和时间分辨率。也许更吸引人的观点是将功能和负荷测量结合起来，这种方式类似于压力-容积分析的概念。该测量方式可以通过二维超声心动图测量来实现，假设面积-容积关系近似于金标准的压力-容积测量。事实上，Claessen等证明这似乎是一个合理的假设，即一种完全无创的方式估测右心室面积和通过三尖瓣反流速度估算肺动脉压力是可行的，并且与使用有创导管测量压力联合运动磁共振成像（exercise-magnetic resonance imaging, ex-CMR）测量实时运动右心室容积这种金标准测量的准确性相当[53]。这些压力-容积杂交技术已被用于各种重要的临床问题（见下文）。

心脏磁共振成像（cardiac magnetic resonance imaging, CMR）非常适合评估运动时的右心室。与超声心动图不同，在高强度运动中，无论受试者体型如何，CMR都可以准确量化右心室容积[34, 64]。技术的进步使实时CMR采集成为可能，实时CMR不需要心电门控，可以通过后处理消除呼吸运动带来的影响，使得双心室容积定量优于有创测量[34]。虽然使用并行处理和改进的回顾性呼吸运动门控可有助于提高图像质量、自动容积定量和缩短处理时间，但时间分辨率仍然是一个限制（最大运动心率时每个心动周期大约采集7～8帧）[65]。

尽管随着技术的进步，运动CMR应用越来越广泛，但目前其主要应用在科学研究方面。虽然这项技术可以极好地解释心脏力学和量化心脏储备受损，但还需要开发更简单的检测方法来识别那些由于右心室功能障碍或肺血管负荷病理性增加而导致右心室功能储备减少的患者。为此，一些间接的测量方法展现出了应用前景。Lewis等成功地证明了心肺测试中的二氧化碳通气当量（VE/VCO$_2$）与肺血管阻力具有很好相关性，其中肺血管阻力通过结合有创性压力估测和放射性核素心室造影进行测定[66]。他们进一步发现，肺血管扩张剂治疗后VE/VCO$_2$降低，但安慰剂治疗的患者没有降低，这表明这种无创性测量也许可以反映运动时右心室−肺血管耦联。

正常右心室对运动引起的肺血管负荷增加的反应

正如在"运动导致右心室压力、室壁应力和做功不成比例地增加"一节中所讨论的，运动时右心室后负荷显著增加，使右心室室壁应力和做功增加。因此，出现的问题是，右心室能否增加做功以克服高强度运动时的负荷增加。在短时间运动的健康受试者中，答案似乎是肯定的。一些研究表明，运动时，随着肺动脉压力的增加，右心室面积逐渐缩小（使用超声心动图测量），右心室收缩期末容积随着运动强度的增加而减小（使用CMR测量）[20, 21, 34, 67, 68]（图6.6）。考虑到心输出量和运动强度之间存在近似线性关系，

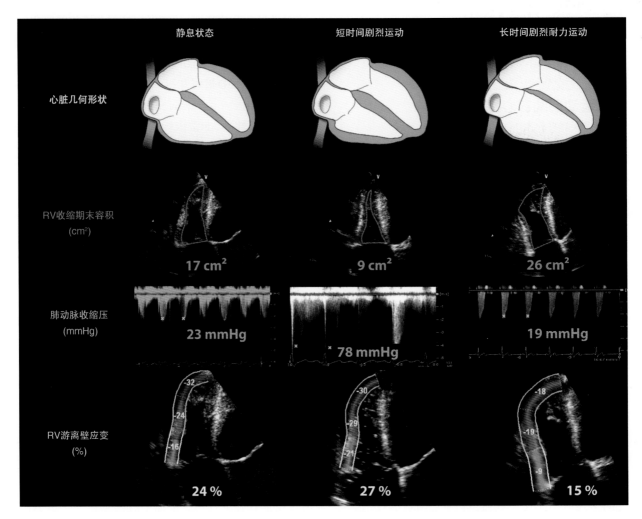

图6.6　右心室在不同时长运动中结构和功能的变化。以一名专业三项全能运动员为例，显示了静息时（左）、短时间高强度运动时（中）和超耐力三项全能运动后即刻（右）右心室功能的典型变化。静息时，右心室适度扩大，肺动脉压力和右心室应变正常。在运动期间，心输出量大幅度增加导致肺动脉压力成比例增加。右心室功能可以满足收缩增强的需求，表现为收缩期面积减小和应变小幅增加（应变率增加幅度较大，此处未展示）。长时间运动后，右心室大量做功的需求导致右心室疲劳或损伤，表现为右心室扩大和收缩功能障碍，其证据是右心室收缩期面积增加和应变减小

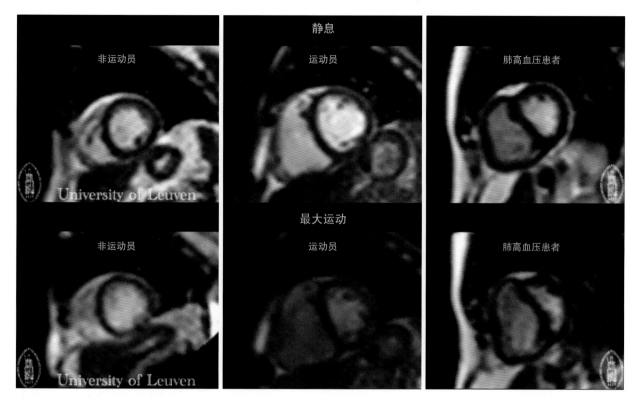

图6.7　运动心脏磁共振成像加深了我们对运动期间右心室功能病理生理学变化的理解。比较了健康非运动员、运动员和PH患者在静息状态下获得的舒张早期心室中间段的短轴CMR图像。与非运动员相比，运动员的右心室与左心室的比值增加，心室间的相互作用更明显（室间隔右向左移位），患者更是如此。然而，这些变化在运动时更加明显。运动员右心室稍微扩大，可以看到室间隔移位。在PH患者中，这些变化更明显

这一发现也许并不令人惊讶，这表明尽管血管负荷增加，心室射血仍会增加。运动员的心脏代表了生理学上的极端情况，运动时右心室容积发生显著变化，同时其也会受到呼吸的影响，如运动时呼吸泵引起右心室容积增加。右心室容积增加与右心室压力增加一起导致室间隔平直[69]。图6.7显示了一名运动员和一名PH患者在运动时心脏的一些相似之处。

然而，最近的多项研究观察到，长时间高强度运动后右心室功能下降，这表明尽管在短时间运动中右心室可以保持功能以克服不成比例增加的血管负荷，但是超过某一节点后右心室会疲劳。鉴于右心室负荷、室壁应力和做功增加幅度比左心室相对更高，右心室先于左心室疲劳也就不足为奇了。对相对业余的马拉松运动员[70-72]，以及训练有素的超耐力运动员[73]和三项全能运动员[74, 75]的研究一致表明，运动后即刻右心室功能显著下降，而左心室功能保留。

图6.6总结了健康人或健康运动员在运动期间右心室功能的变化。在短时间的高强度运动中，右心室压力和收缩功能增加，但是这种高强度运动时间延长

时，对持续增加的负荷，右心室会疲劳。这种疲劳的确切机制尚不清楚——底物缺乏、β受体脱敏、炎症或神经激素失调都是可能的因素[76]。

临床背景对于运动时评估右心室功能可能是重要的

■ 运动员

运动期间右心室评估对运动员很重要，原因有两个：① 静息时的测量指标很难用于解释运动期间的右心室功能变化；② 运动员长期右心室负荷过重，存在发生不良重构和心律失常的风险。已有研究充分表明，运动员静息时的右心室功能指标常常降低[77, 78]，而且静息时的右心室功能指标不能充分区分疾病和病理状态[21, 68]。经超声心动图评估的右心室面积-压力关系表明，尽管运动员的静息功能指标低，但其收缩力仍适当增强[20, 21]，这一发现已被有创导管检查和ex-CMR杂交方法反复验证[68]。更重要的是，研究显示患有复杂室性心律失常的运动员右心室收缩储备

受损[21, 68]。这表明，出现室性心律失常的运动员可能存在轻微右心室损伤（遗传性或获得性），这可能只有通过新的成像技术和运动才能发现[79]。

■ 慢性肺部疾病

在肺血管病患者中，运动CMR已经提供了一些关于右心室制约心脏功能的重要信息。Holverda等观察到，健康对照受试者右心室收缩期末容积随着运动而减少，而PH患者和慢性阻塞性气道疾病患者保持不变，甚或增加[16, 17]。因此，右心室每搏输出量增加不足会限制整体心脏功能，使工作肌肉氧供不足，导致过早无氧代谢、呼吸困难和疲乏。Rozenbaum等最近使用运动超声心动图证实了这些发现，他们指出右心室收缩储备减少导致室间隔平直，从而导致左心室早期充盈受损[80]。因此，形成了恶性循环，即舒张期充盈受损进一步增加右心室负荷和功能障碍。在间质性肺疾病中也观察到了类似的结果[81]。

■ 肺血管疾病

Vonk Noordegraaf研究团队在右心室和肺循环疾病患者中首次阐明了运动时右心室衰竭会如何加重[16, 17]。Grunig等证实，右心室收缩储备（通过肺动脉压力的增加来间接反映）是决定肺动脉高压患者预后的关键因素，提示右心室不能满足运动中增加的后负荷是适应不良的关键因素[10]。这个概念已经被用于较轻的肺血管疾病。Claeys等比较了健康受试者，慢性血栓栓塞性疾病（chronic thromboembolic disease, CTED）患者（定义为持续性灌注缺损但无静息肺高血压），以及慢性血栓栓塞性肺高血压患者的右心室收缩储备。尽管健康受试者和CTED患者在静息状态下的右心室功能相似，但在运动时，CTED患者的右心室收缩储备减少，其表型介于健康和肺高压之间[67]。Claessen等发现，肺高血压遗传易感（BMPR2基因突变）患者运动时肺动脉压力和心输出量之间的关系轻微异常，但右心室收缩储备保留[82]。最后，慢性血栓栓塞性肺高血压患者在肺动脉内膜切除术前和术后使用肺血管扩张药物治疗后，右心室收缩储备增加[83, 84]。这些指标不仅为理解患者症状的病理生理学提供了新的见解，而且可以用于评估针对这些疾病的新疗法的短期疗效。

■ 心力衰竭

为了给予患者最好的个体化治疗和改善预后，需要更好地了解心力衰竭患者的特征。Plehn等发现，健康对照组运动时右心室收缩期末容积减少，而肥厚型和扩张型心肌病患者则没有，且这种收缩功能的降低似乎无法用肺动脉压的轻度升高解释[85]。Guazzi等证实了射血分数减低的心力衰竭患者右心室收缩储备减少与通气效率低下之间的关系，从而提出了这种可能，即除了传统的心力衰竭治疗外，一些患者可能从特定的肺血管扩张药物治疗中获益，尽管这一假设尚未在临床试验中得到验证[86, 87]。可能更重要的是对射血分数保留的心力衰竭（HFpEF）患者，他们几乎没有被证实有效的治疗方法。Gorter等对健康受试者和两组HFpEF患者（除了运动时LV充盈压升高以外，伴或不伴有肺血管疾病的患者）进行了详细比较，发现右心室功能不能随运动而增强是整体心血管功能的一种重要制约[88]。Huang等使用吸入前列环素治疗改善了运动时的右心室和整体心肌功能，并且他们提出了这个观点，即肺血管扩张药物可能有助于降低HFpEF患者运动时的右心室后负荷，同时增强右心室功能[89]。虽然这些结果是令人乐观的，但大部分临床试验没有证实肺血管扩张药物治疗的获益[90, 91]。

■ 心脏瓣膜病

运动时肺动脉压力升高是公认的瓣膜性心脏病预后不良的表现。在运动中，右心室功能无法增强以满足后负荷增加的需求，这已被证明是一个特别重要的反映外科术后结局的预后指标[8, 92]。

■ 先天性心脏病

在先天性矫正型大动脉转位（transposition of the great artery, TGA）中，右心室承受体循环后负荷，并随时间发展为失代偿，我们可以从这一特殊患者群体中推测出一些值得思考的右心室功能表现。Van der Bom等证明，右心室舒张期末容积与运动血压峰值的组合是心力衰竭恶化等临床事件的最强决定因素[11]。Helsen等进一步剖析了这种生理学机制，证明先天性矫正型大动脉转位和外科手术矫正的大动脉转位患者的收缩储备（右心室收缩期末压力-容积关系）均受损，并伴有心脏变时储备减少，进而限制了心输出量和运动能力[93]。

肺血管扩张剂与运动耐量

前几节详细介绍了肺循环疾病早期或右心室和肺循环正常的人长时间运动之后，运动期间右心室负荷不成比例地增加和右心室衰竭倾向。有人推断体循环前(pre-systemic circulation)的因素可能会制约运动期间的心脏功能,这提示肺血管扩张药物可能通过减轻右心室负荷不成比例的增加来改善运动能力。肺血管扩张药物已被证实能有效改善肺动脉高压患者的运动耐量[40, 94],因为它们能够减轻运动时右心室负荷的病理性增加,从而改善右心室功能。但是,更进一步来说,我们或许更期待这些药物能够改善肺循环正常的人的运动能力。

Ghofrani等进行了一项随机双盲安慰剂对照试验,评估了西地那非在常压低氧(10%)和高海拔(珠穆朗玛峰大本营,海拔5245米)条件下对14名健康受试者运动血流动力学的影响。结果表明,与安慰剂相比,西地那非在低氧和高海拔环境下均可降低肺动脉压,增加运动耐量和心输出量[95]。进一步研究表明,PDE5抑制剂和内皮素受体拮抗剂均可以改善低氧条件下血流动力学和运动能力,但在常氧条件下无作用[96-98]。肺血管扩张药物在海平面条件下对健康受试者作用有限的原因有很多。一种比较可能的假说是,在运动过程中,肺循环被最大限度地扩张,几乎没有进一步降低肺血管阻力的能力。这也许可以解释为什么肺血管扩张药物在海平面条件下似乎不能提高运动能力,而基础肺血管张力增加[随着缺氧和(或)高海拔]为肺血管扩张药物提供了降低阻力、帮助右心室射血和改善运动参数的机会。

小结

右心室似乎是运动时心脏潜在的"致命弱点(achilles' heel)"。在运动过程中,右心室负荷不成比例地增加,而且与左心室相比,当运动时间延长时,右心室功能障碍出现得更早而且更明显。单独比较循环系统各部分的功能让我们忽略了复杂的相互作用,而全面理解运动生理更需要将心脏作为一个整体来进行研究。右心室和肺循环的重要性不应被忽视。它们可能是制约运动能力的重要因素,甚至可能是某些情况下的"薄弱环节"。幸运的是,我们现在已经有了能够量化运动期间右心室功能的方法,并在多种临床情况中被证实有用。

右心超声心动图

Echocardiography of the Right Heart

Bouchra Lamia and Timothee Lambert *

引言

肺循环和右心超声心动图检查对于肺高血压（pulmonary hypertension, PH）的筛查、鉴别诊断和随访是必不可少的[1-3]。然而使用经胸超声心动图（transthoracic echocardiography, TTE）筛查PH不能仅限于肺血管压力或阻力的测量，因为超声多普勒技术可能不够准确[4-6]。增加右心室（right ventricle, RV）结构和功能的不同参数，可以提高PH的诊断概率。随着临床概率中贝叶斯积分测量的应用，目前这一状况有所改善[7]，并且认识到即使由受过充分培训的检查者和最新的设备进行测量，仍存在准确性尚可但精确性不足的问题[8]。近来，超声心动图被用于测定静息和运动时的肺循环，有助于更好地了解肺循环的功能并确定正常范围[9]。具有诊断和预后价值的反映右心室收缩和舒张功能的超声指标正在不断出现[10, 11]。便携式设备的出现正在改善PH和右心室衰竭的床旁诊断和随访。

PH是目前导致右心室衰竭最常见的原因，本章重点介绍目前超声心动图检查在PH患者右心评估中的价值。技术问题已在最近的指南中被广泛论述[10, 12]。

肺动脉压力和心输出量测定

PH是右心室衰竭最常见的原因。因此，在有右心室衰竭症状和体征的患者中，评估肺循环是必要的。PH被定义为肺动脉平均压（mean pulmonary artery pressure, mPAP）＞20 mmHg[1-3]。

任何引起肺血流［即心输出量（cardial output, CO）］阻力（pulmonary vascular resistance, PVR）增加的肺血管疾病，都可以导致mPAP增高，左心房压力（left atrial pressure, LAP）增高也可以导致mPAP增高：

$$PVR = (mPAP - LAP)/CO$$
$$mPAP = PVR \times CO + LAP$$

因此，PH的诊断和严重程度评估需测量3项指标：PAP、CO和LAP。

利用简化的伯努利方程，根据连续多普勒测得的三尖瓣反流峰值速度（velocity of tricuspid regurgitation, TRV；单位为m/s），计算跨三尖瓣压力

* B. Lamia: Pulmonary Department, Groupe Hospitalier du Havre, Montivilliers, France; Rouen University Hospital, Normandie University, UNIROUEN, EA3830-GRHV, Rouen, France; Institute for Research and Innovation in Biomedicine (IRIB), Rouen, France. e-mail: bouchra.lamia@chu-rouen.fr

T. Lambert: Department of Pulmonology, Alpes Leman Hospital, Contamine sur Arve, France. e-mail: tlambert@ch-alpes-leman.fr

S. P. Gaine et al. (eds.), *The Right Heart*, https://doi.org/10.1007/978-3-030-78255-9_7

阶差(单位mmHg),再加上估算的右心房压(right atrial pressure, RAP),可以计算出肺动脉收缩压(pulmonary artery systolic pressure, PASP)[13]。

PASP计算公式如下。

$$PASP(mmHg) = 4 \times TRV^2 + RAP$$

这种测量基于PASP和右心室峰值收缩压相等,而且符合伯努利方程使用条件的假设[14]。RAP可以通过临床评估,或最好是根据下腔静脉直径及其吸气塌陷率来估算[15](图7.1)。

mPAP可以根据PASP计算得出[16]。

$$mPAP(mmHg) = 0.6 \times PASP + 2$$

根据TRV估测PAP存在局限性,高质量的反流信号有时候不易还原,特别是存在胸廓过度膨胀和(或)PAP正常或仅轻度升高的情况下[17]。然而,单独使用TRV测量发现,肺动脉高压(pulmonary arterial hypertension, PAH)患者家庭成员肺血管反应性增高的发生率高于正常,且与已知突变无关[18]。使用TRV评估的运动诱发的PH与主动脉瓣或二尖瓣疾病患者的预后相关[19, 20]。

由于PAP是一个流量依赖性变量,因此将其与CO测量相结合非常重要。CO可根据左心室流出道(left ventricular outflow tract, LVOT)的直径及血流速度时间积分(velocity time integral, VTI)乘心率(heart rate, HR)计算得来[21]。

$$CO = [0.785 \times (LVOT直径)^2 \times VTI_{LVOT}] \times HR$$

也可以在右心室流出道(right ventricular outflow tract, RVOT)采样记录肺血流速度[22]。

$$PVR = 0.161\,8 \times 10 \times VTI_{RVOT}/TRV$$

直接计算PVR还需要知道LAP, LAP可通过跨二尖瓣多普勒及组织多普勒测量的E和e'的比值计算得来[23]。

$$LAP = (1.24 \times E/e') + 1$$

近期研究表明,超声心动图根据mPAP、LAP和CO测量计算的PVR比根据VTI_{RVOT}与TRV的比值计算的更准确[24]。

简化的伯努利方程也被用于通过肺动脉瓣反流速度计算肺动脉平均压及舒张压[10]。

另一个可能更有用的估测mPAP的独立方法是基于脉冲多普勒测量肺动脉(pulmonary artery, PA)血流加速时间(acceleration time, AT)(在RVOT采样)[25]。

$$mPAP = 79 - (0.6 \times AT)$$

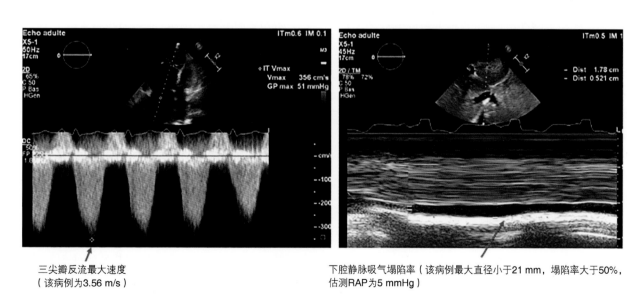

三尖瓣反流最大速度
(该病例为3.56 m/s)

下腔静脉吸气塌陷率(该病例最大直径小于21 mm,塌陷率大于50%,估测RAP为5 mmHg)

该病例sPAP为56 mmHg

图7.1 心尖四腔心切面和连续多普勒分析,三尖瓣反流峰值速度测量;M超声,肋下切面,下腔静脉吸气和呼气直径测量。RAP,右心房压;sPAP,肺动脉收缩压

与利用TRV估测mPAP相比，对根据AT计算的mPAP进行有创测定验证的资料较少。当AT超过100 ms时（正常值下限），准确估测mPAP的可靠性较低，心率较快时的测量结果可能需要根据射血时间校正[14]。然而有数据表明，对于早期或隐匿性肺血管病变，AT可能比TRV更敏感[26]。这可能是由于它对肺血管阻抗变化比对PVR更敏感[14, 17]。根据肺动脉血流形态评估PAP的优点是可以100%还原高质量信号[17]，而不依赖于PAP水平。除了AT外，PH患者收缩中期或晚期肺动脉血流速度明显减低，前向血流频谱出现切迹，因此该指标也值得关注[17]。研究发现，在慢性血栓栓塞性肺高血压（chronic thromboembolic pulmonary hypertension, CTEPH）中，近端阻塞的患者切迹出现时间缩短[27]。切迹是波的反射造成的[28]。前向波反射波的出现可能是由肺动脉近端阻塞（如CTEPH）引起的，或者由PAP增高引起严重肺动脉硬化时血流速度增加（如晚期PAH）造成的[28]。收缩中期切迹出现高度提示PVR＞5 WU（Wood Unit），并与右心室功能障碍相关[29]。AT＜90 ms已被证明对PVR≥3 WU有很强的预测价值[30]。

肺循环超声心动图测量的准确性

既往多普勒超声测量肺血管压力和血流的验证性研究很大程度上依赖于相关性计算[4-6, 13, 21-25]。这是一种误导，因为相关系数在很大程度上反映了被测量对象的变异性。如果一个测量值总是两倍于另一个测量值，则它们高度相关，但并不一致。Bland和Altman通过设计差值与平均值的对比图解决了这个问题。这一分析已经成为比较测量方法的金标准[31]。这一标准包含两个关键信息：① 偏差，或者平均值之间的差异，以及它在测量范围内是否恒定；② 一致性的界限，或可能的误差范围。偏差决定准确度，而一致性决定精确度。

之前的两项研究认为，与导管相比较，超声心动图评估PH的准确度不足[4, 5]，研究发现，Bland-Altman图几乎不存在偏倚，因此实际上准确度是好的，但一致性界限范围很宽，表明精确度不足。最近，D'Alto等比较了151例PH患者在1小时内分别使用超声心动图和右心导管测得的PAP、LAP和CO[8]。结果显示均值大致相同，几乎没有偏差，证实了超声心动图测量相对于有创测量的准确度。然而，一致性界限范围

似乎很宽，表明可能不够精准。因此，参照单个数值指导指南中的相关决策的话可能存在问题[1, 2]。

当两种测量方法中的一种是公认的参考或"金标准"时，一致性统计就简单了。目前的共识是，右心导管检查是评价肺循环的金标准[1, 2]。

总之，超声心动图能准确测量静息状态下的肺循环，因此适合人群研究。对于基于单个数值的个体化决策来说，精准度不足可能是个问题，例如以mPAP＞20 mmHg诊断PH或以PAWP＞15 mmHg诊断左心衰竭[1-3]。这可能还需要考虑到临床实际情况，并进行重复测量和内部质控。

右心室收缩功能与右心室–肺动脉耦联

评价心室整体收缩能力的金标准是最大弹性（maximal elastance, E_{max}），或者是心动周期中心室压力与容积比值的最大值[32-34]。左心室（left ventricle, LV）的E_{max}出现在收缩期末，因此等于收缩期末压（end-systolic pressure, ESP）与收缩期末容积（end-systolic volume, ESV）的比值。LV收缩期末弹性（end-systolic elastance, E_{es}）在方形压力–容积环的左上角测得[35]。由于肺血管阻抗较低，正常的右心室压力–容积环呈三角形，且E_{max}出现在射血期末或收缩期末之前[36]。然而，一个合适的右心室E_{max}是在减少静脉回流的情况下，通过形成一组压力–容积环得到的[36]。床旁右心室容积瞬时测量很困难，改变静脉回流也很困难。因此，开发了单次心跳法（single-beat method），最初是用于LV[37]，后来用于右心室[38]。单次心跳法依赖于根据右心室压力曲线早期和晚期部分的非线性外推得出的最大压力（maximum pressure, P_{max}）、肺血流积分和信号同步性。E_{max}是由P_{max}到压力–容积曲线的切线斜率估测的（图7.2）。

值得注意的是，这种图形分析使用的是容积的相对变化，而没有假设绝对容积。这是可以接受的，因为E_{max}本质上与前负荷或舒张期末容积（end-diastolic volume, EDV）无关[34]。由于收缩性是根据后负荷进行等长调节的[32-34]，因此最好使用E_{max}与肺动脉弹性（arterial elastance, E_a）的比值来对其进行评估，E_{max}/E_a还定义了右心室–肺动脉耦联。E_{max}/E_a等于1是最佳机械耦联。当E_{max}/E_a为1.5～2时，右心室到肺循环的能量转运最佳。无临床心力衰竭症状的PAH患者也许可以出现E_{max}增加数倍以适应

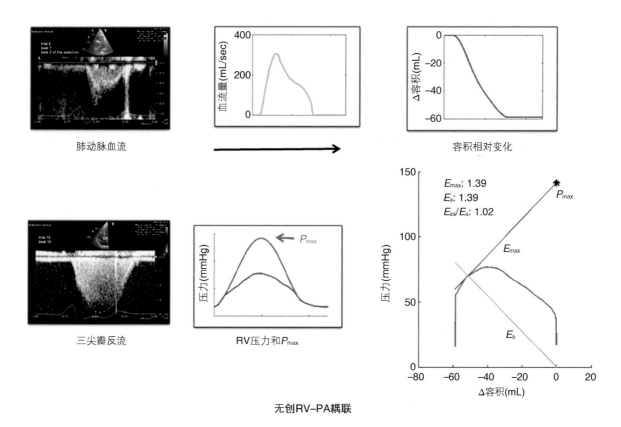

肺动脉血流

容积相对变化

三尖瓣反流

RV压力和P_{max}

无创RV–PA耦联

图7.2 单次心跳法应用于超声心动图测量PH患者肺血流量和三尖瓣反流（tricuspid regurgitation, TR），用以计算右心室E_{es}和E_a。右心室压力曲线由TR频谱波的包络线合成。右心室容积相对变化由肺动脉血流积分导出。RV，右心室；PA，肺动脉

E_a增加，从而使右心室–肺动脉耦联相对保留或仅略有降低[39, 40]。

目前，人们对E_{es}的替代指标三尖瓣环收缩期位移（tricuspid annular plane excursion, TAPSE）与E_a的替代指标肺动脉收缩压（pulmonary artery systolic pressure, sPAP）比值评估RV–PA耦联产生兴趣。这两项指标在2D多普勒超声中都很容易测得。TAPSE/sPAP的值相较于有创测量E_{es}/E_a的值的准确性已经被验证[41, 42]，并显示在心力衰竭[41, 43]、PAH[44]、慢性肺部疾病导致的PH[45]，甚至在新冠肺炎诱发的急性呼吸窘迫综合征（acute respiratory distress syndrome, ARDS）患者中具有预后意义[46]。

右心室收缩功能的超声心动图指标

在超声心动图上，右心室收缩功能常通过以下指标估测，即四腔心切面下测量的面积变化分数（fractional area change, FAC）、TAPSE、组织多普勒成像（tissue Doppler imaging, TDI）测定的三尖瓣环收缩速度（S'）和等容收缩期最大速度（isovolumic contraction maximum velocity, IVV）、右心室心肌做功指数［定义为（等容收缩时间＋等容舒张时间）/射血时间的值］，应变或应变率，或者每搏输出量（stroke volume, SV）[9]，SV是以根据主动脉血流量测得的CO除以HR计算而得。

右心室FAC是根据心尖四腔心切面下右心室收缩期末及舒张期末平面面积测定的。右心室FAC不需要几何假设，与右心室射血分数（right ventricular ejection fraction, RVEF）相关，但是右心室腔无法完全显示和心内膜分辨率不佳是结果在观察者之间和观察者自身变异性大的原因[9]。最近的一项研究表明，右心室FAC与特发性PAH患者的预后有关[47]。

因为右心室主要收缩模式是纵向收缩，所以更合适的收缩功能测量指标是TAPSE，它可以在2D和M型超声心动图中测得，操作简单、可重复性高。研究表明，TAPSE降低与左心衰竭[47, 48]和PH[47, 49]患者生存率下降相关。

TDI测量的右心室三尖瓣环纵向收缩速度，即S'，与TAPSE和右心室FAC相关[50, 51]，并能为收缩功能测量提供内部控制。

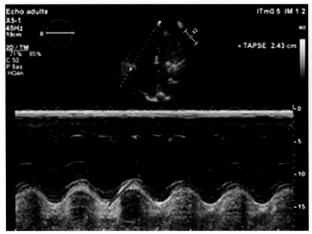

三尖瓣环平面收缩期位移，TAPSE
该病例TAPSE为24.3 mm

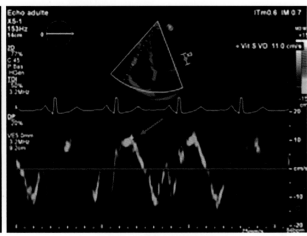

组织多普勒三尖瓣速度，S'
该病例S'为11 cm/s

图7.3　RV收缩功能指标：TAPSE、TDI S'

右心室FAC、TAPSE和S'存在的问题是前负荷依赖性。而等容期指标，如IVV[52]，对前负荷依赖性小。最近的研究表明，在142例PAH或CTEPH患者中，IVV是一个良好的生存预测指标[53]，见图7.3。

应变和应变率也是反映收缩功能的指标。它们在体外和体内实验中均被证明与心肌收缩能力密切相关，且对前负荷的依赖性最小[54]。应变被定义为心肌变形百分比，应变率由应变衍生而来，表示单位时间内心肌变形速率[10]。严重PH患者的应变和应变率均降低[55, 56]，在吸入肺血管扩张剂试验期间可迅速改善，但仅部分可逆[57]。结合斑点追踪的应变测量对角度和操作者的依赖减小，使其成为严重肺高血压患者功能状态和预后判断的有力预测指标[58, 59]。

右心室收缩功能的3D超声心动图评估和3D右心室射血分数

由于右心室形态和解剖复杂，2D超声心动图无法评估右心室容积和RVEF。

随着3D超声心动图的应用，评估右心室的结构和功能变得可行。三维模式评估右心室结构和功能具有准确且可重复的特点。目前，三维超声的应用越来越广泛，与金标准MR相比也得到了很好的验证。最新的指南推荐使用3D超声心动图测量右心室容积。新一代3D软件允许自动分割并提供轮廓定位，用户也可以自行调整图像。根据动态表面模型数字化计算3D容积，包括舒张期末容积（end-diastolic

volume, EDV）、收缩期末容积（end-systolic volume, ESV）、射血分数（ejection fraction, EF）和每搏输出量[60-64]。正如我们之前讨论过的，右心室功能（右心室重构和右心室收缩性）在PH患者的预后中起关键作用。2D超声心动图可以有效评估右心室大小及TAPSE等收缩功能替代指标。但由于右心室形态和生理学特点，2D超声尚无法测量右心室收缩功能的金标准——RVEF。近年来，3D超声心动图更多地用于评估RVEF及右心室容积。

在我们中心的一项前瞻性研究中[65]，使用3D超声分析了PH患者在基线和随访期间的右心（right-heart, RH）功能。所有患者均在1 h内接受了右心导管检查（right heart catheterization, RHC），以及2D和3D超声心动图检查。我们测量了右心大小及容积、TAPSE、TDI S'、右心室FAC、整体和局部纵向应变，以及RVEF。根据指南建议，在基线和治疗之后分别进行测量。研究纳入了36例患者［女性15例，男性21例，年龄（69±11）岁］。基线mPAP为（41±12）mmHg，心指数（cardiac index, CI）为（2.9±0.9）L/（min·m²），肺毛细血管楔压为（11±4）mmHg，RAP为（14±6）mmHg，PVR为（7±4）WU。基线RVEF下降为40%±13%（正常值58%±6%，<45%为异常）、右心室FAC下降为34%±13%，而TAPSE仅轻度下降为20%±5%。右心室重构分析显示右心室扩大：RV与LV面积比为1±0.6（正常值<0.6）。单因素分析显示，RVEF与mPAP、PVR、右心室大小、TAPSE（$r^2 = 0.14$，$p = 0.0363$）、TDI S'（$r^2 = 0.2$，$p = $

0.013 5）及整体应变（$r^2 = 0.57$，$p = 0.000\ 2$）显著相关。多变量分析显示，RVEF与TAPSE（$p = 0.024\ 3$）和整体应变（$p = 0.000\ 7$）显著相关。10例（31%）患者的RVEF降低而TAPSE仍然正常。接受肺血管扩张剂治疗的患者（$n = 12$），在随访期间进行了RHC、2D和3D超声检查分析，RVEF从32% ± 12%升高至42% ± 4%，而TAPSE仍然稳定，从20% ± 6%到21% ± 5%。因此，在PH患者中，使用3D超声心动图评估右心功能简单且重复性好。RVEF与TAPSE和整体应变独立相关。然而，RVEF改变的时候，TAPSE仍然正常，而且3D RVEF在随访期间首先发生变化。由此可见，3D RVEF似乎可以作为右心室收缩功能不全的早期指标，在严重PH患者中可能优于其他超声指标。RVEF优于其他指标的可能原因是，尽管RVEF与负荷有关，但化简共有的压力项后，EF与E_{es}/E_a有关[66]，即$E_{es}/E_a = EF/(1 - EF)$。

右心室扩大时，RVEF下降至40%左右，此时E_{es}/E_a从1.5 ~ 2的正常值下降到0.8[67]。最近一项研究表明，尽管靶向治疗降低了PAH患者的PVR，但MRI测量到的RVEF下降仍提示预后不良。RVEF是PAH

患者生存的独立预测因素[68]，并与风险评分相关[69]。其临界值约为40%，RVEF > 54%、37% ~ 54%和 < 37%分别与PAH患者低风险、中风险和高风险的1年死亡率相关。最近的一项荟萃分析显示，RVEF每下降1%，2年临床恶化风险增加6%，5年死亡风险增加2%（四舍五入）[70]。3D右心室分析和斑点追踪的图像如图7.4所示。

右心室内径、重构与舒张功能

右心室与LV共同位于相对不可扩张的心包腔内，右心室异长调节不可避免地挤压LV。这种舒张期的相互作用通常可以通过心尖四腔心切面右心室和LV舒张期面积比值量化。RV/LV值正常为0.5 ~ 0.7，轻度、中度和重度RV扩大时其分别为0.8 ~ 1.0、1.1 ~ 1.4和 > 1.5[10, 12]。

右心室扩大挤压LV，LV在收缩期末胸骨旁短轴切面由圆形变为D形，平行于室间隔与垂直于室间隔的左心室内径的比值，即偏心指数（eccentricity index, EI）增加。EI正常值为1，当增加至1.1 ~ 1.4、

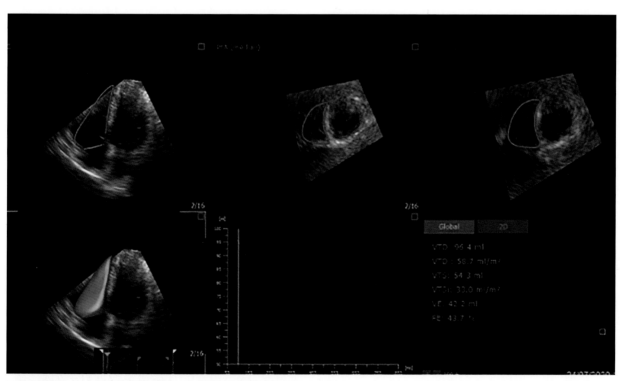

3D右心室容积：计算的右心室舒张期末、收缩期末容积和RVEF
该病例RVEF为43.7%（正常值大于45%）
在容积–时间曲线（底部）中也显示了容积、时间

图7.4　3D右心室容积及RVEF

1.5～1.8和＞1.8时，分别提示轻度、中度和重度室间隔膨隆。PH患者存在一定程度的室间隔平直，实际上也反映了右心室收缩达峰时间的延迟[71]。EI增加使右心室收缩功能障碍对预后的影响增加[72]。

右心室收缩功能改变及容积增加也会导致右心室舒张功能不全及充盈障碍，使得右心室等容舒张时间（isovolumic relaxation time, IVRT）增加，跨三尖瓣血流及三尖瓣环速度由正常情况下的E＞A反转为A＞E。扩大的右心室对LV的挤压改变了LV舒张期顺应性，使二尖瓣E波减速时间延长，E/A倒置，并最终使E/E'增加，提示LV舒张期末压（left ventricular end-diastolic pressure, LVEDP）增加。一个多世纪前，Bernheim首次报道LV衰竭引起RV功能改变，右心室衰竭导致的LV舒张功能改变有时被称为"反向Bernheim效应（inverse Bernheim effect）"[73]。

压力导致的右心室扩大必然伴有三尖瓣关闭不全。在严重PH右心室扩大中，三尖瓣反流程度最重。三尖瓣反流明显和TAPSE下降的严重PH患者预后特别差[47]。

右心房（right atrium, RA）增大是右心衰竭的一部分。在特发性PAH中，RA面积增加提示临床不稳定和生存期缩短[74]。RA扩大是否不仅仅是右心室扩大和三尖瓣关闭不全的机械后果，目前尚不完全清楚。右心房扩大常伴有下腔静脉扩张及吸气塌陷率下降。

心包积液及其严重程度是右心室衰竭的另一重要征象，它是中心静脉压及冠状动脉毛细血管滤过率增加的结果。结缔组织疾病相关PAH患者合并炎症时可能加重心包积液。心包积液预示临床恶化和生存下降[74]。

右心室失同步性

MRI结合心肌标记术的研究表明，严重PH患者右心室衰竭的特点是收缩时间延长并峰值延迟、室间隔膨隆、LV充盈减少及SV下降[71]。这种心室间不同步导致三尖瓣环组织多普勒速度成像上出现典型的收缩期后缩短（postsystolic shortening, PSS）[75]。

然而，斑点追踪应变测量显示，右心室衰竭也与导致右心室失同步的局部收缩异常有关，如图7.5所示。

斑点追踪技术在超声心动图中被用于测量局部

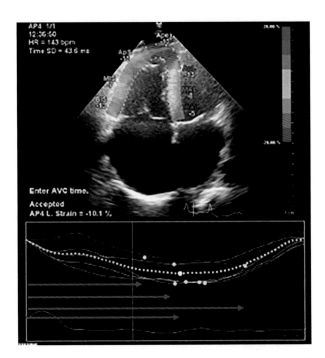

图7.5 斑点追踪应变法分析一例PH患者的RV局部功能。整体应变和单个节段应变是彩色编码的：整体纵向应变（白色虚线曲线），右心室室间隔基底段（黄色曲线）、中间段（蓝绿色曲线）和心尖段（绿色曲线），以及右心室游离壁基底段（红色曲线）、中间段（蓝色曲线）和心尖段（紫红色曲线）。注意，一些节段缩短早，一些节段缩短晚，类似于不同步性。每个病例均报告了血流动力学，整体、早期和晚期节段收缩及收缩失同步

应变[76, 77]。在右心室心尖四腔心切面的心内膜和心外膜边界上，使用点击法（point-and-click）追踪感兴趣的区域。在这一过程中，自然声学标记或兴趣区域内的斑点在整个心动周期中被跟踪。这些斑点从一帧到另一帧的位置移动代表组织运动，提供了空间和时间上的数据。纵向应变是心内膜轨迹和心外膜轨迹之间的长度变化与初始长度的比值。因此，从纵向上看，右心室心肌缩短表示为负应变，心肌拉长表示为正应变。该软件能够自动将右心室长轴图像分成6个标准段，分别为室间隔基底段、室间隔中段、室间隔心尖段，以及游离壁基底段、游离壁中段和游离壁心尖段，并据此生成整体和独立的应变–时间曲线。4条或6条时间–应变曲线中每一条曲线的峰值应变和应变达峰时间失同步，即前面所说的收缩最早和最晚节段之间的时间差[78-80]。右心室室间隔的整体纵向应变为室间隔3个节段的平均纵向应变。同样，右心室游离壁整体纵向应变即游离壁3个节段的平均纵向应变。最后，右心室整体纵向应变则为6个段的平均纵向应变。6个节段中最早和最晚峰值应变对

应的最大时间差是衡量收缩同步性的指标，其在PH患者中升高。

虽然到目前为止还没有进行系统评估，但是不同步和同步不良降低了右心室收缩效率，因此整体收缩功能指标降低，如FAC或TAPSE。失同步也影响LV舒张期充盈。晚期PAH患者右心室收缩同步不良与心功能恶化和生存降低有关[80]。

在我们中心既往的一项研究中[81]，心肌运动同步不良被定义为经R-R间期校正的右心室基底段和中间段收缩期应变达峰时间的标准差。所有PH患者均进行了右心导管检查。mPAP > 25 mmHg的PAH患者右心室同步不良为（69±34）ms，mPAP为20～25 mmHg的患者为（47±23）ms，正常对照组为（8±6）ms，两两之间均有差异（P < 0.05）。在13例mPAP为20～25 mmHg的患者中，有11例（85%）患者右心室同步不良，这是反映右心室收缩功能障碍的唯一指标。右心室同步不良常伴PSS，与右心室面积变化分数相关，而与mPAP或肺血管阻力无关。

这些结果证实了右心室同步不良是晚期PH的典型特征[80]，但它也会发生在疾病的早期阶段。确实也有研究表明，健康志愿者低氧呼吸使mPAP达到正常上限或略高于正常值时，右心室同步不良显著增加[82]。

小结

超声心动图对于诊断及系列评估右心室功能障碍必不可少。

超声心动图可准确评估肺循环和右心室功能。准确分析右心室重构和右心室收缩功能，以便对右心室功能障碍进行早期诊断和随访。新一代的软件可以进行复杂的诊断，如失同步和估测右心室容积，以计算RVEF。RVEF对于PH患者至关重要，并且在很长一段时间内只能通过MRI测量得到。现在，RVEF可通过3D超声心动图轻易获得。

超声心动图应该被视为临床检查的延伸。

第三部分

右心功能不全的病因

Causes of Right Heart Dysfunction

容量超负荷对右心的影响

Volume Overload and the Right Heart

Javier Sanz *

引言

右心室(right ventricle, RV)的结构和功能异常主要由心肌疾病或负荷增加引起。心肌疾病可以分为原发性心肌病(例如特发性扩张型心肌病)或其他疾病引起的继发性心肌病(例如心肌炎或毒物)。尽管心肌疾病通常累及左心室(left ventricle, LV),但有些心肌疾病可能主要影响右心室(例如,致心律失常性心肌病或Uhl畸形)。右心室超负荷可分为容量显著增加(前负荷)或压力显著增加(后负荷)。从临床角度来看,将其分为三大类(心肌疾病、压力超负荷和容量超负荷)更实用,因为这三类患者的临床管理和预后显著不同[1]。然而,我们必须认识到,这是根据需要进行的人为分类,而在临床过程中,以上过程可能在某种程度上同时出现。例如,心肌病患者通常有继发性肺高血压(pulmonary hypertension, PH),或由于右心室扩大(从而叠加右心室容量超负荷)而出现继发性三尖瓣反流(tricuspid regurgitation, TR)。同样,右心室压力超负荷患者不仅表现出类似机制的TR或肺动脉扩张导致的肺动脉瓣反流(pulmonary regurgitation, PR),而且可以出现右心室心肌功能、代谢和病理性异常,其原因可能是慢性压力超负荷(如

本书其他部分所述)或引起PH的疾病(例如硬皮病)直接累及心肌[2]。正如我们即将看到的,慢性容量超负荷的右心室本身也可能发生功能异常,但其程度远低于压力超负荷下的右心室。因此,右心室最终对特定病理条件的适应将取决于这三个相互交织的方面是否异常和异常程度。

虽然这三种机制都可能导致右心室扩大,但在本章中,我们主要介绍以容量超负荷为主要原发机制导致右心室扩大的疾病。我们不讨论继发性右心室容量超负荷和(或)扩大这一类疾病,如心肌病、晚期PH、有LV辅助装置的患者、体循环右心室或容量超负荷同时影响两个心室(高输出量心力衰竭)的情况[1,3]。

右心室容量超负荷概述

■ 右心室容量超负荷的解剖和功能适应

从宏观角度来看,单纯慢性右心室容量超负荷(或主要以容量超负荷为主)的典型解剖学特征是:右心室扩大、右心室壁厚度正常(尽管因为扩大导致游离壁质量增加),以及室间隔平直(主要是舒张期)并同时伴有LV舒张期容积减少(图8.1)[1]。这些特征可以通过实验和(或)临床在体使用不同

---

* J. Sanz: Icahn School of Medicine at Mount Sinai, New York, NY, USA; The Zena and Michael A. Wiener Cardiovascular Institute/ Marie-Josée and Henry R. Kravis Center for Cardiovascular Health, Mount Sinai Hospital, New York, NY, USA; Centro Nacional de Investigaciones Cardiovasculares Carlos III (CNIC), Madrid, Spain. e-mail: Javier.Sanz@mountsinai.org

© The Author(s), under exclusive license to Springer Nature Switzerland AG 2021
S. P. Gaine et al. (eds.), *The Right Heart*, https://doi.org/10.1007/978-3-030-78255-9_8

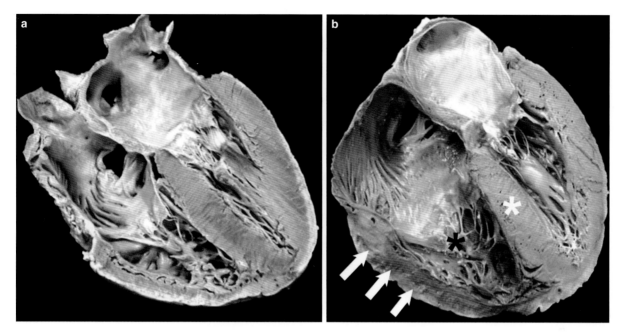

图8.1 正常心脏(a)和右心室容量超负荷心脏病理标本(b)。右心室腔增大(黑色星号),室间隔左移(白色星号),右心室游离壁轻度肥大(箭形)。(经授权修改自文献[1])

成像方式进行研究,包括超声心动图、心脏磁共振(cardiac magnetic resonance imaging, CMR)、计算机断层扫描(computed tomography, CT),还可以使用核医学技术(在有限程度上),如单光子发射计算机断层扫描(single-photon emission computed tomography, SPECT)。这些方法在右心室一般评估,或容量超负荷右心室评估中的作用不是本章要讨论的问题,感兴趣的读者可参考专门的综述[4-6]。需要说明的是,虽然超声心动图是使用最广泛的方法,可以提供有关舒张功能和血流动力学的重要信息,但如本书其他章节中详细介绍的,CMR是双心室大小和收缩功能定量评估的金标准,而当患者应用以上2种方法均不能诊断或患者无法进行以上检查方法时,CT是一个很好的备选检查手段(尽管有辐射)。应用不同手段评估右心室容量超负荷的代表性病例见图8.2。

与LV相比,右心室室壁更薄且容积与室壁表面积的比值更低,这使得右心室具有更好的顺应性[7]。因此,右心室能够接受不同的静脉回流量,并以相对恒定的每搏输出量(stroke volume, SV)将其泵入低阻抗肺循环[1]。换句话说,与后负荷增加相比,右心室能更好地适应前负荷增加。右心室容量超负荷主要是指前负荷增加,然而,根据拉普拉斯定律(Laplace's law)(即便是针对球形结构),随着右心室扩大,室壁曲率减小,从而室壁张力(后

负荷)增加。因此,虽然前负荷和后负荷在概念上是独立的,但它们是密切相关的,不能完全分离为独立的两方面。

人们普遍认为,右心室容量超负荷过程中右心室收缩功能保留,但是这取决于定量技术、潜在病因、有无PH,重要的是取决于疾病阶段。早期的实验研究以猫为研究对象,通过外科手术制造房间隔缺损(atrial septal defect, ASD),使猫经受4~8周容量超负荷,体外研究证实右心室心肌细胞收缩力和能量代谢正常[8, 9]。通过实验造成狗TR并随访3.5~4年,实验组与对照组在肌节缩短方面也没有差异[10]。一项以猪为研究对象进行的在体实验性肺动脉瓣反流(pulmonary regurgitation, PR)模型的研究,通过CMR和电导导管(conductance catheter)技术评估右心室功能,3个月后的基线右心室射血分数(right ventricular ejection fraction, RVEF)降低,而使用多巴酚丁胺没有使其显著增加。收缩期末弹性在静息状态下是正常的,但给予正性肌力药物后也没有增加,这表明右心室收缩力本身发生改变。此外,右心室顺应性增强,而LV顺应性降低[11]。在以狗为研究对象,通过股动静脉分流引起容量超负荷,随后增加后负荷的模型中,也观察到类似的收缩反应减弱[12]。一篇关于右心室容量超负荷动物模型的系统综述对比了两种主要模型:啮齿类动物主动脉-腔静脉分

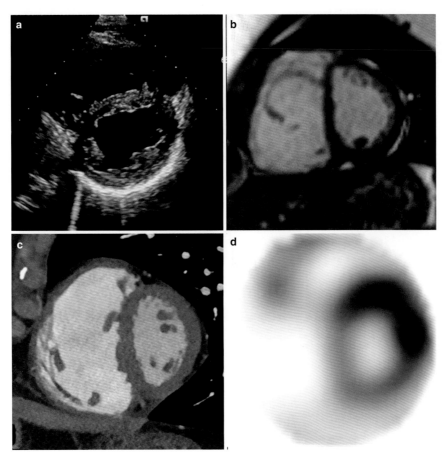

图8.2 右心室容量超负荷舒张期典型形态学特征（右心室扩大、室间隔平直、LV容积缩小呈"D"形）。超声心动图（a）、CMR（b）、CT（c）和SPECT（d）

流模型和猪的PR模型。作者发现，这些模型在容量负荷、负荷持续时间和外科手术技术方面存在显著的异质性，这表明这些模型和物种是不可互换的，可能无法准确反映人类的病理生理学。两种模型中，一致性发现包括右心室扩大、RVEF保留、右心室舒张期末压升高（这可能反映舒张功能障碍或仅仅是容量超负荷）和右心室肥大。PR模型显示右心室前负荷补充搏功（preload recruitable stroke work, PRSW）和收缩期末弹性降低，表明收缩力下降。相反，右心室最大收缩压增量斜率（dP/dT_{max}）仅在分流模型中增加，这是一个负荷依赖性指标，可能是通过Frank-Starling机制增加的[13]。一项对猪实验性PR跟踪长达3个月的研究，测试了经导管瓣膜植入恢复正常瓣膜功能是否会在1个月后引起右心室容积正常化。右心室容积不能恢复的唯一预测因素是右心室扩大的程度，其定义为从基线到干预前的变化（舒张期末容积 > 120 mL/m^2，收缩期末容积 > 45 mL/m^2）（图8.3）[14]，这与下面的临床观察结果一致。关于右心室对急性容量超负荷的适应，实验研究表明右心室快速扩大，RVEF和

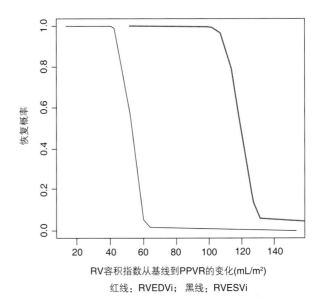

红线：RVEDVi；黑线：RVESVi

图8.3 在实验性猪PR模型中，经皮肺动脉瓣置换术（percutaneous pulmonary valve replacement, PPVR）后RV容积恢复至正常值的概率。当右室舒张期末容积指数（right ventricular end-diastolic volume index, RVEDVi）和收缩期末容积指数（right ventricular end-systolic volume index, RVESVi）从PR到PPVR的增加分别大于120 mL/m^{2}和大于45 mL/m^{2}时，恢复概率急剧下降。（经授权转载自参考文献[14]）

收缩力降低，舒张期末压力增加，但舒张特性无明显变化[15, 16]。

在人类资料中，对右心室容量超负荷的研究一致显示，上述右心室扩大伴室间隔运动异常和LV容积缩小是右心室容量超负荷的特征[17-19]。一项早期研究开创性地使用有创性方法评估右心室压力-容积（pressure-volume, P-V）关系，5例继发于ASD的右心室容量超负荷年轻患者（中位年龄14岁）的P-V环形状与正常右心室的P-V环形状难以区分[20]（图8.4）。然而，一项研究表明，PR患者接受经皮肺动脉瓣置换术后心肺运动试验没有改善，证明此类患者的收缩储备有限。作者猜测，容量超负荷的右心室在静息时已经处于高水平工作状态，提高性能的能力有限[21]。心肌形变可能发生改变，而且局部形变可能因基础疾病的不同而存在差异（见"右心室容量超负荷的具体病因"一节）。

由于左、右心室相互依赖，右心室容量超负荷对LV几何结构和性能有重要影响。如其他章节所述，右心室和LV通过室间隔、心包、冠状动脉血流和心外膜环状肌纤维束紧密关联[7, 22]。实验和临床研究表明，一个心室的扩大会造成另一个心室体积缩小和压力-容积曲线上移，因此导致相同容量时舒张期压力增加。因此，RV容量超负荷和扩大与LV顺应性降低有关[11, 22]。此外，LV腔变小也可能通过Frank-Starling机制导致LV射血量减少[11, 22, 23]。室间隔移位和LV几何形状改变所致的LV充盈不足是这些变化发生的主要机制（图8.5）[3]。室间隔平直是舒张期跨室间隔压力阶差（可能是由于心包约束导致右心室无法充分容纳更多的容量），以及室间隔张力和硬度变化导致的[7, 24]。研究人员通过弥散张量（diffusion tensor）CMR对实验性猪PR进行体外评估，报道了收缩功能受损的另一种潜在机制。这项研究发现，与假手术对照组相比，两个心室心肌细胞的聚集方向发生了变化，理论上这可能会影响正常的心肌力学和心室相互依赖性[25]。

右心室容量超负荷的细胞和分子适应机制

右心室对压力超负荷的反应已被广泛描述[26, 27]。其特征之一是心肌细胞肥大，这种肥大是肌节蛋白堆积形成的，通常伴随胎儿基因表达模式的重新出现，包括利尿钠肽表达增加，以及肌球蛋白重链从α型到β型的"蛋白质类型转换"。β肌球蛋白重链的优点是能量需求减少，但收缩力降低[26]。此外，有实验和一些人体证据表明右心室压力超负荷时存在"代谢转换"，即从以脂肪酸或葡萄糖的线粒体氧化为主要能量产生机制向细胞质有氧糖酵解增加转化，这减少了氧需求，但也降低了能量产生效率[27]。

相反，关于右心室适应容量超负荷的细胞和分子机制的数据较少，需要建立单纯右心室容量超负

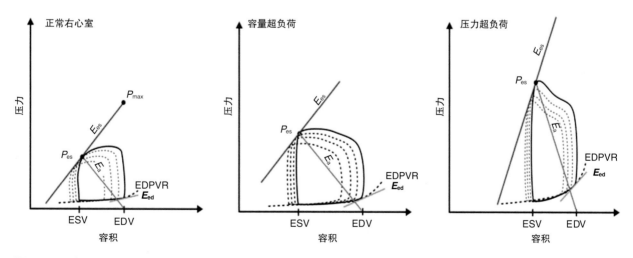

图8.4 正常右心室、容量超负荷右心室和压力超负荷右心室的压力-容积关系示意图。注意，在右心室容量和压力超负荷的情况下，压力-容积环均右移，反映RV扩大。然而，正常和容量超负荷右心室的收缩力（收缩期末弹性）没有差异，而压力超负荷右心室收缩力显著增加，以匹配肺动脉负荷（动脉弹性）并维持心室-动脉耦联。容量超负荷时舒张期末压力-容积关系轻微增加，但不如压力超负荷时显著。E_a，动脉弹性；E_{ed}，舒张期末弹性；E_{es}，收缩期末弹性；EDPVR，舒张期末压力-容积关系；EDV，舒张期末容积；ESV，收缩期末容积；P_{es}，收缩期末右心室压力；P_{max}，最大右心室压力。（授权修改自参考文献[1]）

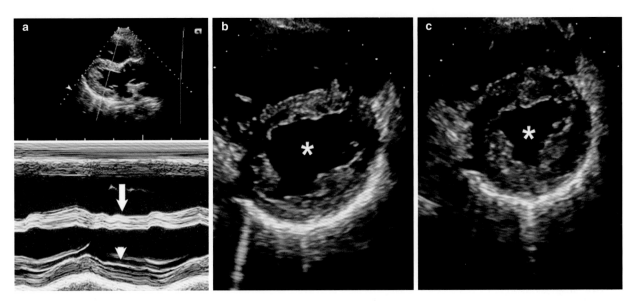

图8.5 舒张期室间隔平直图示。(a)M型超声心动图胸骨旁长轴切面显示舒张期室间隔向左心室中心偏移(箭形)，而下侧壁远离左心室中心(箭头)。(b,c)分别为二维超声心动图胸骨旁短轴切面的舒张期和收缩期图像。舒张期室间隔平直，左心室呈"D"形(星号)，收缩期恢复到正常的球形

荷的实验模型，而如何更好地建立该模型是目前右心衰竭的知识空白之一[28]。在通过手术建立猫ASD导致的右心室容量超负荷模型中，7～10周时右心室肥大程度与压力超负荷的动物相当，心肌细胞超微结构变化和毛细血管密度相似。压力超负荷时，心肌细胞密度降低、胶原密度增加，但容量超负荷时未观察到这种改变[29]。在一项使用小鼠主动脉-腔静脉分流模型进行的实验研究中，发现与压力负荷相比，容量超负荷可导致类似程度的肥大和纤维化标志基因表达。在这两种情况中，β肌球蛋白/α肌球蛋白的值和钙调磷酸酶活性都有增加，但只有在压力超负荷时才显著[30]。应注意的是，主动脉-腔静脉分流通过增加肺动脉血流也可能导致PH，并因此诱发与单纯容量超负荷不同的分子反应[13]。然而，在另一种通过实验性PR造成的右心室容量超负荷小鼠模型中，右心室纤维化和心肌细胞凋亡进行性增加[31]。全面、连续的基因表达谱分析表明，在右心室容量超负荷早期，脂肪酸β氧化仍然是主要的能量来源，但晚期向糖原分解转换。胎儿基因程序也被重新激活，心房利钠尿肽和β肌球蛋白重链表达增加。钙处理相关基因表达持续下调和转化生长因子-β信号上调可能分别导致收缩功能障碍和细胞外基质重构[31]。上文提到的关于右心室容量超负荷动物模型的系统综述发现，关于右心室适应容量超负荷分子机制的描述有限，最一致的描述是β肌球

蛋白与α肌球蛋白重链比值的变化、肾素系统激活，以及血管紧张素Ⅱ或钙调磷酸酶等肥大诱导因子的适度增加[13]。该综述还指出，在PR和主动脉-腔静脉分流模型中，都存在心肌纤维化[13]，这在人类心脏中可能也存在(图8.6)。

上述结果在某种程度上与在右心室压力超负荷中观察到的结果相似，然而，除了纤维化之外，还不确定人类是否也会发生类似变化。一项针对11例ASD患者的小型研究，通过正电子发射断层扫描和SPECT检查，发现与LV游离壁相比，室间隔葡萄糖摄取增加，右心室游离壁有相似趋势，但未达到统计学意义。室间隔和LV游离壁对铊(灌注替代物)或脂肪酸类似物123I-β-甲基-p-碘苯基十五烷酸的摄取没有差异。葡萄糖代谢率增加可能代表代谢转换，但不能排除其他因素，如室间隔对右心室射血的贡献增加、相对缺血或技术因素[32]。右心室肥大和后负荷增加可能与氧需求增加和相对缺血有关[1, 3]。虽然这在与右心室压力超负荷导致的右心衰竭中已得到充分证明[33, 34]，但还不确定右心室容量超负荷导致的轻度室壁张力增加是否足以导致氧供需失衡，进而导致缺血相关纤维化。与LV相反，在正常右心室中，收缩期有大量冠状动脉血流[35]，收缩期(压力)超负荷理论上比舒张期(容量)超负荷更容易发生缺血。

图8.7总结了右心室容量超负荷的病理生理学。

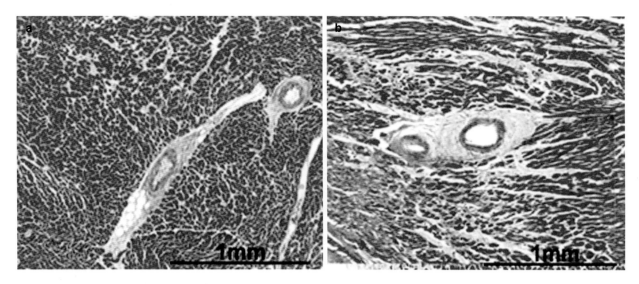

图8.6 正常（a）和容量超负荷（b）人心肌样本，苏木精−伊红（hematoxylin and eosin, HE）和Masson三色染色。容量超负荷的心脏间质纤维化（蓝色）轻度增加。（经授权转载自参考文献[1]）

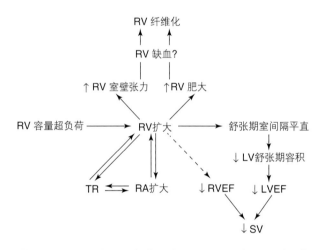

图8.7 右心室容量超负荷的病理生理学示意图。详细信息见正文。RV，右心室；LV，左心室；RVEF，右心室射血分数；LVEF，左心室射血分数；RA，右心房；SV，每搏输出量；TR，三尖瓣反流

右心室容量超负荷的临床进程和管理

由于上述的解剖和生理特征，患者对慢性容量超负荷的耐受性比压力超负荷要好得多。尤其是在没有PH的情况下，患者的临床表现和血流动力学检查可以几十年不发生异常[3, 7, 36]。然而，越来越多证据表明，尤其是在叠加压力超负荷或右心室明显增大和（或）收缩功能显著障碍的情况下，慢性容量超负荷最终会导致死亡率增加[37-41]。最终，患者出现右心室明显增大和（或）收缩功能障碍（在某种程度上可能是不可逆的）与右心房扩大，进入最后的症状阶段，出现右心衰竭的症状和体征，如水肿、腹胀、疲乏或心悸，分别与中心静脉压升高、肝淤血、输出量减

少或心律失常（尤其是心房颤动）有关[37, 38]。图8.8代表基于指南的TR分期[38]，TR分期一般情况下可用作右心室容量超负荷自然病史的概念框架。必须注意的是，如果容量超负荷与肺动脉压力升高有关或导致肺动脉压力升高（即体循环到肺循环分流），主要的临床表现则可能是PH的症状，如呼吸困难、胸痛或先兆晕厥，而不是充血性右心衰竭的体征和症状。

继发于心内膜炎、医源性或钝挫伤、心肌梗死的急性右侧瓣膜反流病例中可能会发生急性右心室容量超负荷，但是不常见。这些病例短期内在血流动力学上通常具有良好的耐受性，但已有急性失代偿的报道[42]。与其他慢性疾病相似，如果容量超负荷持续存在，则长期随访预后不良[43]。

右心室容量超负荷临床管理的基础是连续影像学检查，以评估右心室扩大和（或）收缩功能受损的进展，从而启动外科或经皮修复潜在病变[37-41]。药物治疗作用有限，但有两种情况例外。第一，在右心衰竭的晚期，利尿剂［通常为袢利尿剂和（或）醛固酮拮抗剂］可能有助于缓解体循环静脉淤血[38]。第二种情况是同时存在PH或在疾病进程中出现PH，在这种情况下，PH靶向治疗，如前列腺素类、内皮素受体拮抗剂和5型磷酸二酯酶抑制剂也可能发挥作用[40, 41]。此外，瓣膜功能障碍的特定病因可能需要专门的药物治疗，例如抗生素治疗感染性心内膜炎。

表8.1总结了代偿性右心室适应在慢性容量或压力超负荷状态下的一般和主要区别。

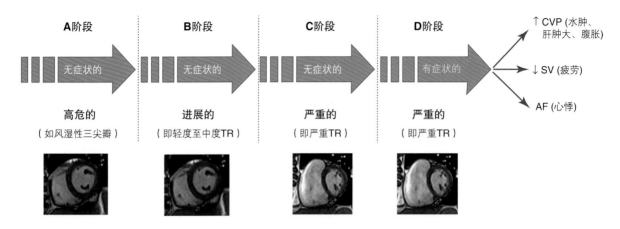

图8.8 ACC/AHA指南TR分期[38]，TR分期可作为右心室容量超负荷自然病程的概念框架。某些病例（例如原发性或继发性瓣膜异常）开始于"高危"期（A阶段），之后疾病隐匿进展（B阶段；在先天性分流性疾病患者中，疾病从这个阶段开始），直到右心室和右心房严重扩大（通常为右心房）（C阶段）。最终发生临床失代偿（D阶段）。值得注意的是，如文中所述，在与肺高血压相关的病例（例如，继发于分流）中，PH的症状（体征）可能是主要临床表现。CVP，中心静脉压；SV，每搏输出量；AF，心房颤动（或其他房性心律失常）；TR，三尖瓣反流

表8.1 人类代偿性慢性右心室容量超负荷与压力超负荷的主要特征比较[a]

参　数	容量超负荷	压力超负荷
RV 容积	中度/严重增加	保留/轻度增加
RV 质量	轻度增加	中度/严重增加
RV 射血分数	保留/轻度降低	保留/轻度降低
RV 收缩力	保留/轻度降低	增加
RV 顺应性	保留/增加	降低
RV 纤维化	轻度	中度/严重
RV 代谢转换[b]	可能	可能
RV 蛋白质类型转换[c]	可能	可能
RV 缺血	不清楚	是
临床恶化	长期	中期[d]
管理原则	连续影像学检查 外科/介入修复	治疗潜在病因 PH-靶向药物治疗

RV，右心室；PH，肺高血压

[a] 请注意，此表是在临床和血流动力学代偿的背景下概括出来的。在失代偿状态下的研究结果会有所不同

[b] 从脂肪酸和葡萄糖氧化到糖酵解的转换

[c] 从α型到β型肌球蛋白重链的转换

[d] 根据严重程度和病因而不同[90]

右心室容量超负荷的具体病因

　　单纯右心室容量超负荷（或以容量超负荷为主）可继发于右侧反流性瓣膜病和三尖瓣前体-肺分流（表8.2）。瓣膜反流可以分为原发性瓣膜反流和继发性瓣膜反流。如果导致瓣膜功能不全的原因在于瓣膜本身，则为原发性瓣膜反流；当瓣膜反流

表8.2 RV容量超负荷的病因

瓣膜反流
- 三尖瓣
  - 原发性
  - 继发性
- 肺动脉瓣
  - 原发性
  - 继发性

体-肺分流
- ASD
  - 原发孔型
  - 继发孔型
  - 静脉窦型
  - 无顶冠状静脉窦型
- 部分型肺静脉异位引流[a]
  - 右上（中）静脉至SVC
    伴静脉窦型ASD
    不伴静脉窦型ASD
  - 左上静脉至左头臂静脉
  - 右下静脉至IVC（弯刀综合征）
  - 其他

ASD，房间隔缺损；IVC，下腔静脉；SVC，上腔静脉

[a] 最常见的变异

是PH等其他疾病引起的右心室扩大或肺动脉扩张所致时，则为继发性（或功能性）瓣膜反流。对后者来说，瓣膜异常不能被视为右心室容量超负荷的起因，但它可使其情况加重。先天性三尖瓣前体-肺分流达到一定程度也可导致右心室容量超负荷，包括ASD或部分型肺静脉异位引流（partial anomalous pulmonary venous return, PAPVR）。室间隔缺损也会导致右心室容量增加，但分流压力越高PH出现越快，从而导致压力和容量超负荷一起出现[44]。仅涉及一条肺静脉且不伴ASD的PAPVR左向右分流量通常不大，不会导致显著的右心室超负荷，所以往往不需要治疗干预[40]。因此，大多数关于单纯体-肺分流中右心室性能的证据来自ASD，尤其是继发孔型ASD，少数为静脉窦型ASD合并PAPVR，所以我们将ASD和PAPVR放在一起讨论。RV容量超负荷

主要原因的代表性病例见图8.9。

在下一节中，我们将回顾与上述每种病因相关的一些证据，并特别强调右心室如何影响临床进程和（或）管理。

■ 三尖瓣反流

临床上，单纯性TR通常长期耐受良好（图8.8）[37,38,45]。TR可由各种病因导致的瓣膜本身的异常引起，如脱垂、放射和心内膜炎等。然而，继发于瓣环扩大和（或）扭曲的功能性TR（最常见于右心室扩大）占显著TR病例的80%，通常与左侧瓣膜或心室异常和（或）PH有关[37-39]。在这些病例中，TR可能会导致额外的超负荷和持续进展性RV扩大、收缩功能障碍和反流进一步增加[46]。

众所周知，严重TR与长期预后不良有关，大多数研究是在慢性心力衰竭或左心瓣膜疾病中进行的[37,38]，

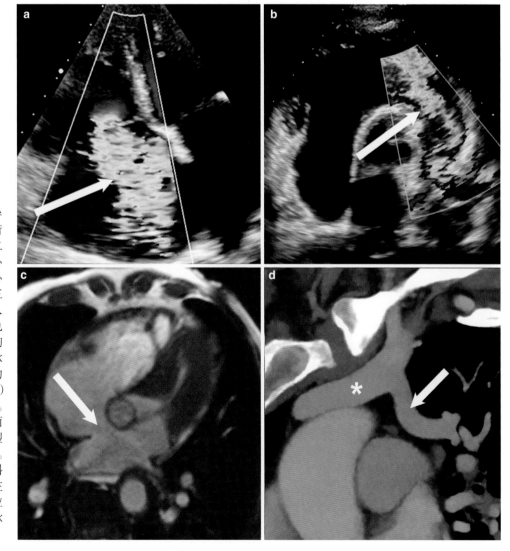

图8.9 不同病因导致右心室容量超负荷的代表性病例。(a)二维彩色多普勒超声心动图心尖长轴四腔心切面，显示严重的三尖瓣反流（箭形）进入右心房。(b)二维彩色多普勒超声心动图胸骨旁短轴切面主动脉瓣水平，显示严重的肺动脉瓣反流（箭形）进入右心室流出道。(c)CMR四腔心平面电影，显示继发孔型房间隔缺损（箭形）。(d)CT血管造影双斜位多平面重建，显示左上肺静脉（箭形）异位引流入左侧头臂静脉（星号）

但也有在单纯TR中进行的[47]。根据早期超声心动图[48]、最近的超声心动图和CMR数据[47, 49, 50]，人们普遍认为严重TR相关的死亡率增加与RV扩大和收缩功能障碍无关[38]。然而，并不是所有的研究都证实了这一点[51]，因此右心室状态如何调节TR的临床自然病史尚不完全清楚。但尽管如此，对右心室状态的评估可能有助于确定对TR的干预时机。在69例左心瓣膜手术后残留严重TR并接受手术修复的患者中，超声心动图测量的右心室收缩期末面积＜20 cm²预示着死亡和心血管再住院风险降低[36]。在75例接受CMR评估的患者中也报告了类似数据，其中术前RVEF≥46%（图8.10）或右心室收缩期末容积≤75 mL/m²与生存率提高有关[52]。在32例左心瓣膜手术后残留功能性TR并接受手术修复的患者中，右心室舒张期末容积小于164 mL/m²（通过CMR测量的）可以作为一个阈值来识别出那些术后RVEF可以恢复正常的患者，超过该阈值后表明右心室状态不会改善，但是作者也承认这个阈值或许并不存在[53]。基于以上提及的数据和其他数据，临床指南指出，除了有症状或接受左心瓣膜手术的患者，对于无症状或症状轻微的严重TR患者，如果出现进行性RV扩大和（或）收缩功能障碍，也应该考虑进行外科手术修复[38, 39]，但是疾病进展的诊断标准需

要重新修订改进。正在研发的新型经导管三尖瓣介入治疗可能导致原发性和功能性TR修复指征的变化，以及重新定义右心室大小和功能定量在指导治疗时机中的作用[54]。

■ 肺动脉瓣反流

关于右心室对容量超负荷的适应，除了以上讨论的一般情况外，还有法洛四联症（teralogy of Fallot, TOF）患者心脏收缩功能的局部差异。导致这种情况的一个明显的原因是流出道室壁运动异常，这是漏斗部切开术和（或）右心室流出道补片扩大术的后遗症。对右心室三个部分进行CMR容积分析的研究表明，与对照组相比，对于TOF修复患者来说，右心室的流入道对整体RVEF的贡献没有变化，但心尖肌小梁的贡献增加了，而流出道的贡献减少了，这表明心尖部分为维持射血承担了额外负荷[55]。在另一个系列研究中也报道了心尖首先扩大和心尖部明显球形化[56]。使用超声心动图的研究显示，右心室游离壁纵向应变减少与PR的严重程度相关[57]，并且在往心尖的方向上更严重[58, 59]。有假说认为TOF修复后心尖大小和构型的改变可能会增加室壁张力，从而减少该区域心肌的变形[58]。意料之中的是，考虑到上述的心室间相互作用，也有证据表明，在TOF患者中，PR相关的右心室扩大和收缩功能障碍与LV功能异

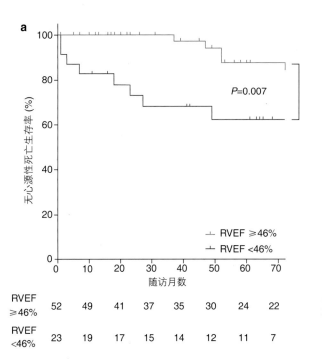

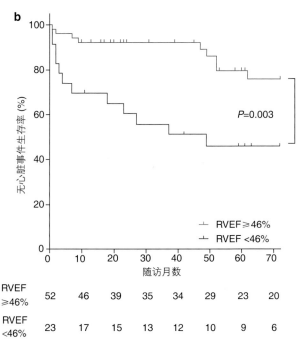

| RVEF ≥46% | 52 | 49 | 41 | 37 | 35 | 30 | 24 | 22 |
| RVEF <46% | 23 | 19 | 17 | 15 | 14 | 12 | 11 | 7 |

| RVEF ≥46% | 52 | 46 | 39 | 35 | 34 | 29 | 23 | 20 |
| RVEF <46% | 23 | 17 | 15 | 13 | 12 | 10 | 9 | 6 |

图8.10　根据术前RVEF分组，严重三尖瓣反流外科修复后的临床结局。RVEF≤45%的患者的心源性死亡比率（a）或心源性死亡和非计划心脏相关再入院（b）的复合比率增加。（经授权转载自参考文献[52]）

常（如扭转力降低、非同步化程度增加或血流动力学异常）有关[59-61]。

然而，我们应该认识到，TOF 中的 PR 代表了右心室容量超负荷的一种相对独特的情况，可能不能直接外推到其他疾病，如继发于类癌性心脏病（carcinoid heart disease, CHD）的 PR 或先天性 PR。对于修复的 TOF 来说，手术导致 RV 形成瘢痕和失同步，失同步通常发生在其他方面"正常"的右心室[62, 63]。另外，术后可能存在残留流出道梗阻或肺动脉狭窄，伴后负荷增加，这可以影响 PR 及相应的右心室重构程度[64, 65]。而且，从出生到修复期间，TOF 患者的右心室暴露在持续增加的压力超负荷下。的确，在 TOF 中，右心室室壁中层主要为周向心肌细胞聚集组成[66]，有点类似于 LV，且与正常右心室的"两层"结构（浅层主要为周向心肌细胞聚集，深层主要为纵向心肌细胞聚集）[1]形成对比。尽管如此，这种组织结构仍被认为是 TOF 先天性紊乱的一部分，而不仅仅是为了适应增加的压力负荷[66]。

与单纯性 TR 的患者相似，单纯性 PR 的患者通常耐受性良好，非 TOF 的患者可能不需要干预，然而，一组包含 72 例单纯性先天性 PR 患者的研究表明，尤其是在 40 岁以后，出现症状的概率和死亡率增加[67]。PH 合并 PR 时，需要药物治疗以降低肺血管阻力或治疗潜在的 PH 病因。对于肺动脉压力正常但 PR 显著的患者，建议行一系列无创检查

（尤其是 CMR）查找加重右心室扩大或功能障碍的原因，或许对经导管或外科瓣膜置换术有一定指导意义[40, 45]。

右心室对于 TOF 修复术后患者的预后发挥重要作用。在 63 例继发于 TOF 或肺动脉瓣狭窄外科修复术后的 PR 患者中，基线右心室更大和明显的 TR 是右心室扩大更快的预测因素[68]。一项包括 452 例 TOF 修复术后患者的国际多中心 CMR 注册登记研究显示，术前 RVEF < 40%，右心室质量-体积比 ≥ 0.45 g/mL，右心室收缩压 ≥ 40 mmHg（包含 230 例有多普勒数据的亚组患者）是死亡或持续性室性心动过速的预测因素[69]。在另一项包含 575 例患者的多中心研究中，RVEF < 30%、LV 射血分数 < 45% 或二者结合，是预测类似结局的最佳预测因素[70]。因此，除了有症状的患者外，临床指南建议无症状的严重 PR 伴显著或进行性右心室扩大和（或）功能障碍的患者应考虑瓣膜置换[40, 41]。表 8.3 总结的一些 CMR 研究[71-78]也探讨了右心室大小在确定 PR 外科干预最佳时机方面的潜在作用。可以看到，建议术前以右心室收缩期末容积 80～100 mL/m²、右心室舒张期末容积 150～190 mL/m² 为阈值。有一项研究在 47 例 TOF 患者外科术后早期（中位时间 6 天）进行 CMR 评估，该研究发现右心室舒张期末容积术后立即降低，中期（中位随访时间 3 年）无进一步改善[78]。右心室收缩期末容积、右心室质量和右心

表 8.3 评估 TOF 继发的 PR 经外科肺动脉瓣置换术后 RV 恢复的最佳术前 RV 容积值的研究

作者	年份	样本量	年龄（岁）	男性（%）	中位数随访时间（年）	术后 RV 正常化（%）[a]	建议的 RVEDVi（mL/m²）	建议的 RVESVi（mL/m²）
Therrien 等[71]	2005	17	34 ± 12	41.2	1.8 ± 0.9	59.9	170	85
Oosterhof 等[72]	2007	70	29（23～37）	59.1	1.6（0.9～5.2）	16.9	160	82
Henkens 等[73]	2007	27	30.8 ± 8.2	63.0	0.6（0.4～1.6）	51.8	N/R	100
Frigiola 等[74]b	2008	60	22 ± 11	54.9	1	60.0	150	N/R
Geva 等[75]	2010	61	21（11～58）	50.0	0.5	18.3	190	90
Lee 等[76]	2012	67	16.7（4.6～60.2）	60.1	5.9（0.3～13.5）	50.7	163	80
Bokma 等[77]	2016	65	29 ± 8.3	61.5	6.3（4.9～9.5）	21.5	160	80
Heng 等[78]	2017	47	35.8 ± 10.1	66.6	3（1～4.1）	70.2	158	82

连续变量以均数 ± 标准差、中位数［四分位数间距］或中位数（值的范围）表示
[a] 根据研究，定义有所不同
[b] 72% 的法洛四联症，剩下的是其他形式的流出道梗阻
RV，右心室；RVEDVi，右心室舒张期末容积指数；RVESVi，右心室收缩期末容积指数；N/R，未报告

室射血分数在术后改善并持续至中期,这表明随着时间的推移右心室逐渐恢复。术后LV容积和射血分数下降,但在3年时上升至高于基线水平[78]。相反,在另一项病例研究中,30例PR患者(三分之二有TOF)在经皮瓣膜置换术前、术后1个月和12个月接受了CMR评估。这项研究也发现了早期右心室缩小和LV容积增加,但RVEF没有改善或晚期没有进一步变化[79],这可能是由于样本量较小、随访时间较短或修复技术不同所致。ACC/AHA临床指南推荐右心室舒张期末容积<160 mL/m²和收缩期末容积<80 mL/m²作为瓣膜干预的阈值[40],但是最近的数据对瓣膜修复后右心室扩大持续存在的预后意义提出了质疑[80]。对于先天性肺动脉瓣狭窄外科术后残余PR的干预,目前尚无特定的最佳容积阈值,但其右心室扩大往往没有TOF严重[40]。

■ ASD/PAPVR

研究显示,TOF修复术后的患者右心室游离壁变形程度降低,这在心尖处更严重(见前文),而与此相反,ASD患者保留整体纵向应变和心尖超常应变。应变值与右心室大小相关,这或许代表其负荷依赖性和(或)提示右心室心尖部收缩使右心室输出量明显增加[58, 81]。然而,手术矫正后(甚至35年后),尤其是在心尖部,纵向应变下降[81, 82]。心尖应变与修复后的心脏功能相关[81]。尚不能确定这些残余异常是否为长期右心室容量超负荷、外科手术或两者共同作用的后果[82]。

正如预期的那样,右心室容量超负荷在这种情况下也会导致亚临床LV异常。一项比较继发孔型ASD患者与对照组的有创压力-容积关系的研究发现,LV舒张功能指标发生改变(等容舒张期增加、舒张时间不变),以及压力-容积关系曲线向左上移位[83]。影像学研究同样发现泵功能受损,如LV射血分数或室间隔纵向应变降低[84, 85]。

继发孔型ASD导致的长期右心室容量超负荷可导致死亡率升高,关闭缺损可改善预后[45]。因此,外科手术或经皮封堵术是ASD和PAPVR治疗的基石。但艾森门格生理或严重PH患者除外,在这种情况下,PH靶向药物治疗有一定作用[40]。在没有显著PH且具体存在体-肺分流[肺循环血流量(Qp)/体循环血流量(Qs)≥1.5]时,右心室扩大也是推荐关闭缺损的一个重要因素(即使没有临床症状)[40, 41]。一项小型回顾性研究发现,术前右心室收缩期末容积<75 mL/m²是经皮封堵术后右心室大小正常化的预测指标[86],但在推荐启动干预的特定阈值之前还需更多的数据支持。关闭缺损可使双心室大小、几何形状、收缩功能及心房扩大得到快速和较大改善(图8.11),然而,尤其是年龄较大的患者,不可能完全恢复(甚至在长达5年的随访中)[45, 87-89]。

小结

右心室容量超负荷表现为右心室扩大、舒张期室

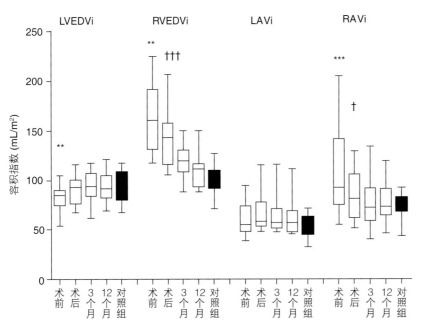

图8.11　与对照组相比,经导管ASD封堵术前和术后1年,CMR连续测量的心室和心房容积。术后即刻,左心室容积显著增加,右心室和右心房容积显著减小,3个月后右侧心腔进一步显著减小。RV容积在一年内持续下降,虽然差异没有显著统计学意义。闭合后左心房容积没有变化。**ASD关闭前后的对比,P<0.01;†术后与3个月后相比,P<0.05;†††术后与3个月后相比,P<0.001。LAVi,最大左心房容积指数;LVEDVi,左心室舒张期末容积指数;RVEDVi,右心室舒张期末容积指数;RAVi,最大右心房容积指数。(经授权转载自参考文献[89])

间隔平直和 LV 舒张容积减少。其临床进程明显好于右心室压力超负荷，虽然在数十年内其耐受性良好，但有大量证据表明，右心室容量超负荷会增加长期死亡率。无症状时，右心室扩大和（或）收缩功能障碍是决定修复潜在病因（右侧瓣膜病或三尖瓣前体–肺分流）的重要因素。延迟修复可能会导致右心室功能发生不可逆的变化，以及影响预后。右心室容量超负荷的分子生物学机制和从代偿到失代偿状态转换的机制尚不清楚，需要我们在合适的实验模型中进行深入研究，以提高对这种疾病的了解。

肺动脉高压和慢性血栓栓塞性肺高血压对右心室的影响

Right Ventricular Response to Pulmonary Arterial Hypertension and Chronic Thromboembolic Pulmonary Hypertension

Daniel N. Silverman, Chakradhari Inampudi, and Ryan J. Tedford*

引言

虽然肺动脉高压(pulmonary arterial hypertension, PAH)和慢性血栓栓塞性肺高血压(chronic thromboembolic pulmonary hypertension, CTEPH)都存在进展性肺血管重构,但每种疾病的初始病因不同。PAH可能是特发性或者与一些可以确定的原因相关(如,系统性硬化病等结缔组织疾病、药物、病毒感染、左向右分流的先天性心脏病或门静脉高压),而CTEPH有更明确的病因。在高凝状态下,包括遗传性凝血障碍、恶性肿瘤、抗磷脂抗体综合征或慢性炎症性疾病,血栓栓子导致近端和远端肺小动脉阻塞,引起其余非阻塞血管代偿性过度灌注,这进一步导致小动脉病变。

虽然PAH和CTEPH基础病因学的差异对治疗方案的选择有重要影响,但右心室(right ventricle, RV)对每种疾病的反应在很大程度上是一样的。肺动脉重构的净效应是肺血管阻力(pulmonary vascular resistence, PVR)增加,与特定的血管病理生物学无关。PAH及其他类型毛细血管前肺高血压的定义是:静息时肺动脉平均压(mean pulmonary artery pressure, mPAP)> 20 mmHg,且肺血管阻力≥ 3 WU

(Wood Unit)[1]。右心室适应虽然与后负荷增加有关,但前负荷和收缩力也起着决定性作用。

前负荷,代表舒张期的室壁张力,与心室充盈紧密联系在一起。收缩力,心肌细胞变硬的内在能力,是不依赖前、后负荷的特征。右心室后负荷是右心室射血过程中出现的右心室室壁应力,受平均阻力、血管顺应性和搏动性血流引起的动脉波反射等因素影响。右心室对后负荷的反应及其适应是由Frank-Starling(异长)和Anrep(等长)机制决定的[2, 3]。当后负荷增加到一定程度并超过了右心室收缩力和这些代偿机制的阈值时,心室扩大和功能障碍随之而来。

右心室与其后负荷之间的关系被称为右心室-肺动脉(pulmonary artery, PA)耦联。在PAH和CTEPH中,随着后负荷的增加,右心室-肺动脉耦联是一个主要的结局决定因素,而"失耦联"一词常用来描述心室和肺血管之间一种适应不良的关系[4]。失耦联还受到神经内分泌信号及其引起的炎症、纤维化、缺血和心肌细胞死亡的影响,这些因素直接影响右心室,而右心室后负荷进行性增加是右心室衰竭的主要决定因素[5]。在这里,我们讨论右心室对PAH和CTEPH的具体反应方式、右心室功能评估方法及适应不良的机制。

* D. N. Silverman · C. Inampudi · R. J. Tedford: Division of Cardiology, Department of Medicine, Medical University of South Carolina, Charleston, SC, USA. e-mail: dns200@musc.edu; tedfordr@musc.edu

S. P. Gaine et al. (eds.), *The Right Heart*, https://doi.org/10.1007/978-3-030-78255-9_9

右心室对负荷的反应

通常情况下,薄壁的右心室主要是作为体循环静脉回流的导引者,而不是肌肉泵[6]。因此,它不能很好地适应急性室壁应力增加,实验模型试图复制右心室后负荷急性增加的影响,例如大面积肺栓塞导致右心室急性扩大和泵衰竭[7, 8]。虽然右心室对急性后负荷增加的反应差,但对慢性容量负荷和(或)后负荷慢性和逐渐增加的耐受性良好。在这种情况下,右心室能够通过肥大和适应性自我调节来重构[9, 10]。

无论是前负荷还是后负荷,右心室对负荷的反应都可以更具体地描述为异长或等长调节。每次心搏时前负荷或后负荷的变化可以导致异长调节,其特征是Frank-Starling机制控制的心室几何形状变化(负荷增加时扩大)。虽然这种机制可以快速适应变化的前负荷或后负荷,但不能长时间代偿。根据von Anrep在1912年的观察,急性和亚急性负荷变化也可以引起收缩调节,其中持续负荷增加导致收缩力增加[3]。

von Anrep曾指出牵拉刺激引起的自分泌或旁分泌反应导致收缩力增加,随后的研究已经进一步阐明了这一适应的潜在机制。心肌细胞肥大、肌节增生和肌丝特性改变,都是重构的一部分,促进收缩力增加[3, 11-13]。在心肌细胞水平,负荷增加的反应是通过Na^+/Ca^{2+}交换体使心肌细胞膜Ca^{2+}内流增加[14, 15]。最终,右心室适应性肥大,使净室壁应力减少,收缩力增加[16]。

■ 先天性心脏病肺动脉高压的右心室重构

在先天性心脏病相关PAH导致的艾森门格综合征(Eisenmenger syndrome, ES)中,我们也许可以了解右心室对后负荷增加的耐受性[17]。ES肺动脉高压较其他类型PAH进展缓慢,患者耐受性好,这也许是对后负荷增加的时间依赖性调节的最好例子[18]。先天性缺损导致的左向右分流最终造成肺血管重构、肺血管阻力增加、右心室后负荷增加和右向左反向分流。这一过程通常会持续数年甚至数十年,与其他类型PAH相比,其右心功能明显更好,这至少在一定程度上与右心室早期持续暴露于后负荷增加有关[19]。

■ 慢性血栓栓塞性肺高血压的右心室重构

右心室后负荷是阻力性(resistive)和容积性(capacitive)负荷的组合。更具体地说,左心房压力、肺血管顺应性和肺血管阻力是右心室后负荷的生理性组成因素。在慢性血栓栓塞性肺高血压中,近端和远端血管病变都会使右心室后负荷增加。与体循环

相反,肺血管系统的近端血管大约仅占其血管顺应性或血液储存能力的20%[20]。因此,近端阻塞性病变不增加肺血管阻力,对血管顺应性和搏动性后负荷的影响也不大[21]。尽管如此,近期也有几个研究表明,近端阻塞性病变可能通过改变右心室射血时压力波的传播而产生额外的负荷[22, 23]。这些发现对右心室功能的潜在影响仍有待充分阐明。

PAH和CTEPH后负荷增加所致右心室重构的大多数特征似乎是相同的。而CTEPH特有的右心室重构特征可能是左、右心室失同步(电和机械)[21]。一项纳入了17例CTEPH患者的前瞻性MRI研究显示,外科肺动脉内膜剥脱术(pulmonary endarterectomy, PEA)后右心室重构参数改善(右心室质量、大小和应力减小)。PEA术后,通过三尖瓣环平面收缩期位移(tricuspid annular plane systolic excursion, TAPSE)测得的右心功能下降,可能是由于术后整体心脏质量的变化;随后,右心功能有所改善,但到1年时仍未完全恢复[24]。迄今为止,多项研究评估了CTEPH患者PEA后的右心室重构,即右心室几何形状、右心室射血分数(ejection fraction, EF)和右心室心肌形变。这些研究均发现PEA后右心重构逆转,即右心室和RA大小、右心室整体纵向应变和右心室整体周向应变都有所改善。值得注意的是,PEA后,RV-PA耦联也得到改善,但没有恢复到正常[25-30]。具体而言,右心室储备仍然受损,至少部分是由变时性功能不全所致[31, 32]。

右心室收缩力的评估

超声心动图和心脏磁共振成像均是颇具价值的无创检测工具,能够全面评估右心室收缩功能。然而,由于基于每搏输出量测量的负荷依赖性,它们在评估右心室收缩力方面的能力受到限制。衡量右心室收缩力的金标准是通过有创血流动力学评估获得的压力-容积(pressure-volume, P-V)关系。这类研究使测量收缩期末弹性(end-systolic elastance, E_{es})(一种很大程度上与负荷无关的收缩力测量)和右心室后负荷[用肺动脉弹性(pulmonary arterial elastance, E_a)来估测]成为可能。

■ 超声心动图

超声心动图相对普遍且易于使用,是评估肺高血压和右心室功能的重要诊断工具。它通常是识别和鉴别PH的首选诊断性检查,也是一种预后预

测工具[33, 34]。不过，它有明显的局限性。在一项针对PAH患者的早期研究中，认为TAPSE有望成为预后预测指标，但随后的评估显示其预测能力不是很强[35, 36]。尤其是在那些症状更严重和右心室扩大程度更重的患者中，TAPSE的结局预测能力更差[35]。二维超声心动图测量的右心室面积变化分数（心肌缩短）等其他右心室功能指标也被证明可以预测生存[35]。右心室心肌性能指数是一个反映收缩和舒张功能的复合指标，也可以预测生存，由于它的推导过程比较耗时，所以不太常用[35]。

　　3D超声心动图纵向应变等更复杂的超声心动图成像方法也很有前景。3D超声心动图能够更好地捕捉到右心室流出道等成像难度比较大的右心室几何形状。因此，根据心脏磁共振（cardiac magnetic resonance imaging, CMR）容积测量验证的参考值，它可以更好地定量测量右心室功能[37]。应用2D或3D超声心动图测量右心室纵向应变，是另一种预测肺高血压患者生存的方法[38]。

■ 心脏磁共振成像

　　尽管3D超声心动图在高保真重现右心室容积方面取得了相当大的进展，但CMR仍然是无创评估右心室形态和功能的金标准。通过CMR单纯评估右心室容积和每搏输出量有一定的预后价值[39]。右心室质量也可以独立预测PAH结局[40]。除此之外，右心室每搏输出量与收缩期末容积的比值和右心室质量与容积的比值等指标可以提供进一步的预后信息，特别是涉及治疗反应和功能受损[41, 42]。就像应用超声心动图应变成像一样，CMR应变成像可以准确测量右心室局部心肌形变。使用特征追踪法测量形变的研究表明，在慢性压力超负荷状态下，右心室形变与舒张期末容积增加和舒张功能受损相关[43]。

　　CMR还有其他功能，尤其是延迟强化成像和T1-mapping。使用钆对比剂的延迟强化成像在诊断肺高血压和预测不良结局方面是一种新的应用。具体来说，右心室插入部延迟增强与PAH患者mPAP升高和不良结局密切相关[44]。T1-mapping可以评估弥漫性心肌病变，并可以在PAH等疾病中灵敏地检测心脏纤维化，以及舒张期末硬度等相关指标[43]。

■ 压力-容积环

右心室收缩力测量——收缩期末弹性

　　超声心动图和CMR可以详细量化腔室大小和测量右心室性能，但它们是间接评估，且受负荷状态的影响。评估右心室功能（尤其是右心室收缩力）的金标准是P-V关系测量。根据这一观察，即在心动周期中LV收缩和舒张的可预见性，我们可以确定心室弹性与负荷无关，是恒定的[45]。因此，前负荷降低时可以产生一组P-V环，我们可以拟合出一条线性回归线［或"等时线"（isochrome）］，从心动周期开始连接每个P-V环上同一时间点对应的压力-容积点。回归线在时间t与容积的截距表示为$V_0(t)$，每条回归线的斜率是时变弹性（time-varying elastance）$[(E)t]$，这些等时线的最大斜率［收缩期末压力（end-systolic pressure, ESP）与收缩期末容积（end-systolic volume, ESV）的最大比值］代表最大弹性（E_{max}）[45, 46]。这种方法最先用在左心室，后来也被用于右心室[47]（图9.1），但它有两个明显的局限性。

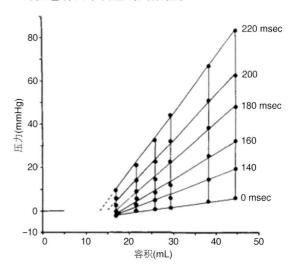

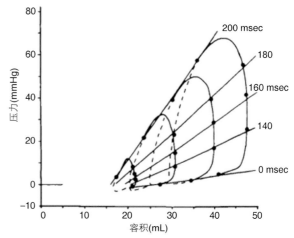

图9.1　一组等容期（上图）和射血期（下图）的等时线数据点和计算的回归线。［转载自Maughan, W. L., Shoukas, A. A., Sagawa, K., & Weisfeldt, M. L. (1979). Instantaneous pressure-volume relationship of the canine right ventricle. Circ Res, 44(3), 309-315. https://doi.org/10.1161/01.res.44.3.309］

因为收缩期的时限随负荷的变化而变化，斜率最大的等时线不一定与该组P-V环的外边界拟合（如前所述，从心动周期开始连接每个P-V环上同一时间点对应的压力-容积点）。相反，为了找到最大弹性，需要不依赖心动周期计时，确定每个环的压力与容积之比的最大值。连接收缩期末各点而不是心动周期中某一特定时间，计算收缩期末压力-容积关系（end-systolic pressure-volume relationship，ESPVR）的斜率，该斜率代表收缩期末弹性（E_{es}）[48]（图9.2）。在这种不依赖时间的方法中，V_0是基于最大压力/容积相关等时线的容积截距来计算的[48]。因此，E_{es}采用了与E_{max}相似但不同的测量方法，考虑了负荷对收缩期的影响，并以与负荷相对无关的方式对收缩力进行了更准确的评估。

虽然多心动周期P-V关系是评估心室功能的金标准（图9.3a），但由于其复杂性和需要专业设备，所以不适合临床应用。计算E_{es}需要更简单的方法，单心动周期法应运而生[49]。单心动周期法（single-beat method）最初是在左心室测试和验证的[50, 51]，Brimioulle和同事们支持在RV采用同样的方法，在随后的研究中证明了单心动周期法也可以估测RV的E_{es}[52, 53]。通过将正弦曲线拟合到RV压力曲线的等容

部分，确定P_{max}（图9.3b）。P_{max}是RV向无穷大负荷射血时可能产生的理论压力。然后，将P_{max}与舒张期末容积（end-diastolic volume，EDV）配对，经过点（P_{max}，EDV）和点（ESP，ESV）的直线斜率即为E_{es}（单心动周期法）（图9.3c）。在Brimioulle的研究中，P_{max}与急性犬肺动脉闭塞产生的最大RV压力一致。然而，单心动周期法用于诊断和预后评估的结果不一致[54-58]。

Inuzuka和同事们发现E_{es}（单心动周期法）与多心动周期测量的E_{es}之间没有很强的相关性，不过，在E_{es}较低的受试者中相关性较好[55]。更近的一项以PAH患者为主（36例PAH患者，2例CTEPH患者）的研究显示，E_{es}（单心动周期法）与多心动周期获得的收缩力测量有良好的相关性[56]。与Inuzuka的队列研究相比，Richter队列研究纳入对象的静息右心室功能较低。Richter的研究也发现单心动周期法测量的右心室收缩力和RV-PA耦联与临床恶化时间有关，但是之前的2项研究没有发现类似的预后价值[57, 58]。

单心动周期法测量的一个主要难点是在右心室压力曲线中选择等容期，其中单个时间点的纳入或排除会极大地影响P_{max}的计算。有研究建议采用二阶导数法，以最小化在等容期压力估测时观察者之间的差异性[59]。

后负荷测量——肺动脉弹性

肺动脉弹性代表阻力性后负荷和搏动性后负荷的总和。虽然普遍认为E_a是反映后负荷的可靠指标，但它并不是反映室壁应力的直接指标，也不像肺动脉输入阻抗（input impedence）那样全面，后者需要同时测量压力和血流[18]。在20世纪80年代中期，有人提出利用三阶风箱模型（three windkessel model）将动脉负荷合并为动脉弹性[16]。该模型中，E_a是一个变量，包括总的平均阻力、收缩期和舒张期的间隔时间，以及舒张期压力衰减时间常数τ（tau）[60]。同样，这些模型最初是在LV和体循环中被研究的，后来经过测试和验证，用于评估RV-PA的相互作用[61, 62]。Kelly和Kass准确算出，通过P-V环获得的收缩期末压力和每搏输出量（ESP/SV）的比值约等于风箱模型的E_a[63]。此外，ESP/SV表示压力是容积的函数（mmHg/mL），与E_{es}的单位相同，因此与弹性比值（E_{es}/E_a）的意义相当，均可表示RV-PA耦联[18]。

当以ESP/SV作为E_a估测值时，E_a就可以通过无

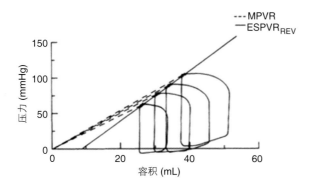

图9.2 忽略V_0的平均压力-容积关系（mean pressure-volume relationship，MPVR）（虚线）和收缩期末压力-容积关系（end-systolic pressure-volume relationship，ESPVR_REF）（实线）的比较。MPVR随负荷状态的变化而变化。用4个MPVR点（xs）来计算ESPVR_REF。用这个第一近似值得出的容积轴截距（V_0）测定收缩期末P-V点（实心点），然后得出一个新的ESPVR_REF。重复迭代，直到V_0不再变化。〔转载自Kono, A., Maughan, W. L., Sunagawa, K., Hamilton, K., Sagawa, K., & Weisfeldt, M. L. (1984). The use of left ventricular end-ejection pressure and peak pressure in the estimation of the end-systolic pressure-volume relationship. Circulation, 70(6), 1057-1065. https://doi.org/10.1161/01.CIR.70.6.1057〕

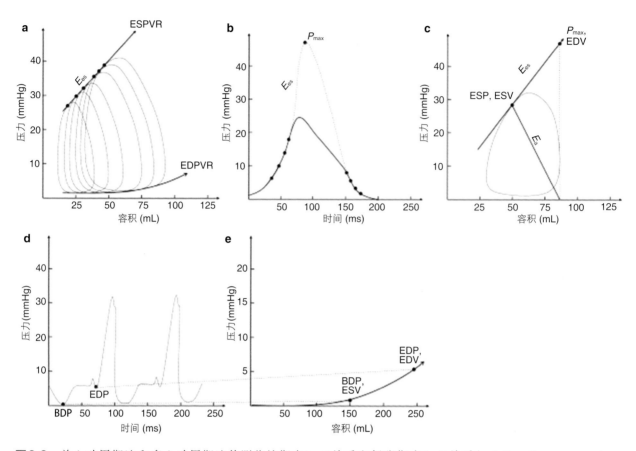

图9.3 单心动周期法和多心动周期法估测收缩期末P-V关系和舒张期末P-V关系(end-diastolic pressure-volume relationship, EDPVR)。(a) 前负荷降低时的P-V环。通过连接收缩期末各点得出ESPVR；其斜率为E_{es}。通过拟合舒张期末各点得出EDPVR，其呈曲线。(b, c) 使用Brimioulle及其同事的方法，单心动周期估测ESPVR。通过将正弦曲线拟合到RV压力曲线的等容部分来推算峰值等容压(P_{max})。(c) 用一条直线连接P_{max}和右心室P-V图，形成ESPVR线；其斜率为E_{es}。再用一条直线连接收缩期末到舒张期末；其斜率为E_a。(d, e) 单心动周期法估测EDPVR。(d) 舒张期末容积与舒张期末压力(end-diastolic pressure, EDP)相结合，收缩期末容积与舒张初期压力(beginning-diastolic pressure, BDP)相结合。(e) 通过提取的点拟合一条非线性说明线。[转载自El Hajj MC, Viray MC, Tedford RJ. Right Heart Failure: A Hemodynamic Review. Cardiol Clin. 2020; 38(2): 161-173]

创的方法计算得出了[10, 64, 65]。在肺血管没有病变的情况下，右心室将血液射入低阻抗循环，整个射血过程中压力下降(图9.4a)。因此，最适合以mPAP作为ESP的估测值[66]。然而，即使是轻度PAH中，整个射血过程中压力也会上升，并在接近收缩期末达到峰值(图9.4b)。因此，与mPAP相比，右心室收缩压或肺动脉收缩压可以更好地估计ESP[67, 68]。有两项研究表明，在PH中，使用mPAP会低估ESP[69, 70]。更重要的是，E_{es}/E_a(RV-PA耦联比值)被明显高估了[68, 69]。

收缩力测量——前负荷补充搏功

另一个表示心脏内在功能的衡量指标是前负荷补充搏功(preload recruitable stroke work, PRSW)。PRSW，表示为M_{sw}，可以通过心室功能曲线获得，即通过绘制右心室性能(搏功)与前负荷(EDV)的关系来获得。当右心室收缩力增加时，搏功与前负荷的关系上移，而当收缩力减少时则相反。测量PRSW也需要在一定的容积范围内的一组P-V关系，就像E_{es}一样。一些研究表明，与E_{es}相比，PRSW(反映RV收缩力的指标)更线性，对负荷更不敏感[71]。单心动周期法也已被提出[55]。M_{sw}虽然是一个良好的指标，但与后负荷单位不同，很难用于表示RV-PA耦联。

PAH和CTEPH右心室收缩力和心室-动脉耦联的改变

右心室与其后负荷之间的相互作用——被称为RV-PA耦联——对于PAH和CTEPH的右心室功能和预后至关重要。

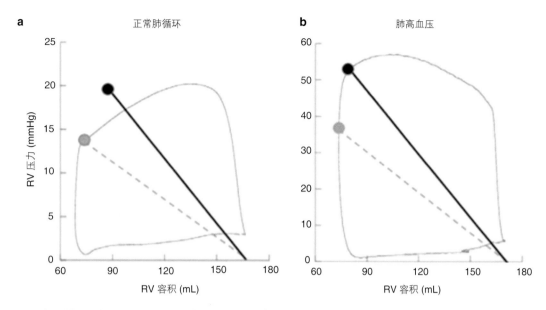

图9.4 （a）正常肺循环：右心室压力在整个射血过程中下降，RV收缩压高估了收缩期末压力，射血期末容积可能低于收缩期末容积。使用肺动脉收缩压估计有效动脉弹性（E_a）（黑色实线）可能高估了RV后负荷。灰色虚线代表使用肺动脉平均压和射血期末容积估计E_a。（b）肺高血压：RV压力在整个射血过程中上升，在收缩期末达到峰值。射血期末和收缩期末容积相似。E_a（黑色实线）比E_a（灰色虚线）更能代表RV总负荷。［转载自Tedford, R. J., Hsu, S., & Kass, D. A. (2020). Letter by Tedford et al. Regarding Article, "Effective Arterial Elastance in the Pulmonary Arterial Circulation: Derivation, Assumptions, and Clinical Applications". Circulation. Heart failure, 13(5), e007081. https://doi.org/10.1161/circheartfailure.120.007081 ］

■ 右心室-肺动脉耦联的压力-容积环

在PAH中，等长自身调节、肥大和相关重构导致收缩力增加，从而在早期可以维持"耦联"，E_{es}随着E_a的增加而增加。左（和右）心室这些数值之间的正常比值一般在1.5和2.0之间[16]。更近的一项在动物模型中评估右心室的研究发现，右心室最大搏功出现在E_{es}/E_a值在1.0左右时，该值在0.7左右时发生失耦联[72]。

E_{es}/E_a的值下降反映后负荷超过了右心室的适应能力，RV-PA相互作用失耦联。充盈压上升并出现右心室衰竭的临床综合征。某些个体等长自身调节失败的原因及时机尚不清楚。然而，在右心室形态学发生变化（心室扩大和质量/容积值减小）之前，右心室失耦联可能比临床右心室衰竭更早出现[43]。

■ 右心室-肺动脉耦联预测肺动脉高压结局

近期2项研究首次显示了多心动周期RV-PA耦联测量的预后价值。第一项研究发现，通过多心动周期测量，E_{es}/E_a为0.7是临床恶化时间的独立预测因素，临床恶化定义为6分钟步行距离减少、功能分级恶化或因临床恶化需要再入院[56]。这些结果与同一课题组先前的研究数据相关，表明E_{es}/E_a为0.805与右心室衰竭（右心室容积增加和右心室射血分数小于

35%）有关[73]。第二项研究纳入了较多RVEF保留的受试者（平均49%），发现类似的E_{es}/E_a值（0.65）可以区分临床恶化的受试者[74]。传统的右心室功能和容积测量在各组之间没有差异。

■ 右心室-肺动脉耦联的超声心动图评估

几种超声心动图成像方法已被用于测量RV-PA耦联。在一种方法中，TAPSE与RV收缩期末面积的比值等于收缩力，而PASP/SV等于后负荷。在一项心力衰竭患者的研究中，TAPSE/PASP被用来描述RV-PA耦联[75]。TAPSE/PASP的值已被证明与有创方法测量的反映RV-PA耦联的指标、功能分级和其他临床指标轻度相关[76, 77]。

■ 右心室-肺动脉耦联的CMR评估

为了避免经导管（有创）测量评估RV-PA耦联，人们已经尝试了很多方法。如果E_{es} = ESP/（ESV − V_0），E_a = ESP/SV，E_{es}/E_a简化为SV/（ESV − V_0）。假设V_0可以忽略不计，那么E_{es}/E_a将等于SV/ESV[78]。虽然这种方法很吸引人并且有预后价值，但假设无负荷右心室的容积（V_0）最小是不正确的[79]。事实上，已有一些研究表明，这种方法低估了E_{es}[80-82]。更近的一项研究表明，V_0可以估计为 − 50.01 + 0.7 × ESV，不过这需要进一步验证[56]。同样重要的是，认识到

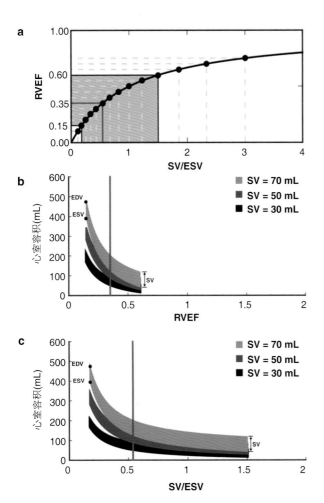

图9.5 （a）右心室射血分数（right ventricular ejection fraction, RVEF）和每搏输出量（stroke volume, SV）与ESV的比值呈非线性关系。灰色区域表示肺高血压的RVEF范围（0.15～0.60），红线表示RVEF和相应SV/ESV的临界值，可以预测结局。（b, c）在给定SV时，心室容积（EDV和ESV）与RVEF和SV/ESV呈非线性关系。随着RVEF和SV/ESV的降低，为了维持每搏输出量，心室容积必须增加，或者需要改变收缩力。红线表示的是RVEF和相应SV/ESV的临界值，可以预测结局。（转载自 Vanderpool RR, Rischard F, Naeije R, Hunter K, Simon MA. Simple functional imaging of the right ventricle in pulmonary hypertension: Can right ventricular ejection fraction be improved? Int J Cardiol. 2016; 223: 93–4）

SV/ESV在数学上与RVEF有关[79]。SV/ESV呈非线性关系（图9.5），生理范围更大和对变化更敏感，因此SV/ESV可能是一个更好的结局预测指标[79]。

右心室-肺动脉耦联与疾病

　　同样的疾病背景下，有些个体发生失耦联，而有些没有，这种导致失耦联的原因仍然是一个活跃的研

究领域。一些研究已经在努力尝试研究特定疾病状态或综合征中的RV-PA耦联。

■ 特发性PAH和系统性硬化病相关PAH右心室-肺动脉耦联

　　众所周知，系统性硬化病（systemic sclerosis, SSc）相关PAH患者比特发性PAH（idiopathic pulmonary artery hypertension, IPAH）患者生存率更低。目前，几项研究表明，与IPAH相比，SSc-PAH右心室收缩力（图9.6）、RV-PA耦联和右心室储备受损[81,82]。虽然有些研究表明SSc-PAH患者右心室在同样的后负荷水平下肥大程度较低[83]，但大多研究不支持这一观察结果[84]。在SSc-PAH组中，肌丝异常导致右心室整体收缩功能缺陷[12]。从分离的心肌细胞（从右心室室间隔活检中获得）产生的最大收缩力已经证明了参与心肌细胞收缩的细胞器存在缺陷（图9.7）。重要的是，这些从右心室室间隔获得的单个心肌细胞的力-钙测量（force-calcium measure）与右心室收缩力的整体测量密切相关。

　　有趣的是，与对照组相比，IPAH受试者收缩力超强，这与整体E_{es}增加有关。即使在疾病末期，E_{es}和收缩力的增加似乎仍保留[85]。这表明后负荷是导致RV-PA失耦联的主要原因。

■ 先天性心脏病中的右心室-肺动脉耦联

　　先天性心脏病相关PAH涉及病理学、解剖病因和干预等很多内容。从这些特定的疾病中可以看出，右心室也许可以适应后负荷增加。一项研究中，研究对象为法洛四联症（tetralogy of Fallot, TOF）外科修复术后出现右心室扩大的患者，在其基线和正性肌力药物（多巴酚丁胺）输注后进行压力-容积环测量。随着正性肌力药物的输注，E_{es}增加，但RV-PA耦联仍有显著受损。有趣的是，失耦联似乎与患者接受的修复方式有关，与经心房入路相比，跨瓣环补片修复术患者在多巴酚丁胺作用下失耦联更严重[86]。在另一项回顾性研究中，将TOF伴至少中度肺动脉瓣反流和RVEF保留的成人患者与倾向性匹配的正常RVEF成人进行比较。使用Guazzi等描述的超声心动图法评估RV-PA耦联。尽管两组的RVEF都正常，但TOF组RV-PA耦联明显较低[87]。

■ 慢性血栓栓塞性肺高血压中的右心室-肺动脉耦联

　　在慢性血栓栓塞性疾病（chronic thromboembolic disease, CTED）中，在伴有和不伴有PH的个体中比较了RV-PA耦联。在一项使用经MRI验证的容积

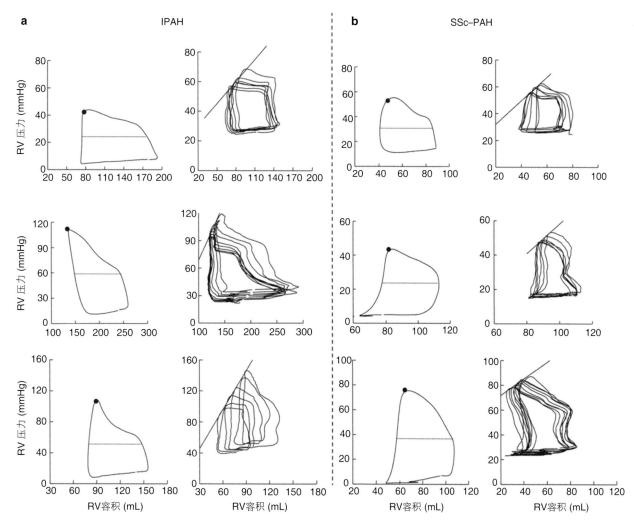

图9.6　6名患者的RV压力-容积环,其中3名为(a)IPAH,3名为(b)SSc-PAH。两个队列的静态环(左)显示,右心室压力在整个射血过程中上升,在收缩期末达到峰值;与肺动脉高压引起的右心室后负荷增加一致。黑点表示收缩期末压力-容积点,横线表示环宽(每搏输出量)。动脉弹性(E_a)是收缩期末压力与每搏输出量的比值。在Valsalva动作期间产生的环中(右图),由于胸内压上升,数据整体上移,但当保持这种状态的时候,即Valsalva动作的第二阶段,充盈量和压力-容积关系(包括收缩期末压力-容积关系)随心动周期下降(黑线)。斜率是收缩期末弹性(E_{es})。(转载自Tedford RJ, Mudd JO, Girgis RE, et al. Right ventricular dysfunction in systemic sclerosis associated pulmonary arterial hypertension. Circulation Heart Fail 2013; 6: 953-963)

图9.7　对照组、IPAH和SSc-PAH心肌细胞的力-钙(force-calcium)数据,用以获取最大钙激活张力(F_{max})和钙离子敏感性(EC_{50})($n=7$)。[转载自Hsu S, Kokkonen-Simon KM, Kirk JA, Kolb TM, Damico RL, Mathai SC, et al. Right Ventricular Myofilament Functional Differences in Humans with Systemic Sclerosis-Associated Versus Idiopathic Pulmonary Arterial Hypertension. Circulation. 2018; 137(22): 2360-70]

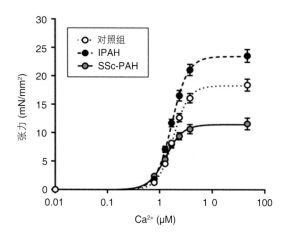

和电导导管测量P-V环的研究中,发现CTED组的E_{es}和E_a均比CTEPH组低。然而,只有CTEPH组的RV-PA耦联降低[88]。随后的研究中,尽管CTED患者比例小,但也证实了RV-PA耦联受损,即隐匿性右心室功能障碍[72]。

■ 右心室-肺动脉耦联的性别差异

在IPAH患者中,女性RVEF往往比男性高,这表明右心室收缩力和RV-PA耦联可能存在性别依赖性差异[89]。在一项对PAH或CTEPH患者的前瞻性研究中,通过多心动周期法RV-PA耦联评估右心室功能[90],研究发现女性患者的E_{es}和E_{es}/E_a值显著高于男性。女性患者的舒张功能和右心室质量指数也更低。然而,女性受试者心右心室的质量/容积值与男性没有差异,以往研究表明该指标与PAH临床恶化相关[41]。总之,这些结果表明,与男性相比,女性PAH患者可能有更好的右心室收缩力和RV-PA耦联保留,

这也许解释了为什么女性PAH患者生存率更高[89]。

■ 右心室储备

右心室在给定负荷水平下增强收缩力的能力,被称为右心室收缩储备,可以通过运动或药物负荷试验(如多巴酚丁胺)来测定[91]。右心室收缩储备也可能与静息RV-PA耦联有关,可以作为一项无创替代指标[92]。更近的一项比较IPAH和SSc-PAH患者的研究表明,SSc-PAH患者在亚极量运动时无法增强收缩力:为了维持搏出量,与IPAH受试者相比,SSc-PAH患者右心室扩大(异长自身调节)以增加RVEDV,所以RVEF下降[82](图9.8)。除了用于评估右心室功能障碍的严重程度外,右心室储备可能有助于检测PAH亚临床右心室衰竭,即使静息时右心室功能测量正常[93, 94]。最后,右心室收缩储备可提供预后价值,与临床指标(6分钟步行距离、峰值VO_2)及生存率有良好的相关性[95]。

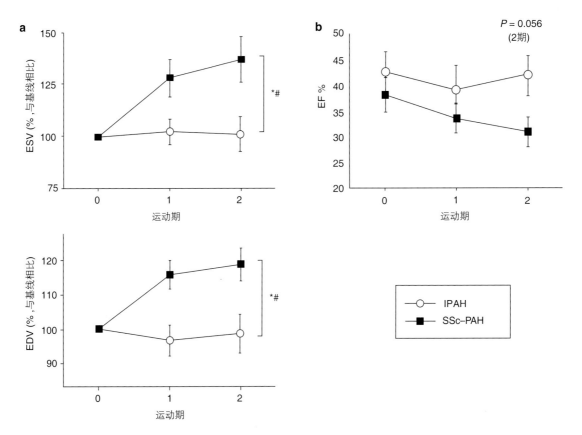

图9.8 运动时RV收缩期末容积和舒张期末容积的变化。(a)两组患者ESV和EDV在运动的0到2阶段的变化百分数。SSc-PAH受试者的ESV和EDV急剧增加,而IPAH受试者由于收缩力增加,所以随着负荷增加RV容积保持稳定。(b)尽管每搏输出量因Frank-Starling机制而受到关注,但是SSc-PAH的RVEF随着运动的增加而下降,而IPAH在亚极量运动(25W,第二阶段)时仅有下降趋势。[转载自Hsu, S., Houston, B. A., Tampakakis, E., Bacher, A. C., Rhodes, P. S., Mathai, S. C., et al. (2016). Right Ventricular Functional Reserve in Pulmonary Arterial Hypertension. Circulation, 133(24), 2413-2422. https://doi.org/10.1161/CIRCULATIONAHA.116.022082]

肺动脉高压右心室适应不良的机制

尽管肺血管病变是PAH的原因，但决定PAH预后的是右心室功能的适应和随后的下降，以及伴随的失耦联。如上所述，不同亚型的PAH发生右心室衰竭的风险不同[96]。在PAH中，尽管血流动力学负荷程度相似，但右心室肥大反应明显不同，向右心室衰竭的进展也很难预测[13]。尽管如此，一些具体的形态学变化特征可以表示右心室不良适应性肥大，如纤维化、离心性肥大和扩大。目前，衰竭右心室中发现的代谢和能量变化可以使我们了解疾病进展，确定不良适应性重构的分子基础，而不仅限于量化右心室肥大程度。

▪ 大血管和微血管性右心室缺血

右心室肥大是对后负荷增加的一种适应性改变，会导致右心室收缩压（right ventricular systolic pressure, RVSP）升高。当RVSP接近体循环压力时，右冠状动脉（right coronary artery, RCA）的收缩期灌注可能减少。在严重右心室肥大的患者中，总的平均冠状动脉血流减少[97]。而在动物试验中，右心室功能障碍只有在灌注压下降到50 mmHg以下时才会出现，表明存在其他缺血机制。如可能是冠状动脉微循环减少，即毛细血管减少[98]。这种机制可能是对Hsu等人针对SSc-PAH右心室心肌细胞功能障碍最新研究发现的补充[12, 96, 99]。在失代偿右心室肥大中，活性氧增加也可能抑制低氧诱导因子-1α等血管生成促进因子，进一步影响血流和促进缺血[13]。

▪ 右心室心肌代谢转换

典型的心脏代谢优先利用脂肪酸氧化作为主要能量来源，右心室肥大与葡萄糖代谢依赖有关，而右心室衰竭一般与氧化磷酸化转换为有氧糖酵解有关[100]。随着糖酵解的增加，丙酮酸也随之增加，这就需要丙酮酸脱氢酶（pyruvate dehydrogenase, PDH）进行更多氧化磷酸化产生能量（ATP）。随着右心室肥大，丙酮酸脱氢酶激酶（pyruvate dehydrogenase kinase, PDK）的表达和活性增加。PDK抑制PDH，然后抑制乙酰辅酶A的形成，这可以减慢柠檬酸循环并减少能量的产生（以及减少氧耗）[101]。这种向低效能量产生模式的代谢转换与右心室收缩力受损及心输出量下降和电异常有关[102]。

伴随糖酵解转换的是谷氨酰胺代谢的增加，称为谷氨酰胺代谢[103]。癌细胞也利用这种代谢途径，以促进细胞快速生长但不发生凋亡，在RVH中，这似乎是由毛细血管稀疏和右心室缺血引起的。谷氨酰胺代谢的下游效应包括丙酮酸产物增加和经乳酸脱氢酶向乳酸转化增加。同时，葡萄糖氧化被抑制[103]。右心室心肌细胞中线粒体数量减少，剩余线粒体功能紊乱，使氧化能力减低进一步加剧[104]。尚不明确这是右心室功能障碍的原因还是结果。

骨形成蛋白受体2型（bone morphogenetic protein receptor type 2, BMPR2）基因的功能缺失突变是已知最常见的遗传病因，BMPR2基因突变的PAH患者比没有突变的个体右心室功能障碍更严重[105, 106]。BMPR2是转化生长因子-β（transforming growth factor-beta, TGF-β）家族的成员，表达于心肌细胞及心室内皮细胞[107]。一般认为，TGF-β/BMP的平衡影响右心室对慢性负荷的适应，在实验模型中，BMPR2基因突变可以使右心室对长期压力负荷的肥大反应发生改变[108]。具体来说，该突变与脂肪酸氧化和糖酵解受损有关，随之而来的是右心室脂质堆积和脂毒性[108-110]。其他小组进一步研究发现，在没有BMPR2基因突变的PAH患者中，糖酵解和脂肪酸氧化信号通路的mRNA表达增加，这表明BMPR2基因突变患者的代偿能力受损，右心室的代谢模式不能恰当地调节能量生成以适应负荷增加[111]。

▪ 神经激素激活

与左心衰竭一样，合并右心室衰竭的PAH患者循环儿茶酚胺水平高，且其水平不能随运动而增加[112]。衰竭右心室除了对运动的变力反应下降以外，变时反应也下降，并且心率恢复延迟[113]。同样，衰竭右心室对激动β肾上腺素受体的正性肌力药物的反应减弱，可能是由于α1、β1和多巴胺受体下调的原因[112]。此外，可能是因为右心室衰竭时肾上腺素反应被全部激活，所以儿茶酚胺类药物几乎不起作用[114]。这种变力储备（inotropic reserve）的减少也有预后价值，与生存不良有关[115]。此外，通过儿茶酚胺结合β1肾上腺素受体激活的蛋白激酶A（protein kinase A, PKA）减少，导致PKA介导的钙处理相关蛋白磷酸化减少和肌丝功能下降。这意味着除了收缩功能和变力储备（inotropic reserve）受损外，高伴肌连蛋白（titin）去磷酸化和纤维化增加，PAH右心室舒张期硬度增加[85, 116]。

右心室功能受损和肾脏灌注改变导致肾素释放，从而激活肾素-血管紧张素-醛固酮（renin-angiotensin-aldosterone, RAAS）轴。这种代偿反应被持续激活，与右心室功能进行性损害和不良预后有关[117, 118]。这些观察结果已经被应用于药物性神经激素阻断和肾脏去神经的研究，作为潜在的治疗方法，有很好的结果[119-121]。具体来说，在实验性PH动物模型中，用乙酰胆碱酯酶抑制剂吡啶斯的明刺激副交感神经已被证明可以改善右心室功能、降低肺血管重构和改善生存[122]。

■ 代谢综合征与右心室重构

一个新的研究领域是胰岛素抵抗与PAH的关系，因为它与右心室功能有关。基于动物研究的结果表明，代谢综合征（高血压、甘油三酯水平升高、高密度脂蛋白降低、肥胖和高血糖）可能与肺血管疾病有关。例如，载脂蛋白E（apolipoprotein E, ApoE）被认为在血管病中具有保护作用，因为它能减少血液中氧化型低密度脂蛋白，而它在PAH患者肺组织中表达减少。在ApoE缺乏小鼠中，高脂饮食会导致肺高血压。正如ApoE表达减少好像促进了肺高血压的发生一样，其他介质，如过氧化物酶体增殖物激活受体γ（peroxisome proliferator-activated receptor γ, PPARγ；治疗糖尿病的格列酮类药物靶点）等葡萄糖代谢和脂肪生成的调节因子[123, 124]。这些发现推动了动物研究，这些研究显示，西方饮食（高脂肪含量）饲养的小鼠出现了胰岛素抵抗和右心室肥大、RVSP升高和心肌脂质沉积（不成比例地沉积在右心室）增加。肺动脉环束术（模拟右心室压力超负荷）加西式饮食饲养的小鼠右心室肥大更明显、脂质沉积更多、右心室射血分数更低和右心室舒张功能障碍更重[125, 126]。在最近完成的一项在PAH患者中使用二甲双胍的单中心研究中，研究者评估了右心室功能（通过超声心动图）、代谢组学分析和MR光谱测定右心室甘油三酯含量和6分钟步行距离等临床终点。虽然二甲双胍没有影响6分钟步行距离，但右心室面积变化分数显著改善，并且在特异评估的亚组患者中，右心室甘油三酯含量减少[126]。这项研究为进一步研究二甲双胍和其他改善代谢紊乱的药物及其在右心室功能障碍中的作用提供了新思路。

PAH和CTEPH右心室舒张功能障碍

虽然PAH右心室衰竭的研究重点主要集中在收缩功能，但右心室舒张功能障碍也是明显的，并导致右心室功能障碍和预后不良[9]。舒张期硬度是腔室内在硬度、容积变化和心肌细胞收缩系统改变的结果。例如，在PA环束引起的持续压力超负荷动物模型中，右心室重构导致右心室游离壁硬度增加、胶原纤维和肌原纤维重排增加，以及纤维内在硬度增加[127]。在使用电导导管进行血流动力学测量时，以上这些变化转换为右心室舒张期硬度[用舒张期末弹性（end-diastolic elastance, E_{ed}）表示]增加[128]。肌细胞收缩系统磷酸化模式的变化也引起肌连蛋白去磷酸化、肌钙蛋白I去磷酸化（导致Ca^{2+}敏感性增加），以及肌质网Ca^{2+}-ATP酶（sarcoplasmic reticulum Ca^{2+} ATPase, SERCA）和受磷蛋白去磷酸化（导致舒张期Ca^{2+}清除减少）[85, 116, 129]。在这些情况下，心肌细胞硬度——而不是间质纤维化——是舒张功能障碍的主要驱动因素[129]。同样，SSc-PAH受试者的间质纤维化程度比IPAH受试者高，但各组之间的舒张功能似乎没有明显差异[12]。

随着近年来一些评估方法的出现，右心室舒张功能评估成为一个活跃的研究领域。与评估收缩功能一样，右心室舒张功能评估的金标准是通过多心动周期压力-容积关系来构建舒张期末压力-容积关系（end-diastolic pressure-volume relationship, EDPVR）。也有研究使用单心动周期法作为替代（图9.3d，e），利用舒张起始和舒张期末压力及CMR容积评估。利用CMR应变开发了具体评估右心室舒张期硬度的无创技术。在慢性压力超负荷模型中，通过特征追踪技术，用右心室纵向应变与右心室舒张期末容积的比值再除以体表面积来估测E_{ed}[43]。

小结

针对右心室及其对PAH和CTEPH的反应的研究正从宽泛地描述重构过程转向探究影响不良适应性重构和右心室衰竭的危险因素和原因。改进诊断技术，加深对右心室对PAH和CTEPH反应的不同病理生理过程的理解，将继续促进对在不同疾病状态下右心室从适应过渡到适应不良的针对性研究。随着这些病理机制的发现，新的治疗靶点也会出现。

左心衰竭对右心的影响

Left-Heart Failure and Its Effects on the Right Heart

10

Stefano Ghio *

引言

　　长久以来，右心室在左心衰竭中的作用备受忽视。在长达数十年的时间里，心脏病学家严重低估了右心室在心力衰竭（heart failure, HF）中的作用，误认为右心室在维持心输出量方面仅起被动传输的作用。毫无疑问，这种观点是完全错误的。近年来随着临床工作者认识的进步，临床医生一致将右心室（right ventricle, RV）收缩功能障碍作为慢性心力衰竭患者不良预后的强预测因素，但其中右心功能障碍的原因仍然没有受到关注和深究。

　　无论从临床还是研究的角度来看，理解左心衰竭患者右心室功能障碍的决定因素都至关重要。当左心衰竭患者出现右心室功能障碍，特别是合并肺动脉压力增高时，因其传统治疗的疗效有限且预后差，对临床心脏病学家来说是一个很大的挑战。这导致临床实践中超出适应证（off-label）给这类患者使用肺动脉高压靶向药物的现象十分普遍，尽管随机临床试验并没有证明肺动脉高压靶向药物对该类患者有效。因此，在左心衰竭患者中，探索右心衰竭的病因和病理生理学机制对于更好地进行预后分层、寻找右心室功能障碍的针对性治疗，从而进一步探索可能更有效的治疗策略至关重要。

　　基于这一目标，毫无疑问，我们首先需要区分射血分数减低的心力衰竭（heart failure with reduced ejection fraction, HFrEF）和射血分数保留的心力衰竭（heart failure with preserved ejection fraction, HFpHF）。因为虽然 HFrEF 和 HFpEF 患者的肺循环血流动力学特征和结局可能相似，但潜在的临床病因、合并症、肺血管损伤的触发因素和分子通路，以及左心室和右心室重构的类型和程度等有着较大的不同。

HFrEF 患者中右心功能障碍的原因

　　由于右心室特殊的解剖学特征，病理生理学上难以承受压力超负荷[1, 2]。因此普遍认为，在左心衰竭中，右心室功能障碍与肺循环压力升高有关。事实上，自20世纪80年代以来，多项临床研究已经表明，肺动脉压力增高程度与右心室功能和心脏整体性能成反比[3-6]。分子生物学研究也证实了肺动脉压力增高是右心室心肌收缩功能衰竭的主要原因的假设。终末期心衰患者左、右心室的抗肌萎缩蛋白（一种在横纹肌收缩力传导中起关键作用的蛋白质）氨基（N）末端的完整性都被破坏；安装左心室辅助装置减轻左心室负荷，可以改善左心室和右心室的心脏结构[7]。但是在 HFrEF 患者中，不止一种机制参与了右心功能障碍的发展，除了 PH，还有一些其他机制。心肌缺血或心肌梗死可能通常累及两个心室。非缺血性心脏

* S. Ghio: Divisione di Cardiologia, Fondazione IRCCS Policlinico S Matteo, Pavia, Italy. e-mail: s.ghio@smatteo.pv.it

S. P. Gaine et al. (eds.), *The Right Heart*, https://doi.org/10.1007/978-3-030-78255-9_10

病患者中,同样的心肌病变过程也可能同时影响左、右两个心室。此外,我们尚不清楚遗传背景是否影响扩张型心肌病患者的右心室表型,但至少研究已经显示一种常见于致心律失常型右心室心肌病的桥粒蛋白基因突变在HFrEF患者中也很普遍[8]。最后,研究还发现,心房颤动患者心房丧失有效收缩(以及过度利尿治疗的患者)引起右心室前负荷过低,可能导致右心室功能障碍。

在此基础上,2017年发表的一项大型多中心研究专门评估了HFrEF、射血分数中间值心力衰竭(heart failure with mid-range ejection fraction,HFmrEF)和HFpEF患者右心室功能障碍的临床特征与超声心动图表现及其不同[9]。该研究存在两方面的局限性,首先,右心室功能单纯通过超声心动图测量三尖瓣环平面收缩期位移(tricuspid annular plane systolic excursion, TAPSE)来评估;其次,PH通过多普勒超声心动图估测肺动脉收缩压(pulmonary artery systolic pressure, PASP)来定义,而非依据国际指南推荐的通过有创方法测量的肺动脉平均压来评估[10]。但是值得关注的是,在这个研究中,右心功能障碍相关的首要参数是左心室收缩功能本身:HFrEF患者TAPSE降低的风险增加了3倍多。这个现象可以用离体心脏实验显示的结果解释,即左、右心室共用一个心包腔,有共同的肌纤维,两个心室之间存在强大的相互作用。由此可见,左心室功能障碍本身可能就会合并一定程度的右心室功能障碍[11, 12]。另外,缺血性病因能够进一步增加HFrEF患者右心室功能障碍的风险。关于这一方面,以往的一些小型、单中心研究结果不一致;但是,临床上大面积心肌梗死引起的心力衰竭通常涉及左心室和右心室[13-15]。接上所述,该研究并没有明确表明PH为HFrEF患者右心室功能障碍的决定因素。多普勒超声心动图测得的PASP升高并不是右心室功能不全的独立危险因素,甚至其中相当一部分HFrEF患者在肺动脉压力不高的情况下TAPSE也降低。这可能与该研究使用无创超声心动图来定义PH的局限性有关。相反,该研究却显示,限制性左心室充盈障碍(此为HFrEF患者中肺动脉楔压升高的重要超声心动图指标)与右心室功能障碍显著相关,左心室舒张期末压力增高会逆向传递至肺循环,这可能是右心室功能障碍的一种重要机制。此外,该研究中发现,心房颤动和永久性右心室起搏与HFrEF患者的右心室功能不全也紧密相关,这与以往的认识及另一项在门诊心力衰竭患者中进行的大型研究的结果一致,即右侧心房和心室的机械功能是紧密耦联的[16-18]。

HFpEF患者右心功能障碍的原因

虽然大家公认右心室功能障碍在HFpEF患者中普遍存在,但HFpEF导致右心功能障碍的潜在病因学机制远没有HFrEF中那么清楚[19-25]。目前研究提出HFpEF与HFrEF导致RV功能不全的原因主要有几个方面不同,首先,HFpEF与HFrEF最大的不同是其潜在临床病因不同,大多数HFpEF患者存在常见的心脏病危险因素,诸如高血压、糖尿病、肾脏疾病、肥胖和衰老等,而仅有少数病例因为特定物质的异常浸润导致心肌结构和功能异常,诸如异常蛋白质、鞘糖脂、糖原或其他物质[26]。

临床实践中明确是否存在这些特定类型的HFpEF至关重要,因为这类患者有可能从针对性的治疗中获益。一般来说,对于年轻患者(<30岁)来说,多考虑遗传性原因导致纤维化增加,和(或)铁、蛋白质、糖原异常沉积;而老年患者以心脏淀粉样变最为多见。心脏淀粉样变以前被认为是一种罕见病,近来被认为是一种被低估的疾病,在HFpEF患者鉴别诊断时要充分重视[27]。

其次,尽管HFrEF和HFpEF相关PH的血流动力学定义相同,但事实上它们导致肺血管损伤的触发因素和分子通路有很大不同[28]。PH-HFrEF的血流动力学驱动因素是左心室扩大、继发性二尖瓣反流和左心房扩大;而PH-HFpEF的主要机制是心脏舒张期硬度增加、心肌病变(容易发展为房颤)和功能性二尖瓣反流。再次,尽管HFrEF和HFpEF患者的肺静脉、毛细血管和小动脉同样会发生血管应力衰竭(stress failure)和重构,但对于伴有代谢综合征的典型HFpEF来说,代谢性损伤与压力损伤同时存在,这一点明显不同于HFrEF[29]。

另外,有关HFpEF患者右心功能障碍,大多数研究都关注到了HFmrEF和HFpEF患者肺动脉压力增高与右心室功能下降的风险增加显著相关[9, 20-24]。HFrEF患者即使肺动脉压力不高,TAPSE降低也能够被发现;相反,当PASP正常时,TAPSE降低在HFmrEF和HFpEF患者中往往被忽略。然而确定是否存在TAPSE降低对研究至关重要,涉及PH-HFpEF患者是否能够成为评价特异性肺动脉扩张药物治疗左心衰竭相关PH有效性的临床研究的理想候选人群[30]。

在HFpEF患者中，心房颤动与右心室功能障碍也密切相关，但却有别于HFrEF。在长期房颤的HFpEF患者中，右心房明显扩大和三尖瓣环直径显著增加，从而导致严重的功能性三尖瓣反流[31,32]。三尖瓣反流引起的右心室容量超负荷可能反过来导致右心衰竭的发生或恶化[33,34]。

现存的分歧与展望

现有文献报道的关于右心室功能障碍在不同类型左心衰竭中的发生率和预后价值存在很大差异，可能与不同研究的纳入标准不同相关，部分研究并没有精确区分HFrEF、HFmrEF和HFpEF。

关于这类患者右心室功能评估的影像学技术，目前也无统一认识。心脏磁共振成像被认为是评估右心室结构和功能的金标准，但超声心动图因其更简单、应用更广泛、价格更经济而成为心力衰竭患者随访时的常规检查。尽管多普勒超声心动图检查技术存在一定局限性，但反复多次的多普勒超声心动图结果仍然能够提供HFrEF患者随访过程中的临床特征和预后信息[35]。然而，超声心动图检查评估右心室功能时选择哪些参数最好，目前尚不统一。如果优先考虑简单易行，首选TAPSE和肺动脉收缩压标准化的TAPSE（即TAPSE/PASP）。文献中也有建议应用其他超声心动图指标来评估右心室结构和功能。但遗憾的是，我们仍然不知道在哪些情况下应该使用整体RV应变或三维超声心动图来更准确地对左心衰竭患者进行危险分层，或者更好地了解左心衰竭患者RV的病理生理学。

重要的是，我们不应该把注意力放在寻找最佳的超声心动图指标上，而应该意识到，无论是基于容积的射血分数，还是基于面积的面积变化分数，或是基于单个平面的TAPSE，影像学评估心室功能都受限于所有参数的负荷依赖性。存在明显的房室瓣反流时，心室收缩功能都会被高估。因此，在评估右心室功能时，必须考虑三尖瓣的反流程度。可惜的是，目前用来判断三尖瓣反流和描述反流严重程度的参数缺乏准确性，需要对其重新定义[36]。还需要提到的一点是，已经有研究提示通过这些简单的参数能够改进心衰和肺动脉高压的预后分层[37,38]。未来在欧洲和其他国家，在使用标准化成像技术和规范纳入标准的前提下，会开展一项前瞻性、多中心、大样本的心力衰竭患者研究，尽管看起来艰巨但意义深远。

需要对临床医生重点强调，右心室功能障碍和衰竭的治疗策略极其有限，对左心衰竭导致的右心功能障碍的治疗策略少之又少，甚至比PAH还要少。但是，一些使用不同的右心室功能衰竭动物模型的实验和临床前研究结果已经显示，一些新型药物治疗右心室衰竭有效，其中最具前景的是代谢、氧化应激或炎症调节剂[39]。

小结

长久以来，对于右心室在心力衰竭中作用的认识远远地落后于左心室。目前，尽管有关右心室结构的评估方法、右心室病理生理学决定因素及右心室对不同类型心力衰竭结局的影响等信息都还非常有限，但这些有限的信息表明，右心室是影响这些疾病的关键因素，进一步理解这些问题对于推进这些患者的治疗至关重要。

肺源性心脏病

Cor Pulmonale

11

Cyril Charron, Guillaume Geri, Xavier Repessé, and
Antoine Vieillard-Baron *

缩略词表

英文缩写	英文全称	中文全称
ARDS	acute respiratory distress syndrome	急性呼吸窘迫综合征
CVP	central venous pressure	中心静脉压
LV	left ventricle	左心室
MRI	magnetic resonance imaging	磁共振成像
PAC	pulmonary artery catheter	肺动脉导管
PAOP	pulmonary artery occlusion pressure	肺动脉阻塞压
PAP	pulmonary artery pressure	肺动脉压

引言

右心室(right ventricle, RV)衰竭是危重症患者的常见疾病,而且是治疗的关键[1]。与左心室衰竭相反,右心室衰竭的定义一直模糊不清,直到最近才在专家共识中看到了明确的定义[1-3]。简而言之,目前右心室衰竭被定义为一种状态,即右心室在不过度使用Frank-Starling机制("过度的"右心室扩大)的情况下无法满足机体对血流的需求[1]。右心室衰竭常常与体循环淤血有关,体循环淤血也是定义的一部分,表现为CVP升高,导致肾脏淤血和损伤[2]。最近有学者建议在感染性休克患者中联合超声心动图(评估右心室大小)和CVP测量来检测右心室衰竭[4]。

急性或失代偿性肺源性心脏病是右心室衰竭的一种表型,这种右心室衰竭是由压力超负荷引起的。肺源性心脏病是一种常见的肺部疾病并发症,与许多临床疾病的不良预后有关。这不仅在原发性肺高血压(pulmonary hypertension, PH)中如此[5],而且在ARDS中也是如此[6]。这表明,常规评估右心室功能对检测肺源性心脏病至关重要。

1831年,Testa首次在临床上将肺源性心脏病描述为一种心肺相互作用的慢性过程[7]。1960年,

* C. Charron・G. Geri・X. Repessé・A. Vieillard-Baron: Intensive Care Unit, Assistance Publique-Hôpitaux de Paris, University Hospital Ambroise Paré, Boulogne Billancourt, France. e-mail: cyril.charron@aphp.fr; guillaume.geri@aphp.fr; xavier.repesse@aphp.fr; antoine.vieillard-baron@aphp.fr

S. P. Gaine et al. (eds.), *The Right Heart*, https://doi.org/10.1007/978-3-030-78255-9_11

Harvey 和 Ferrer 在一次关于充血性心力衰竭的研讨会上将其定义为"某种肺部疾病的并发症"[8]。他们主要关注慢性肺气肿,认为该病引起的肺泡低通气或肺循环破坏会导致右心室功能障碍[8]。肺源性心脏病也被称为肺心病,往往就是指 PAP 增高引起的心脏病。后来,在肺栓塞中,肺源性心脏病作为一种急症也被报道过,被称为急性肺源性心脏病[9]。在 ICU 中,许多情况可能会导致急性肺源性心脏病,尤其是使用机械通气的患者[10]。原因简述如下。

生理学特点

正常情况下,右心室充当"被动管道"的角色。因为右心室在其舒张开始后很长时间内仍继续射血,所以等容收缩压可以忽略不计,并且几乎没有等容舒张时间[11]。出现这种情况唯一可能的原因是肺循环压力较低。因此,对于右心室来讲,心室-动脉耦联是关键,但因为评估右心室-肺动脉耦联需要生成压力-容积环,所以很难在床旁进行评估[12]。右心室收缩期末弹性和肺动脉弹性的比值(E_{es}/E_a)可以评估这一耦联[12]。右心室通过调整其收缩来适应后负荷变化,从而保持最佳耦联[12]。然而,这种适应能力是有限的,特别是在后负荷骤增的急性情况下,或者是长期严重 PH[13]。低血压(无论什么原因引起的)也会减弱这种适应。任何导致右心室与肺循环失耦联的情况都可能诱发肺源性心脏病。这在急性或慢性 PH 病例中表现明显,此时肺动脉弹性明显增加,右心室难以适应。急性 PH 见于肺循环近端阻塞(如急性肺栓塞)[9]或远端阻塞(如 ARDS,在肺毛细血管水平)[14, 15]。但是,当肺动脉 E_a 仅有轻微增加而右心室 E_{es} 下降时,右心室与肺循环也会发生失耦联。这在与缺血(如右心室心肌梗死)或炎症细胞因子(如败血症)相关的右心室收缩抑制的机械通气患者中尤其明显。图 11.1 说明了这两种情况。众所周知,正压

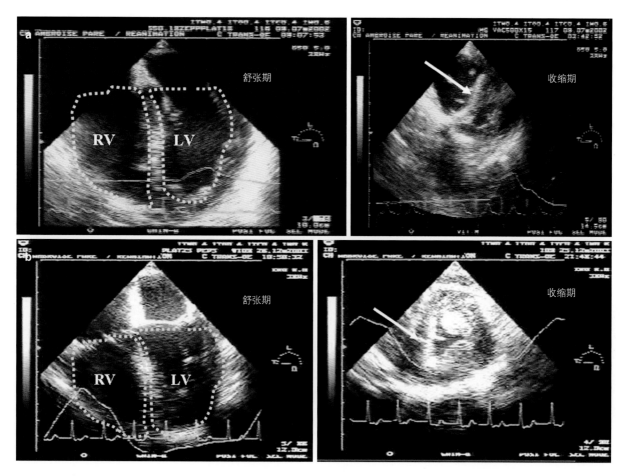

图 11.1 两例机械通气患者,右心室和肺动脉失耦联导致急性肺源性心脏病,经食管超声心动图检查。(a)脓毒症休克患者入院时。注意:在四腔心切面上,右心室舒张期严重扩大,与短轴切面上的室间隔收缩期矛盾运动(箭形)有关。(b)心肌梗死和右心室中度扩大伴室间隔矛盾运动患者(左心室呈"D"形,箭形)。RV,右心室;LV,左心室

通气可能导致肺毛细血管塌陷,进而引起后负荷增加[16, 17]。这与潮气量或相关的跨肺压有关[18]。

肺源性心脏病的诊断

如上文强调,最初肺源性心脏病主要是一种有指向性临床背景支持的临床诊断[1, 7, 8]。此后,在床旁使用PAC可以很容易地进行血流动力学评估,肺源性心脏病通常被定义为CVP高于PAOP的临床情况(图11.2)[19, 20]。但这一定义的敏感性不高,它更多的是反映了严重的右心室衰竭,而不是肺源性心脏病本身。随着超声心动图的发展,目前公认的定义主要是基于超声心动图检查的定义[21, 22],即舒

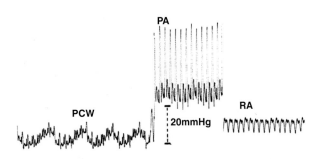

图11.2 一例大面积肺栓塞患者血流动力学图示,右心房(right atrium, RA)压力高于肺毛细血管楔压(pulmonary capillary wedge pressure, PCWP),提示右心室衰竭明显。PA,肺动脉

张期右心室扩大联合收缩期末室间隔矛盾运动(图11.3)。室间隔矛盾运动反映左心室和右心室之间的反向跨间隔压力阶差(图11.4)。最近的一些研究也报道了应用CT扫描来检测肺源性心脏病右心室扩大的准确性[23]。此外,心脏MRI已成为一种颇具价值的无创检查方法,这种方法不仅可以评估慢性变化(如栓塞后的长期变化),还可以评估肺血管阻力的急性变化[24]。心脏磁共振成像可能成为PH患者随访的关键检查[25]。

急性、慢性和慢性肺源性心脏病急性发作三者之间的区别并不总是很明显,有时候诊断存在困难。简而言之,临床背景是关键点。另外,慢性肺源性心脏病患者的右心室游离壁明显增厚(达10～12 mm,正常值为3 mm)。然而,也有报道在ARDS相关急性肺源性心脏病患者中,机械通气仅3天后右心室就会出现轻微增厚(5～6 mm)[22]。在大鼠中,低氧也能在短短3天内引起一定程度的右心室肥厚[26]。在慢性PH中,心室壁增厚是适应的标志,此时仍能保留心输出量,而心室扩大(尤其是显著扩大)是心力衰竭和心输出量降低的一个征象[13]。急性和慢性之间的另一个差别是肺动脉压升高的水平:急性常为中度升高(收缩压≤60 mmhg),慢性为重度升高。

肺源性心脏病的治疗

这里我们不讨论病因学治疗,如肺血管扩张、溶

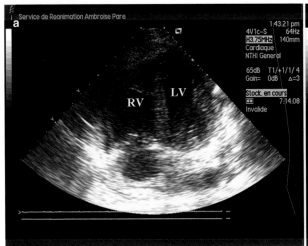
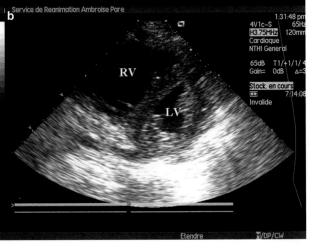

图11.3 一例机械通气的严重流感相关肺炎的年轻女性,经胸超声心动图诊断的典型急性肺源性心脏病。(a)心尖四腔心切面显示舒张期右心室严重扩大(右心室大于左心室)。(b)胸骨旁短轴切面显示室间隔收缩期矛盾运动导致左心室呈"D"形,反映了右心室收缩期超负荷。RV,右心室;LV,左心室

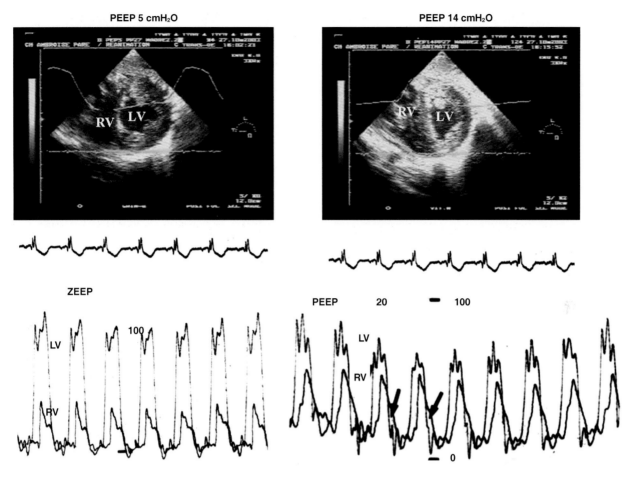

图11.4　室间隔矛盾运动机制。上图：一例机械通气的严重ARDS患者的胸骨旁短轴左心室切面，PEEP为5 cmH$_2$O（无室间隔矛盾运动）和PEEP为14 cmH$_2$O（室间隔矛盾运动）。下图：一例机械通气的ARDS患者左心室和右心室压力记录。注意：PEEP为20 cmH$_2$O时，收缩期末两个心室之间出现反向压力阶差，而PEEP为0（ZEEP）时没有。RV，右心室；LV，左心室；PEEP，呼气末正压

栓、冠状动脉再灌注等。无论何种疾病，在某些情况下都需要一般性支持治疗，包括使用血管活性药物和改变呼吸环境，但其中有些支持治疗必须限制或者避免，例如扩容。

对于肺源性心脏病相关的右心室衰竭，显然需要右心室支持治疗，但在仅有右心室收缩功能障碍的情况下，这个问题仍有争议。因为前者心输出量不足，而后者心输出量常常保留。一般来说，中度急性肺源性心脏病（RV<LV）时心输出量保留，而严重急性肺源性心脏病（RV>LV）时心输出量减少[22]。前一种情况下，右心室衰竭很可能处于"发展"阶段，而后一种情况下的右心室已经衰竭。最近发表的关于ARDS的研究显示，无论心输出量如何，急性肺源性心脏病均预后不良[6]，提示针对这些患者的治疗也必须有所调整。但是，也要清楚这是一种特殊情况，

这种情况很好地显示了肺部疾病、机械通气和右心室功能之间的直接关系。因此，一些重症医师要求对这些患者采取右心室保护措施，如系统地降低潮气量和平台压，限制高碳酸血症，以及最严重的患者采用俯卧位[27]。

使用血管活性药物的大部分数据来自实验研究。这些实验是基于这样一个概念，即恶性循环：肺源性心脏病导致右心室衰竭和严重的右心室扩大，这造成血压下降，血压下降进一步引起冠状动脉灌注压下降和右心室冠状动脉功能性缺血，这些使右心室衰竭恶化。这种情况支持使用像去甲肾上腺素这样的血管收缩药物以帮助恢复到正常血压和冠状动脉灌注，帮助右心室适应应激损伤。Guyton等在动物中证明了该措施的效果[28]，Vlahakes等也得到了同样的结果[29]。在狗严重肺栓塞实验模

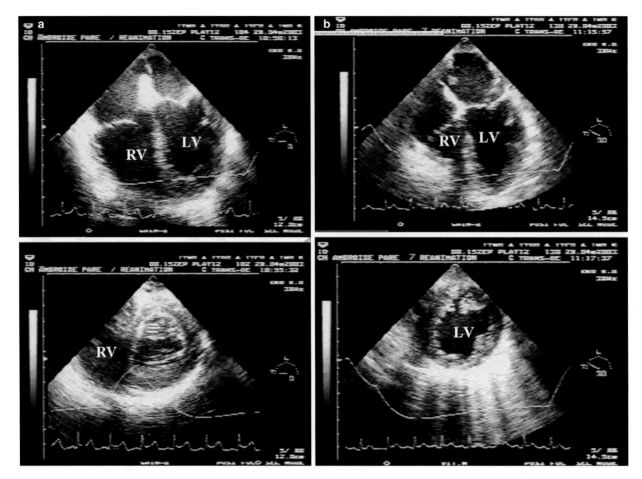

图11.5 去甲肾上腺素改善右心室功能的图示。（a）急性肺源性心脏病（上图为右心室扩大，下图为室间隔矛盾运动）和严重低血压患者。（b）使用去甲肾上腺素后，血压恢复，右心室功能恢复正常（此时无右心室扩大，室间隔矛盾运动消失）。RV，右心室；LV，左心室

型中，Molloy 等报道，就血流动力学改善和生存率而言，去甲肾上腺素比异丙肾上腺素更为有效[30]。Rosenberg 等也报道了同样的结果[31]。图11.5 是一例机械通气的 ARDS 患者实例。

液体管理在这种情况下效果不明显。显然，右心室功能是扩容效果的主要限制因素[28-32]。在机械通气的 ARDS 患者中，Mahjoub 等发现，脉压变异率（pulse pressure variation）假阳性（即看起来对液体治疗有反应的患者，但在扩容后心输出量实际上并没有增加）患者的超声心动图指标提示右心室收缩功能障碍[33]（图11.6）。15年前，Mercat 等在肺栓塞患者中证实，扩容相关的心脏指数变化与基线右

心室大小明显相关[34]。我们最近研究了282例机械通气的感染性休克患者，结果发现，扩容对于中-重度右心室扩大（即使脉压变异率很明显）的患者无效[4]。在这种情况下，补液不但无用，甚至有害，会加重右心室扩大和左心室受限，最后加重血流动力学衰竭[35]。这在狗大面积肺栓塞模型中也得到了很好的证明[36]。

总之，许多不同的疾病或损伤都可能引起肺源性心脏病，其中大部分会造成右心室和肺循环失耦联。目前，最有效的床旁评估右心室功能的工具是超声心动图。为了治疗右心室，必须评估其扩大程度，并熟悉其生理学和病理生理学机制。

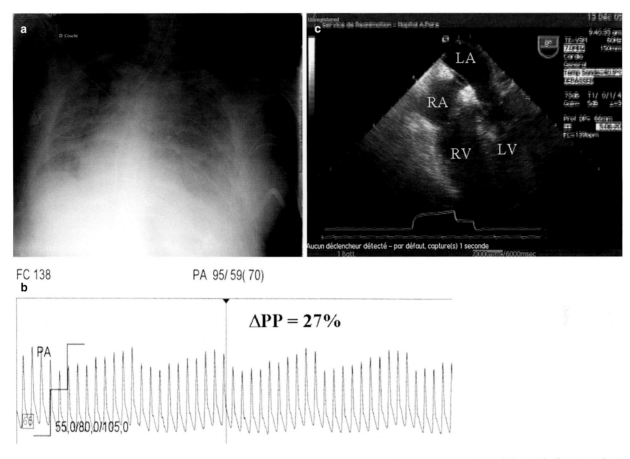

图11.6 一例机械通气的严重 ARDS 患者,如胸部 X 线片所示(a)。由于严重的急性肺源性心脏病,患者脉压变异率明显增加(b,有创血压记录),并伴有严重右心室扩大(c),如经食管超声心动图所示。扩容后心输出量没有增加。RV,右心室;LV,左心室;RA,右心房;LA,左心房;ΔPP,脉压变异率;FC,心率;PA,收缩压

高原对右心室的影响

High Altitude and the Right Ventricle

Robert Naeije*

引言

　　长期以来,高海拔暴露是公认的可导致"心脏疲劳"的原因之一[1]。心力衰竭综合征在高海拔牧场牛群身上被称为"牛高山病"(或"牛胸病")[2],在安第斯山脉或喜马拉雅山脉地区居民身上被称为慢性高原病或亚急性高原病[3-6],某些情况下来自低海拔地区的健康旅居者中出现的心力衰竭综合征被称为高原右心衰竭(high-altitude right-heart failure, HARHF)[7]。此外,有观点认为,高海拔地区居民的心肌缺氧耐受性好,其心血管疾病患病率低于海平面地区居民[8]。缺氧可导致肺血管阻力(pulmonary vascular resistance, PVR)增加,但由此产生的肺高血压(pulmonary hypertension, PH)通常为轻至中度[9]。目前,重症监护室尚无低压低氧诱导的右心衰竭(right heart failure, RHF)的报道。这也可能是因为严重的环境低氧应激主要发生在偏远的、医疗条件有限的高海拔地区。评估HARHF的另一个难点是高原地区PH和RHF的定义和PH专家们所使用的定义有所不同[10-13]。这种不同增加了流行病学研究和药物试验的难度。

定义

　　肺高血压过去被定义为肺动脉平均压(mean

pulmonary artery pressure, mPAP)≥25 mmHg,肺血管病被定义为PVR≥3 WU(Wood unit)[10]。而在最近一次国际专家共识会议上,诊断PH的mPAP阈值降至20 mmHg[11]。肺动脉楔压(pulmonary arterial wedge pressure, PAWP)≤15 mmHg被称为毛细血管前性PH, PAWP>15 mmHg被称为毛细血管后性PH[10, 11]。

　　高原专家将PH定义为,"在没有过多红细胞增多的情况下"mPAP>30 mmHg[12]。尽管最近在红细胞增多导致血液黏度增加的情况下,如何对肺动脉血流动力学的测量进行校正有了新的适用方案[13],但这些方案尚未被纳入共识文件或推荐方案。

　　慢性高原病(chronic mountain sickness, CMS)的定义是,海拔2 500米以上地区的原住民或长期居民中发生的红细胞过度增多和严重低氧血症,伴有头痛、嗜睡、疲劳和抑郁等神经系统症状[12]。这种疾病在低海拔地区是可逆的。血红蛋白诊断临界值,男性≥210 g/L,女性≥190 g/L。

　　虽然已经认识到PH和后期的心力衰竭可能使CMS复杂化,但它们并不是必要的诊断标准。事实上,晚期CMS患者出现的体循环淤血(所谓的RHF症状)可能与相对通气不足情况下的二氧化碳、水钠潴留有关[14]。同样的特征在慢性阻塞性肺疾病患者中也被称为"肺源性心脏病"(右心室肥大/扩大)[15]。

* R. Naeije: Free University of Brussels, Brussels, Belgium

© The Author(s), under exclusive license to Springer Nature Switzerland AG 2021
S. P. Gaine et al. (eds.), *The Right Heart*, https://doi.org/10.1007/978-3-030-78255-9_12

右心衰竭可以被定义为伴有体循环淤血的呼吸困难–疲劳综合征，其原因是右心室（right ventricle, RV）收缩功能无法适应后负荷增加，导致右心室在不扩大的前提下，心输出量无法满足外周需求[16]。因为证据不足且正常值范围不确定，所以该定义没有给出收缩功能、舒张功能或心脏大小测量值的临界值。高原专家共识文件中也没有提出RHF的定义。

海拔是右心室后负荷增加的原因

低氧暴露会导致肺血管收缩，然后发生肺小动脉重构[17, 18]。因此，低氧性肺血管收缩（hypoxic pulmonary vasoconstriction, HPV）可能是高海拔地区低压低氧环境应激导致PH的原因[8]。众所周知，HPV和继发的低氧性PH具有明显的物种间差异性，例如，在猪、马和牛中表现明显，在大多数啮齿类动物中表现中等，而在犬、豚鼠、牦牛和大羊驼中表现轻微甚至无影响[17]。人类的HPV通常较轻，并存在较大的个体差异[19]。

1947年，Motley等首次报道了人类HPV，在5例健康受试者中，当吸入氧浓度（FIO2）为10%时，受试者mPAP平均值从13 mmHg增高至23 mmHg[20]。之后的有创性研究表明，当正常受试者吸入浓度为10%~12.5%的氧气时（PaO2为40 mmHg，相当于海拔4 000~4 500 m时的PaO2），低氧引起的mPAP增加范围在0~20 mmHg[21-24]。在这些研究中，有20%的受试者在低氧呼吸时肺血管阻力没有增加。

持续低氧暴露和首次HPV发生后肺血管重构及其逆转的时间范围尚不确切。但是，在低氧暴露的第一个24小时内复氧，增高的PVR不会立刻恢复[23-26]。高海拔地区的居民到海平面地区后，PVR可以恢复正常，但这样的逆重构需要几周时间[27]。

高海拔地区居民慢性低氧暴露导致PH的特点是mPAP增加程度不一致。在高海拔研究的报告中，Penaloza和Arias-Stella将mPAP表示为动脉血氧饱和度的函数，发现两者存在双曲线关系[28]。当他们将mPAP表示为居住海拔高度的函数时，发现丹佛地区mPAP升高程度不成比例得高，而拉萨地区的mPAP升高程度却不成比例得低。这一发现可能符合达尔文选择论，即与后期的北美移民相比，低氧条件下较低的肺动脉压力更有利于在高海拔地区生活

了数千年的喜马拉雅人群的生存。然而，后续的研究并没有证实这一差异[29]，这可能是因为选择偏倚、研究人群样本量小和人类HPV变异性极大导致的。

在一项针对通过超声心动图评估健康受试者肺循环研究的荟萃分析中，研究者纳入了710例海平面居民（18项研究）与834例高原居民（12项研究）。研究显示，海平面居民的mPAP为13 mmHg，高原居民的mPAP为20 mmHg[9]。肺动脉压力（pulmonary artery pressure, PAP）的估测基于三尖瓣最大反流速度，而mPAP则按照公式0.6×肺动脉收缩压 + 2 mmHg计算。这种方法已被证明是准确的，但精度有限，因此用于人群研究是合理的[30]。依据高原地区专家共识定义[12]或传统PH定义（mPAP ≥ 25 mmHg）[10]，大多数高海拔地区居民没有患PH，但是如果以mPAP > 20 mmHg为标准，则很大一部分高海拔地区居民可以被定义为PH[11]。如果考虑到大多数患者心输出量正常及PAWP < 15 mmHg，若以 mPAP > 20 mmHg且PVR ≥ 3 WU为标准来定义肺血管病的话，高原居民中患肺血管病的比例可能非常低。简单来说，健康高原地区居民的mPAP一般等于或略高于海平面地区居民的mPAP正常值上限，而伴有潜在肺血管病的PH非常罕见。

同一作者提出假设，CMS是引起PAP增加的主要原因[31]。据此，他们进行了一项荟萃分析，纳入9项研究（均通过超声心动图评估PAP），287例CMS患者。结果显示，静息时mPAP的平均值为18 mmHg（95%置信区间为16~20 mmHg），运动时mPAP的平均值为31 mmHg（95%置信区间为29~33 mmHg），此结果表明CMS不是引起PH的病因。

综合海平面[23, 32-36]和高原地区[23, 32-37]的健康低地居民受试者，以及健康的高原住民[32, 36-40]和CMS患者[36, 40, 41]的有创和无创肺血流动力学测量来看，CMS患者的mPAP高于高原健康对照组，而高原住民的mPAP-心输出量关系更陡，即运动时高原住民的PVR更高[36]。这主要是由于红细胞增多引起血液黏度增加导致的。红细胞压积校正的PVR减小了PVR在各组间的差异，即PVR在伴或不伴CMS的高原住民，或高原旅居者与海平面对照组之间的差异[14]。例如，一般认为，与安第斯高原的高原居民相比，喜马拉雅山脉的高原居民没有低氧性PH[37]。然而，对PVR进行红细胞压积校正后，这些差异消失了[14, 29]（图12.1）。

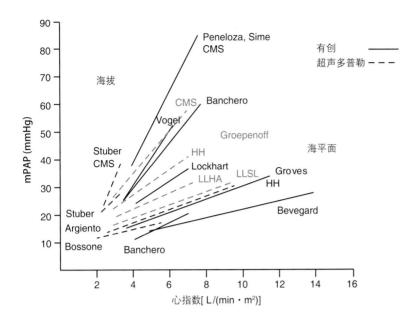

图12.1 高海拔（high-altitude, HA）和海平面（sea level, SL）居民运动时mPAP与心指数（cardiac index, CI）的关系。研究来源用第一作者名字标示[23, 31-41]。高原居民的静息mPAP较高，并且mPAP-CI斜率增加。患有CMS的高原居民的mPAP-CI的斜率最大。西藏高原居民的mPAP-CI在正常范围之内（根据海平面测量的标准）。有创和无创方式测量的平均mPAP-CI曲线相似。（经许可改编自Groepenhoff等[36]）

极少数正常人存在明显的低氧性血管收缩[24, 42]。由于低氧不影响阻力的纵向分布，因此这些受试者表现为肺毛细血管压力增加，易患高原肺水肿（high altitude pulmonary edema, HAPE）[43]。对低氧反应迅速的人也有发生HARHF的风险[7]。目前人群HARHF的发生率看起来似乎很低，但尚无准确患病率。

低氧暴露对肌力的影响

长期以来，人们一直认为，心肌可能会因为供氧减少而自我限制其泵功能，从而避免潜在的、低氧诱发的致命性心律失常或心衰的发生[44, 45]。研究显示，低氧对正常动物模型[46]和离体心肌纤维有负性肌力作用[44]。然而，每搏输出量（stroke volume, SV）作为右心或左心充盈压的函数，在极高的模拟海拔高度下仍可以被很好地保持，提示心肌收缩功能得到保留[47]。对左心室（left ventricle, LV）峰值收缩压与收缩期末容积的比值也证实了这一结果[48]。然而，斑点追踪超声心动图研究显示，低氧和炎症性疾病（如慢性阻塞性肺疾病和系统性硬化病）或单纯低氧呼吸导致的临界PH是发生右心室局部收缩不协调和偶发收缩期后缩短（postsystolic shortening, PSS）的原因[49, 50]。这些结果的功能相关性尚不完全明确。

在海平面下，急性低氧呼吸可使成年健康志愿者收缩期PAP（根据三尖瓣最大反流速度估测）增加至41 mmHg，超声心动图测得的右心室收缩功能指标则未受影响，如面积变化分数（fractional area change,

FAC）、三尖瓣环平面收缩期位移（tricuspid annular plane systolic excursion, TAPSE）、组织多普勒三尖瓣环S波或右心室游离壁应变，但测得的三尖瓣血流和三尖瓣环E/A值降低，提示舒张功能受到影响[51]。然而，输注低剂量多巴酚丁胺同样可以在心脏舒张功能受到影响的情况下维持收缩功能。因此作者认为，在PAP中度增加和心脏舒张、充盈模式受到影响的情况下，收缩功能维持正常的原因本质上是急性低氧诱导的交感神经系统激活。

另一项研究证实了这一观察结果，该研究以儿童和青少年为研究对象，将他们在短时间内带到海拔3 450米的地区。超声心动图检查显示，PAP轻度增加至正常值上限，与年龄呈负相关，右心室和LV收缩功能保留或略有增强[52]。心率频域分析显示，低频（low-frequency, LF）-高频（high-frequency, HF）模式比值（LF/HF）增加，提示了交感神经系统被激活[52]。

一项研究评估了慢性低氧暴露对永久居住在玻利维亚高原（海拔大约4 000米）的健康艾马拉人和刚刚习服的健康旅居者的影响[53]。急性高海拔暴露可导致mPAP增加至20~25 mmHg、右心室和左心室E/A值下降伴右心室等容舒张期延长，但右心室收缩功能保持正常（通过TAPSE和三尖瓣环S'进行估测）。与旅居者相比，高海拔原住民的mPAP相对较低、血氧饱和度较高，但心脏舒张功能指标变化更明显，TAPSE和三尖瓣环S'波略有下降。在高海拔地区原住民中测得的左心室充盈压较低。作者认为，尽管高海拔地区原住民无明显PH且氧合较好，但是长期低氧暴露产生的综合影响，包括交感神经系统激活程度较低、相对低通气和可能的负性肌力作用，导致高海拔地区原住民心脏收缩功能和舒张功能指数（轻微）的恶化[53]。

一项在秘鲁高原上通过斑点追踪超声心动图测量进行的研究显示，刚刚习服的旅居者的左心室应变和变形能力略有下降，但在原住民盖丘亚族中，无论是否合并CMS，其左心室收缩功能均为正常[54]。有趣的是，CMS患者的E/A值有所下降。而心率频域分析显示，高原旅居者和当地居民的LF/HF增加，而CMS患者的LF/HF下降，因此，交感神经系统的激活不能解释CMS患者LV舒张功能指标的改变。

在海拔5 000米的尼泊尔高原进行的一项类似研究显示，夏尔巴人（藏族血统）和已习服的低地居民的肺动脉收缩压（pulmonary artery systolic pressure, sPAP）均略有增加[55]。与旅居者相比，夏尔巴人的右心室和LV容积更小，但LV的收缩功能相似。与LV收缩功能相反，无论是在高原地区或海平面地区，夏尔巴人的LV舒张功能、松弛速度明显低于低海拔地区人群。当部分习服环境后，低海拔地区人群的右心室舒张期末面积没有变化；但是，右心室应变和LV舒张期末容积都下降了。作者的结论是，短期低氧导致右心室收缩功能下降，这在长期低氧暴露的夏尔巴人中也很明显。然而，尽管舒张功能有所改变，但是LV似乎适应良好。

综上所述，影像学研究已经表明，低氧习服或慢性暴露于高原低压低氧环境下，可能导致的结果包括右心室收缩功能不变、增加或轻微降低，右心室大小不变或增加；LV收缩功能不变或轻微降低，以及LV变小，左、右心室舒张功能指标改变。这些变化大部分可以用血容量的变化、心室大小的变化和交感神经系统的激活来解释，但不能排除慢性缺氧的一些负性肌力作用。CMS中也有类似变化，但没有交感神经系统激活和终身缺氧可能造成的重构效应。

低氧运动中的右心室

有报道称，通过药物干预降低PVR，可以改善低氧状态下的运动能力。磷酸二酯酶-5抑制剂西地那非降低了徒步前往珠穆朗玛峰营地的健康低海拔人群的PAP，并提高了他们的最大工作负荷[56]。西地那非降低了健康志愿者的PVR，并改善了他们在急性常压低氧情况下的最大摄氧量（VO₂max），但在慢性低氧更加显著的、海拔5 000米的厄瓜多尔钦博拉索（Chimborazo）山，改善效果并不那么明显[57]。有报道称，HAPE易感者预防性使用地塞米松可以降低高原暴露导致的PVR升高，同时改善VO₂max[58]。在这些研究中，血管扩张治疗对体循环氧合的改善是一个混杂因素[56-58]。健康志愿者在急性或慢性低氧状态下，通过服用内皮素受体拮抗剂波生坦或西他生坦可以降低PVR，但并不影响动脉血氧含量，然而即便如此，VO₂max仍提高了10%～25%[59, 60]。一篇关于健康受试者运动研究的综述显示，在低氧状态下，无论是否使用肺血管扩张剂，PVR和VO₂max之间呈反比关系，PVR最低的受试者肺弥散能力更高，二氧化碳通气当量更低[61]。然而，低氧也会通过改变外周血液对流和弥散氧转运机制之间的耦合来减少最大心输出量和VO₂max[62]，因此，右心室后负荷增加和运动能力下降可能没有因果关系[63]。事实上，要回答缺氧时后负荷增加是否会降低右心室-肺动脉耦联、限制最大心输出量并最终降低VO₂max，需要对右心室结构和功能进行测量。这样的研究很少。

这可能是迄今为止唯一一项关于低氧运动期间右心室功能储备的研究，46例CMS患者和41例健康对照者均为长期生活在海拔3 600～4 000米高的玻利维亚拉巴斯，使用多普勒超声心动图测量他们在静息和运动时的肺血管压力、心输出量、心室功能指标和心室大小[64]。两组受试者静息状态下的PAP平均值都在海平面正常范围上限，但运动时则明显增高，这在预料之中。CMS患者PVR增加，而对照组保持不变，这与海平面水平健康受试者中常看到的PVR下降形成对比。在静息状态下，CMS患者除了右心室大小有所增加和FAC降低之外，右心室或LV功能指标与对照组没有区别。与之前的研究一致的是，健康受试者和CMS患者的LV和右心室舒张和收缩功能指标都有轻微改变。然而，通过峰值收缩压与收缩期末面积的比值来评估右心室收缩能力，发现右心室收缩力随着负荷的增加而相应增加，这表明其收缩储备保留。图12.2所示的结果与最近的报道一致，与健康的高原居民或刚刚习服的低海拔人群相比，CMS患者保留了有氧运动能力[36]。

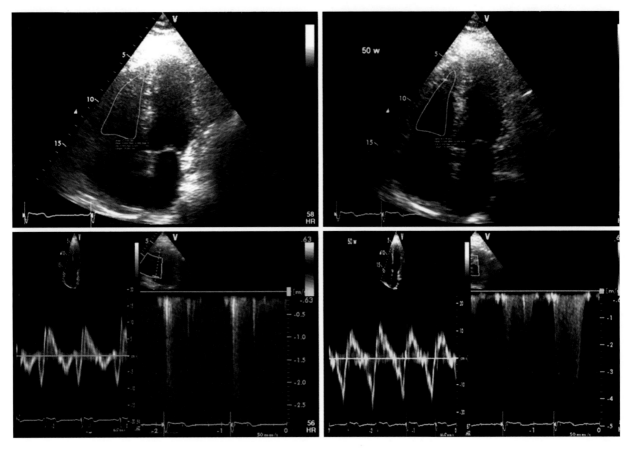

图12.2 心尖四腔心切面显示一例慢性高原病患者RV在静息（左图）和运动期间（右图）的收缩期末面积（end-systolic area, ESA）、组织多普勒三尖瓣环S'和三尖瓣反流。运动时三尖瓣反流的最大速度为4 m/s，对应的RV收缩压为69 mmHg，S'不变，右心室ESA减小，同右心室功能与高压肺循环耦联保留一致。（来自参考文献[64]）

这些观察结果与在犬、猪、山羊和绵羊身上进行的动物实验结果一致，即低氧呼吸引起不同程度的PAP急性升高，同时伴右心室收缩期末弹性（收缩能力评价的金标准）成比例地升高，从而保留右心室－肺动脉耦联[65-67]。

高原诱发的右心衰竭

某些情况下，高原暴露可以导致PAP快速升高。这种情况的发生率尚不清楚。在少数登山运动员身上可以观察到这种情况，但在没有剧烈运动的高原旅行者中可能不太常见[43]。但是，高原PH是导致HAPE[43]，而且也是引起HARHF的原因[68]。牛、鸡和人的血流动力学测量[2, 3]和病理检查结果（病理表现为肺小动脉重构和右心室扩大或肥大）[6]已经证实，严重且快速进展的低氧性PH是导致HARHF发生的原因。图12.3是一例牛右心衰竭或"牛胸病"病例[69]。

最详细的、实际上也是唯一一项关于成人亚急性高原病或HARHF患者的有创血流动力学研究报告显示，21例印度士兵在被部署到海拔5 800～6 700米地区驻扎数周后，发生了明显的右心充血性心力衰竭综合征，超声心动图显示右心扩大但左心射血分数（left ventricular ejection fraction, LVEF）正常[3]。他们返回到海拔300米的地区3天后进行了右心导管检查，结果显示mPAP为（26±4）mmHg，PAWP为（11±4）mmHg，右心房压力为（8±4）mmHg，心指数为3.5 L/（min·m²）。运动可以引起mPAP急剧升高，但PVR不受影响。作者认为，这一血流动力学特征反映了高原地区严重低氧性PH导致的RVF，并且已经明显改善；但是对于那些PAWP仍然高于正常水平的患者，不能排除其在极端寒冷环境条件下进行剧烈运动导致的左心衰竭。

如图12.4所示，一例超声心动图测量诊断的HARHF，右心轻微扩张，但伴有PSS和下腔静脉扩

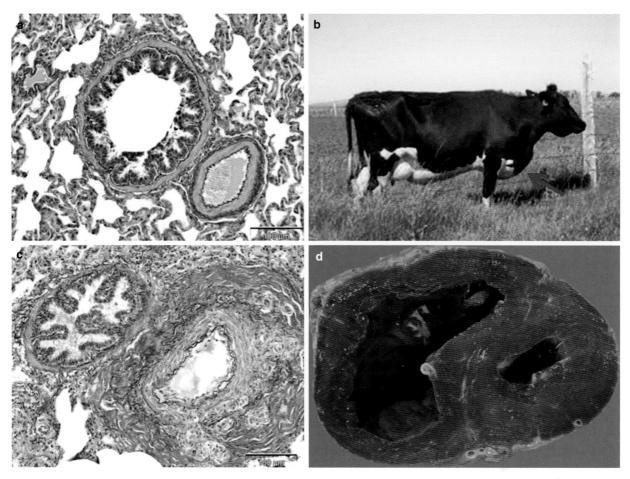

图12.3 正常的肺小动脉，内膜和外膜比较薄（a）；临床右心衰竭的牛（"牛胸病"）（b）；肺动脉重构，内膜和外膜增厚（c）；右心室肥大（d）。红色箭头表示典型的胸部肿胀。（来自参考文献[69]）

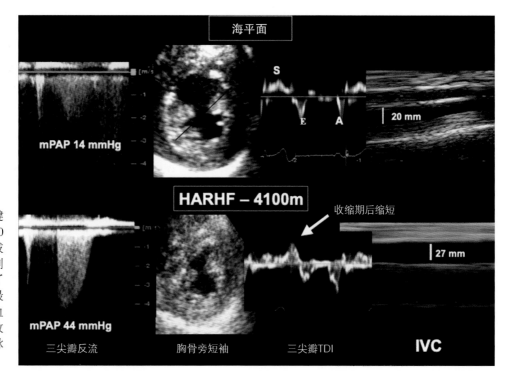

图12.4 一名既往健康者在抵达海拔3 600米的拉巴斯，并在海拔4 000米左右高的玻利维亚高原游览后出现了HARHF。三尖瓣反流最大速度提示严重肺高血压。偏心指数降低，收缩期后缩短，下腔静脉扩张和吸气塌陷消失[7]

张，提示即将发生右心室与肺动脉失耦联[7]。有意思的是，该受试者的临床检查并没有显著异常，因为体循环淤血的症状可能在右心充盈压增大和结构扩张更明显的情况下才出现。心脏影像学检查有助于HARHF的早期诊断。最近有人报道了一例患有所谓的亚急性婴儿高原病的吉尔吉斯族儿童，其右心室扩大更加典型[70]。

展望

高原暴露可能导致严重PH和RHF，这种情况的发生率并不确切。即便是在医疗条件有限的偏远地区，便携式超声心动图对右心和肺循环成像的进展应该能够使开展HARHF的流行病学研究成为可能。在等待这项工作完成的同时，高原专家们应该与肺高血压和心力衰竭界增加沟通，就更新定义和基于共识的大规模前瞻性研究的可行性方面达成共识。

先天性心脏病与右心室

The Right Ventricle in Congenital Heart Diseases

13

Beatrijs Bartelds, Johannes M. Douwes, and Rolf M. F. Berger *

缩略词表

英文缩写	英文全称	中文全称
ACE	angiotensin-converting enzyme	血管紧张素转换酶
ARB	angiotensin receptor blocker	血管紧张素受体阻滞剂
ASD	atrial septal defect	房间隔缺损
ccTGA	congenitally corrected transposition of the great arteries	先天性矫正型大动脉转位
CHD	congenital heart disease	先天性心脏病
CMR	cardiac magnetic resonance imaging	心脏磁共振成像
EF	ejection fraction	射血分数
FAC	fractional area change	面积变化分数
LV	left ventricle	左心室
PAH	pulmonary arterial hypertension	肺动脉高压
PH	pulmonary hypertension	肺高血压
RV	right ventricle	右心室
RVOT	right ventricular outflow tract	右心室流出道
TAPSE	tricuspid annular plane systolic excursion	三尖瓣环收缩期位移
TGA-as	transposition of the great arteries with atrial switch procedure	完全型大动脉转位心房调转术后
TI	tricuspid insufficiency	三尖瓣关闭不全
TOF	tetralogy of Fallot	法洛四联症
VSD	ventricular septal defect	室间隔缺损

* B. Bartelds: Division of Pediatric Cardiology, Department of Pediatrics, Erasmus Medical Center, Sophia; Children's Hospital, Rotterdam, The Netherlands.e-mail: b.bartelds@erasmusmc.nl

J. M. Douwes · R. M. F. Berger: Department of Pediatric and Congenital Cardiology, Center for Congenital Heart Diseases, Beatrix; Children's Hospital, University Medical Center Groningen, Groningen, The Netherlands. e-mail: j.m.douwes@umcg.nl; r.m.f.berger@umcg.nl

© The Author(s), under exclusive license to Springer Nature Switzerland AG 2021

S. P. Gaine et al. (eds.), *The Right Heart*, https://doi.org/10.1007/978-3-030-78255-9_13

引言

右心室功能是先天性心脏病预后和结局的重要决定因素[1]。涉及右心室的CHD种类繁多，外科矫正手术和治疗策略也各不相同，所以右心室对CHD的适应性表现有很多方面。外科手术干预、衰老或疾病进展引起不同的右心室负荷状态，且随时间而改变。此外，治疗方法也在不断发展，改变了CHD存活者的自然进程和结局。最后，有些疾病也会影响LV，LV与RV功能相互作用，从而改变RV功能。

出于教学的目的，从概念上讲，人们将对RV的影响人为地分为三种异常负荷情况，即前负荷增加（如分流或瓣膜关闭不全），后负荷增加（如狭窄或与大动脉异常连接），或两者都存在。在成长和衰老过程中，以及作为干预的结果，负荷状态可以从后负荷增加转为前负荷增加（表13.1）。CHD的心脏形态学在几本CHD教科书中都有详细的描述[2, 3]。在本章中，我们将重点介绍RV的功能。我们将影响RV的CHD分为影响前负荷的、后负荷的，和二者均影响的三种类型。

表13.1　先天性心脏病对右心室的影响

前负荷增加	混合负荷增加		后负荷增加
ASD	ASD + PS	←	PS
	ASD + PH	←	PH
PI	TOF矫正后PI + PS	←	TOF
TI	ccTGA + TI	←	ccTGA
	TGA-as + TI	←	TGA-as
	HLHS + BT分流	←	HLHS
	HLHS + TI		

ASD，房间隔缺损；PS，肺动脉瓣狭窄；PI，肺动脉瓣关闭不全；PH，肺高血压；TOF，法洛四联症；TI，三尖瓣关闭不全；ccTGA，先天性矫正型大动脉转位；TGA-as，完全型大动脉调转心房转位术后；HLHS，左心发育不良综合征

影响前负荷的疾病

单纯导致RV容量负荷增加的疾病可分为两大类，一是三尖瓣前分流性疾病（即ASD），二是瓣膜关闭不全的疾病（如三尖瓣关闭不全、肺动脉瓣关闭不全，见表13.1）。法洛四联症患者修复后出现的肺动脉瓣关闭不全将单独讨论。两组患者的主要区别在于分流使肺血流量增加，可能诱发肺血管阻力增加而导致PH，从而使前负荷增加转变为后负荷增加。

房间隔缺损

房间隔缺损是先天性心脏病中十分常见的疾病类型，且女性居多[4]。根据ASD的位置可以分为几种类型（图13.1a）。最常见的类型是Ⅱ型ASD，而静脉窦缺损罕见。后者的不同之处在于它们常常合并部分型肺静脉异位引流，造成心房水平强制性左向右分流。此外，与其他类型的心房分流相比，静脉窦缺损诱发PAH的风险更高。

在没有其他缺损的情况下，ASD导致心房水平左向右分流，引起RV前负荷增加（图13.1b）。分流的程度取决于以下几点。

- 缺损的大小。
- 有无合并部分型肺静脉异位引流。
- 三尖瓣和二尖瓣瓣口面积大小。
- 右心室和左心室顺应性的差异。
- PH或PS对RV顺应性的影响。

出生前，RV和LV共同负责体循环。血液通过卵圆孔右向左流动是一种自然现象，使高血氧饱和度的血液输送到LV[5]。另外，肺血管阻力（pulmonary vascular resistance, PVR）非常高，出生时迅速下降。因此，肺血流增加，然后肺静脉回流增加。这些变化使卵圆孔上的薄片压在房间隔上，卵圆孔闭合。ASD患者会出现左向右分流，其分流程度取决于PVR的降低。通常情况下，最初的几周内不会出现明显的分流，但如果有二尖瓣先天性畸形或左心发育不良等影响血液流入LV的病变，那么通过ASD的分流可能会增加得更快。另外，三尖瓣发育不全会引起血液通过ASD右向左分流。同样，矫治后的法洛四联症患者RV限制性生理（RV restrictive physiology, RVRP）会导致右向左分流，而在老年患者中经常观察到的LV舒张功能衰竭则使原有的左向右分流增加。

在儿童时期，RV对容量负荷耐受性良好，因此儿童单纯ASD很少表现出症状。如果伴有其他心脏或肺部疾病，或者ASD缺损非常大，左向右分流的临床症状可能在早期就已经出现了。在成年患者中，左心室舒张特性发生改变，左向右分流将会增加，如缺血性心脏病导致的射血分数保留的心力衰竭。事实上，

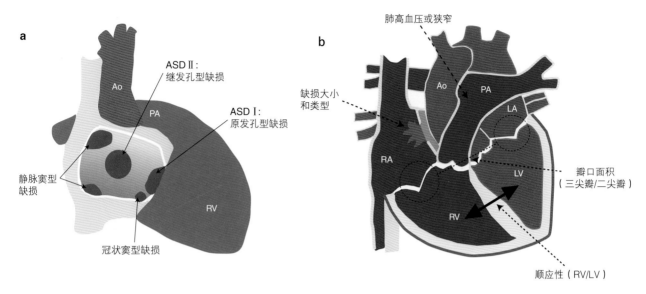

图13.1 （a）不同位置的房间隔缺损。（b）影响房间隔缺损分流程度的因素。Ao，主动脉；PA，肺动脉；RA，右心房；LA，左心房；RV，右心室；LV，左心室

成年ASD患者都需要评估LV舒张功能。

如果不及时治疗，10%～20%的ASD患者会发展为PH，但是在他们30岁之前通常不会发生。ASD-PH患者RV后负荷增加，RV顺应性下降，左向右分流减少。有报道指出，成年艾森门格综合征患者的预后比其他类型PAH患者好；这些观察结果可能是由于生存偏倚，因为PAH-CHD儿童的生存并没有更好。的确，在动物模型中，与单纯后负荷增加相比，前负荷和后负荷都增加时RV功能进一步恶化[6]。

在ASD中，RV对容量负荷增加的调节方式是心腔扩大，导致应变和应变率增加（尤其是心尖）[7-9]。同时，纵向运动增加。有趣的是，在前负荷增加的动物实验中，RV弹性和收缩力没有变化，这表明前负荷增加仅通过Frank-Starling机制来增加RV输出量[6]。缺损闭合后，应变和应变率下降[7]，甚至可能低于正常值[8]。在一项对ASD修复患者的长期随访研究中发现，25%的继发孔型和50%的静脉窦型ASD患者有轻微RV功能障碍[10]。另外，TAPSE和FAC降低的患者分别占22%和10%。这些数据表明，即使负荷恢复正常，前负荷增加对RV的影响仍长期存在。

总之，分流或瓣膜关闭不全引起RV前负荷增加和RV扩大，患者通常可以长期耐受。心脏分流时肺循环血流增加可能会使表型转换为后负荷增加。容量负荷增加时，RV扩大与心尖变形增加有关，负荷降低后心尖变形减少。即使在缺损闭合数年后，RV功能仍轻度受损。

法洛四联症

法洛四联症是最常见的发绀型CHD之一，占出生婴儿CHD的3.5%。TOF于1661年由Niels Stensen首次报道，但在1888年被Etienne-Louis Fallot确认为是四联症[11]。该四联症包括肺动脉瓣狭窄（pulmonary stenosis, PS）、VSD、主动脉骑跨以及右心室肥大（RV后负荷增加所致）（图13.2a）。虽然这种描述很直接，但应该认识到，肺动脉瓣狭窄程度和后来肺动脉的发育变化很大，可以出现肺动脉闭锁合并VSD。四联症是圆锥隔（流出道室间隔）前移（造成瓣下梗阻）和肺动脉瓣区域发育不良的结果。越来越多的研究认为右心室流出道的形态学特征是外科手术矫正后残留病变的重要决定因素。TOF也可能与合并外周PA分支狭窄有关。

■ 历史背景

外科开胸手术治疗TOF开始于20世纪50年代，现在的大多数幸存者都是在较晚的年龄接受的治疗。此后，随着围手术期体外循环技术和重症监护治疗水平的提高，新生儿生存率提高到了98%。同时，手术时间也从1980年代的2～5岁提早到目前的3～9个月。随着TOF成年幸存者的增加，人们越来越认识到有临床意义的残留病变明显与右心室流出道重建有关。成人患者群体应根据治疗时代和手术矫正年

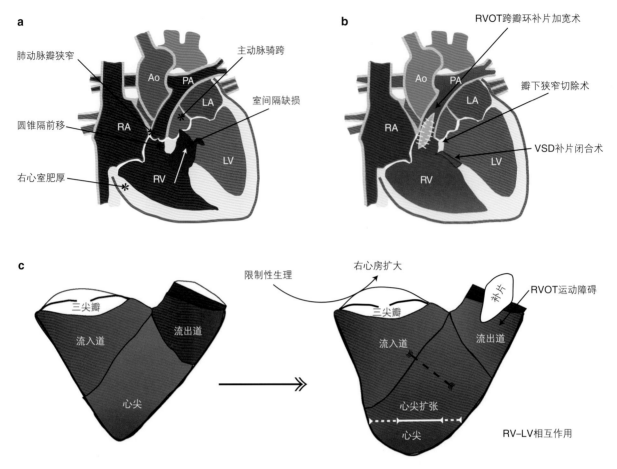

图13.2 （a）法洛四联症的特征。（b）外科矫治术示意图，RV流出道补片加宽术导致肺动脉瓣反流。（c）法洛四联症矫治术后RV功能障碍的因素。Ao，主动脉；PA，肺动脉；RA，右心房；LA，左心房；RV，右心室；LV，左心室

龄进行划分。残留病变及长期随访特点如下。

- 肺动脉瓣关闭不全。
- RVOT运动障碍。
- 限制性RV生理。
- RV-LV相互作用。
- 心律失常和猝死风险。

■ 肺动脉瓣关闭不全

　　肺动脉瓣反流是治疗瓣下肌性梗阻、肺动脉瓣狭窄和瓣膜上狭窄引起的流出道梗阻带来的后果。为了解除这些梗阻，使用一种所谓的跨瓣环补片加宽术，该术式可即刻导致肺动脉瓣关闭不全（图13.2b）。起初，人们认为残留肺动脉瓣反流是无害的，但长期生存研究证明肺动脉瓣反流不是良性病变[12]。作为一种替代方案，在肺动脉管腔大小足够的病例中可进行瓣膜保留手术。瓣膜保留手术可以减少RV扩大[13]。

　　RV对容量负荷增加的反应是RV扩大，这本身是一种代偿，而不是衰竭的征象，并且在TOF矫治后

不久就已经发生了（表13.2）[14]。RV扩大通常伴有肌小梁增多，这可能会增加心脏磁共振成像测量RV容积的难度。因此，最近开发了一种基于阈值的半自动算法进行量化，该算法可以排除肌小梁。这种算法可以快速并可靠地追踪修复后TOF患者的RV容积[15-17]。RV扩大一直与不良预后[18]、运动能力下降[19-21]和心律失常[18]有关。肺动脉瓣反流使RV收缩效率降低。RV收缩效率受损程度随着RV舒张期末容积的增加而增加[22]。

　　现在人们越来越关注心脏生理学和病理生理学的性别差异。近期研究显示，与健康女孩相比，男孩的左、右心室容积和质量更大[23, 24]。与男性相比，女性RV对容量超负荷的适应性更好。在矫治后的TOF患者中，与女性相比，男性的RV容积和质量更大，而RV射血分数更低[25]。迄今为止，先天性心脏病指南没有考虑这些性别差异，且矫治后的TOF患者肺动脉瓣置换术的决策中也未涉及。目前的研究

表13.2　心脏磁共振成像测量矫治的法洛四联症患者的右心室容积

作者	N	研究年龄	手术年龄	RV EDVi	RV ESVi	RV SVi	RV EF（%）
Roest et al.[21]	15	17 ± 3	2 ± 2	132 ± 36	62 ± 26	69 ± 16	54 ± 9
Van Den Berg et al.[26]	36	17 （7～23）	0.9 ± 0.5	138 ± 40	64 （36～145）	66 ± 15	49 ± 7
Fernandes et al.[27]	33	12 ± 3	17 ± 16	157 ± 39	—	—	49 ± 9
Frigiola et al.[28]	60	22 ± 11	3 ± 5	142 ± 43	73 ± 33	40 ± 10	51 ± 10
Knauth et al.[29]	88	24（10～57）	3（0～30）	3.9（z值）（3.2）	66 ± 33		48 ± 12
Babu-Narayan et al.[30]	32	29 ± 9	5 ± 6	123 ± 30	58 ± 21	65 ± 16	53 ± 9
Bonello et al.[31]	154	31（22～40）	4.5（2～8）	127（102～148）	58（45～75）	66（55～76）	53（47～58）
Greutmann et al.[32]	101	33 ± 12	5（0.5～36）	158 ± 51	—		41 ± 8
Davlouros et al.[33]	85	33 ± 15	9（0.5～50）	116 ± 33	56 ± 24	60 ± 18	52 ± 9
Kempny et al.[34]	21	36（29～46）	7（4～8）	140 ± 36	77 ± 26	42 ± 9	45 ± 10
Hagdorn et al. females[25]	157	24 [10～53]	1.4 [0～11.0]	114.4 [94～131.1]	52.5 [41.4～66.8]	—	52.3 [46.4～57.3]
Hagdorn et al. males[25]	163	23 [16～34]	1.3 [0～13.0]	122.5 [99.5～151.4]	64.4 [48.1～79.7]	—	47.7 [42.8～54.1]

数据为均数 ± 标准差或中位数和（范围）或［四分位数间距］。年龄以年来计算，容积以 mL/m² 为单位
EDVi，舒张期末容积指数；ESVi，收缩期末容积指数；SVi，每搏输出量指数；EF，射血分数

数据要求对这些指南进行修正，以纳入性别特异性治疗标准。

令人惊讶的是，通过减容手术[35]或瓣膜置换术防止RV扩大的治疗策略不能改善患者结局[36]。此外，使用血管紧张素转换酶抑制剂或血管紧张素受体拮抗剂治疗也不能改变RV扩大或患者结局[30, 37]。容积缩小的时间可能是RV功能或结局能否恢复正常的一个重要决定因素[36]。又或者说，容量负荷本身可能不是TOF矫治术后RV功能障碍的唯一因素。影响RV功能障碍的其他因素包括：RV形变、失同步或变时功能不全、限制性生理学，以及RV-LV相互作用[38, 39]（图13.2c）。

■ 右心室运动：从心底到心尖

超声心动图可以通过纵向位移和横向位移来描述RV室壁运动。纵向位移在儿童时期就已经减少[40]。整体纵向应变也减小了，而且尽管射血分数稳定，整体纵向应变仍然会进一步减小，这表明尽管肺动脉瓣置换术等对应变和心肌变形的影响还不确定，但应变可能是一个干预时机的标志[41-43]。除了纵向运动整体减小以外，横向运动从心底到心尖也存在梯度。RV从心底到心尖可以分为几个节段。局部变形成像显示，与对照组或ASD等患者相比，TOF患者所有节段的应变率都下降了[27, 44, 45]。在TOF患者中，心尖的应变率比心底的应变率受到的影响更大[46]。右心室心尖对每搏输出量的贡献占一半以上，心尖部的衰竭可能导致RV衰竭。

■ 右心室流出道运动消失和运动障碍

由于手术范围大，可能影响RVOT运动，导致RV运动消失或运动障碍。RVOT运动消失被定义为收缩期无增厚，而运动障碍（"动脉瘤"）被定义为收缩期RVOT外向运动。Davlouros等在一项针对"晚期修复"患者（修复中位年龄为9岁）的研究中发现，大约55%的患者存在RV运动消失或运动障碍，这是除肺动脉瓣反流之外RV舒张期末容积增加的独立预测因素[33]。RVOT运动障碍可能妨碍正确解读RV功能[47]。许多TOF患者RVEF降低的结果可能是RVOT功能降低[48]。然而，RVEF是不良预后指标，是RV每搏输出量与舒张期末容积的比值；因此，SV无论保持还是增加，EF都可能降低。外科手术后瘢痕组织形成可能导致RVOT运动障碍，这不仅妨碍RV功能和容积的评估，而且还预示心律失常风险[31]。

■ 心室失同步和RV-LV相互作用

TOF矫治术后，由于VSD闭合相关的右束支阻滞，RV总是会出现失同步。这种阻滞引起的QRS时限延长以及残留容量负荷已被证明是发生心律失常的独立危险因素[49, 50]。在TOF修复后的儿童患者中，RV失同步与RV扩大、运动能力下降和RV收缩功能障碍有关[51, 52]。应该注意的是，这些研究纳入了矫治年龄较大的患者。所以，这些结论在矫治年龄小于1岁的患者队列中是否成立还不明确。

QRS延长会诱发RV室间失同步现象，但这种影响很小。TOF也不可避免地导致室内失同步，目前还没有统一的定义。到目前为止，关于室内失同步对RV功能障碍影响的研究结果是相互矛盾的[53-55]。因此，尽管TOF矫治术后存在失同步现象，但其与RV适应和衰竭的关系尚不清楚。

TOF患者必然存在RV-LV相互作用不良。据推测，TOF患者的LV功能受损是由电失同步、共有室间隔和心肌纤维，以及几何学上的相互作用共同引起的。LV功能障碍患者肺动脉瓣反流和RV扩大更严重，这些可能影响LV充盈[13]。

■ 限制性右心室生理

TOF矫治术后患者RV的特征之一就是RV限制性生理，最早由Gatzoulis提出[56]。限制性RV生理被定义为整个舒张期肺动脉前向血流。在最初的描述中，它与RV扩大程度较小和运动性能改善有关，这一观点已被后来的研究纠正。最近，对同一组队列的长期随访研究中没有发现限制性RV生理可以防止RV扩大或运动性能受损。事实上，通过多巴酚丁胺负荷试验表明，心脏负荷时，限制性RV生理会导致RV充盈恶化[26]。舒张功能障碍的机制还不清楚。有人认为这与心脏纤维化有关，TOF患者心脏纤维化增加[57]。也有人认为它可能与RV扩大本身有关，因为扩大心腔舒张期压力－容积关系更陡，提示其硬度增加[58]。TOF的另一个问题是LV功能恶化，最近的研究认为限制性RV生理也与LV功能恶化有关[59]。据推测，它可能会影响LV充盈，但还需要进一步的研究来阐明限制性RV生理的机制。

■ 结局和危险因素

在TOF中，不良结局包括死亡和心律失常，其中心律失常与死亡率增加有关。TOF患者不良结局的危险因素包括经典的和新确定的。经典指标中，QRS时限延长、RV扩大、纤维化和肥大都与生存率下降和晚期心律失常发生有关[29, 49, 57]。此外，虽然LV功能障碍出现于晚期，但可能是不良结局和心律失常的一个预测因素[27, 60-62]。新确定的指标包括RV应变、LV纤维化、LV应变、碎裂QRS波和RV局部瘢痕大小[60, 63-66]。

综上所述，TOF本身（矫治前）就会导致RV后负荷增加，但大多数RV功能障碍的问题出现在矫治后数年，主要与肺动脉瓣反流引起的容量负荷增加有关。在这种疾病（TOF）中，导致RV功能障碍的具体因素还有RVOT运动障碍、心尖变形减少、失同步和限制性生理。

体循环右心室

在一些特殊类型的CHD中，RV负责的是体循环，而不是低阻力的肺循环，这一现象称为体循环右心室（systemic RV）。由于体循环阻力较大，RV必须增加收缩力以维持心输出量。与体循环右心室相关的先天性心脏病可分为两种主要表型，即双心室循环中体循环右心室与单心室循环中体循环右心室。

双心室循环中的体循环右心室要么自然存在于先天性矫正型大动脉转位，要么出现在完全型大动脉转位心房调转术后（图13.3a，b）。在20世纪90年代以前，TGA姑息治疗是通过Senning或Mustard[3]提出的手术方式来改变静脉循环路径，使RV与体循环耦联。20世纪90年代，动脉调转手术已经取代了心房调转手术，它将肺动脉转回至RV，将主动脉转回至LV。动脉调转术是一种更具生理意义的解决方案，LV重新与体循环动脉相连。然而，目前仍有许多做过心房调转术的成人存活者有体循环RV。

单心室循环的体循环RV存在于左心发育不良综合征或其他RV型单心室畸形存活者。

■ 双心室循环中的体循环右心室：先天性矫正型大动脉转位和大动脉转位－Senning或Mustard术

先天性矫正型大动脉转位会因为一些合并畸形而变得更为复杂，这对临床进程有很大影响。其中，最常见的合并畸形是PS和（或）VSD。LV通常对PS（在这种情况下会使LV后负荷增加）耐受良好，而VSD使连接主动脉的心室（也就是RV）容量负荷增加，可能导致充血性心脏病的症状和体征。另外，ccTGA患者房室结前移，易发生房室传导阻滞[2]。

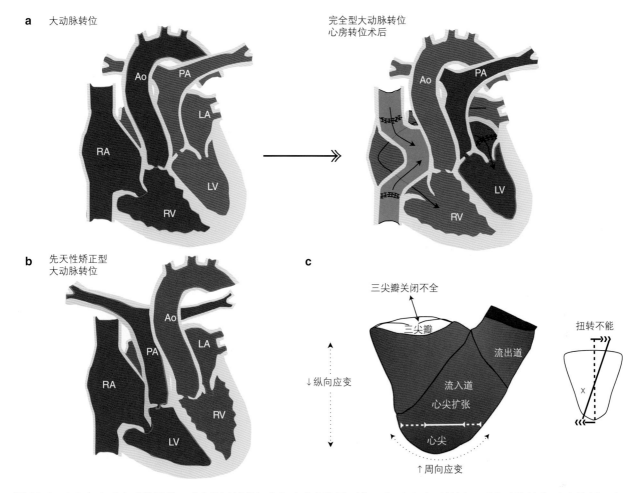

图13.3 （a）完全型大动脉转位心房调转（转位）手术后形成体循环右心室。（b）先天性矫正型大动脉转位。（c）体循环右心室患者右心室功能障碍的因素。Ao，主动脉；PA，肺动脉；RA，右心房；LA，左心房；RV，右心室；LV，左心室

ccTGA患者房室传导阻滞在手术前普遍存在，而且也是手术操作的常见并发症[67, 68]。

ccTGA的自然病史特点是RV相对长期适应后负荷的增加（从患者出生时开始），但最终所有患者都出现RV功能障碍[67]。然而，合并其他相关畸形的患者RV功能障碍出现得更早。截至目前，最大的队列系列研究发现，67%的复杂ccTGA患者和25%的简单ccTGA患者在45岁时出现了RV功能障碍的征象[67]。其他（主要包括外科手术患者）队列研究的总体结果类似[68]。目前尚不清楚为什么合并相关畸形的患者预后较差，有人认为这是由于心脏手术中房室结和心肌损伤造成的变时功能不全引起的。值得注意的是，体循环RV的患者（即出生后RV负荷没有降低）一般能耐受相当长时间的压力负荷，而特发性肺高血压（idiopathic pulmonary hypertension, IPH）患者（即后天获得性负荷增加）会在很短的时间内出现RV衰竭。

■ 大动脉转位和心房转位术

大动脉转位［通过Mustard或Senning术进行心房转位（TGA-as）］后的自然病史与ccTGA一样，由RV功能障碍决定，但其比ccTGA更早出现RV功能障碍[69]。长期随访研究表明，61%的患者25年后超声心动图提示RV功能障碍[70]。最近研究发现，98%的单纯TGA-as幸存者RVEF＞40%，表明术中提高心肌保护可能改善结局。然而，在复杂TGA-as中，只有58%的幸存者RVEF＞40%。合并因素是＞60%的患者丧失窦性心律，并出现室上性心律失常[68, 71]。

在ccTGA和TGA-as中，RV与体循环耦联，RV功能障碍是其最终共同通路。与RV功能障碍有关的因素有以下几点。

- 三尖瓣关闭不全。
- RV失同步。
- 对运动的反应。

■ 体循环右心室功能障碍

通过临床体征和症状对RV衰竭进行评估。在成人缺血性心脏病中，心力衰竭NYHA分级在对患者进行分析和危险分层方面具有宝贵价值。然而，在成人CHD中，症状和CMR或运动试验测得的功能指标之间不平行[72]。在成人CHD中，15%的NYHA Ⅰ级患者符合HF标准，即NT-proBNP增高和峰值运动能力＜25 mL/(kg·min)[72]。

除了通过症状评估HF外，还可以通过超声心动图和CMR对RV功能进行连续评估。因为CMR最适合量化RV容积，所以它被认为是评估CHD患者RV功能的金标准[73]。与TOF患者一样，排除肌小梁后可获得最可靠且可重复的RV容积值[74]。由于各研究中心的扫描工具和方案不同，因此应该谨慎比较各研究之间的RV容积。

针对体循环RV患者的研究中报告的RV容积与EF值范围较宽（表13.3）。现在的问题是，RV扩大是一种适应反应（如压力超负荷动物模型中经常描述的那样），还是一种失代偿征象[6, 9]。目前这个问题还没有答案，但普遍认为严重的RV扩大是心脏衰竭的征象。事实上，最近一项针对ccTGA和TGA-as患者的随访研究表明，RV舒张期末容积＞150 mL/m²是不良事件的预测指标[75]。由于体循环RV总会出现三尖瓣关闭不全，而三尖瓣关闭不全对RVEF有影响，所以RVEF作为预测指标不太准确[67]。

除CMR外，二维超声心动图也用于RV大小和室壁运动的研究[42]。然而，在体循环功能RV中，TAPSE和FAC等反映RV运动的传统测量与CMR评估的RV功能相关性差[78]。

结合超声心动图组织多普勒成像测量和CMR 3D容积测量的研究使我们对RV适应后负荷增加的机制有了更加深入的了解[77]。正常RV收缩模式是从流入道开始向漏斗部移动的蠕动波[79, 80]，主要运动有两种，一种是右心室游离壁的内向运动，导致风箱效应；另一种是从心尖到心底的纵向运动[81]。正常RV中，长轴运动和纵向应变超过短轴运动和周向应变。体循环RV中，这种模式是相反的，即周向应变超过纵向应变，类似于正常LV运动（图13.3c）。但是，应变和应变率都比LV低。几项使用超声心动图评估RV的研究已经证实，相比正常RV，体循环RV应变模式相反[82]。最近的研究表明，RV整体应变下降10%可以预测成人TGA-as不良事件[83]。

此外，与LV相比，体循环RV不能扭转（torsion）。所谓扭转，即心底相对心尖按一定角度旋转，通过产生拧动运动来促进LV排空，以及在弹性回缩时促进LV充盈。这些现象的功能意义尚不完全清楚，因为这些观察结果是在CMR测量结果相对正常的人群中发现的[77]。目前还不清楚这些适应模式是由长期负荷异常还是心肌灌注缺损所致。正常经右冠状动脉的RV心肌灌注在收缩期和舒张期都存在。然而，体循环RV心肌灌注发生很大变化，这可能影响功能，或诱发纤维化及瘢痕形成。已经有很多研究证实存在灌注缺损[84, 85]。此外，冠状动脉血流储备也减少了[86, 87]。灌注缺损程度增加与RV功能恶化有关[85]，但这些结果在最近几年备受争议[76]。

有人推测，灌注受损和需求增加可能共同导致缺血事件，随后瘢痕形成和（或）心脏纤维化。心脏纤维化普遍见于体循环RV患者[57, 88]，与RV功能下降

表13.3　体循环右心室容积

作者	N	队列	研究年龄	RV EDVi	RV ESVi	RV SVi	RV EF(%)
Van Der Bom等[75]	88	所有	33±10	133±35	86±31	—	36±7
Fratz等[76]	11	ccTGA	37(6～59)	91(60～208)	51(14～96)	41(28～59)	44(20～75)
Grothoff等[69]	19	ccTGA	35(19～49)	99(65～134)	51(37～56)	47(36～65)	47(43～55)
Fratz等[76]	12	TGA-as	20(15～28)	98(59～198)	54(21～159)	45(34～58)	47(24～78)
Grothoff等[69]	31	TGA-as	22(18～27)	95(79～118)	49(45～76)	36(31～45)	41(31～49)
Roest等[73]	27	TGA-as	26±5	155±55	70±34	85±26	56±7
Pettersen等[77]	14	TGA-as	18±1	119±39	63±26	—	47±8

数据为均数±标准差或中位数和（范围）。年龄以年为单位。容积的单位是mL/m²
EDVi，舒张期末容积指数；ESVi，收缩期末容积指数；SVi，每搏输出量指数；EF，射血分数

和不良结局有关[89]。纤维化也可能是RV室壁应力增加的结果[85]。这些因素是否可以通过治疗得到改善还有待确定。

■ 三尖瓣关闭不全

体循环RV幸存者晚期几乎都会出现TI。但问题是，TI是RV功能障碍的结果（因为瓣环扩张）还是原因（在压力负荷的基础上导致容量负荷增加）[6]。TI受瓣膜形态、瓣环扩张和室间隔运动的影响。体循环RV室间隔向LV膨出，TI可能会增加。实际上，肺动脉瓣瓣下狭窄患者TI较少。在ccTGA中，三尖瓣往往发育不良，TI出现在RV功能障碍之前[90]。而在TGA-as中，TI和RV功能障碍之间的关系尚不清楚。三尖瓣成形手术可能会稳定RV功能，比三尖瓣置换术患者的结局好[91, 92]。但是，三尖瓣外科手术是死亡的重要危险因素。

■ 失同步性

变形成像表明，RV功能障碍与RV失同步有关[93, 94]。而且，失同步的患者RV扩大和RVEF下降及运动能力降低更明显。RV失同步的增加可能是另一个治疗靶点，小样本研究证明再同步化可以改善体循环RV患者的RV功能[95~97]。

■ 对运动或负荷的反应

从RV对运动或多巴酚丁胺负荷等负荷试验的反应中可以获得更多信息。与年龄匹配的对照组相比，CHD患者运动能力普遍偏低[39]。同样，体循环RV患者的峰值VO2变化较大，其平均值大约是正常预计值的66%[98]。其运动耐力受损的原因如下。

- 收缩力增加受损。
- 右心室充盈受损。
- 变时功能不全。
- 肺功能。

一些研究报道体循环RV患者在运动或多巴酚丁胺负荷试验时心输出量增加[73, 76, 99, 100]，而反映收缩力增加能力的指标收缩期末压力-容积关系正常，相比之下，TGA-as患者心室充盈率降低，而正常人心室充盈率增加[73, 99]。由于TGA-as患者进行了复杂的心房手术，所以其心房充盈率在运动或负荷时的降低比ccTGA患者更明显。随访期间，经常出现轻微的板障（baffle）阻塞[71]，这可能对心室充盈有重要影响（尤其是心率增快时）。

除了心房充盈减少外，变时功能不全可能也会使运动能力降低。ccTGA或TGA-as患者很少有正常窦性心律，房室传导阻滞比率很高，很多患者变时功能不全。但是，通过高级起搏策略增加变时反应不能提高运动能力[101]。相反，使用β受体阻滞剂治疗的试验发现，较低的运动心率与充盈改善和运动能力提高有关[102]，这表明体循环RV的心率和输出量之间存在反向关系。这些观察结果强调了充盈模式异常在体循环RV负荷时的重要性，尤其在TGA-as患者中。负荷反应可以预测体循环RV患者结局[75, 102]。因此，尽管运动能力降低与心肌内在功能障碍没有直接关系，但它可以反映结局。

治疗方案

缺血性心脏病HF患者治疗的关键是ACE抑制剂或ARB、β受体阻断剂和利尿剂。但这些药物对体循环RV衰竭患者的效果并不明显。

小样本病例系列研究未发现ACE抑制剂对体循环RV患者的RVEF、运动能力或生活质量有任何影响[103~105]（表13.4）。据推测，无效的原因可能是这些受试者没有出现HF症状，以及他们的神经激素激活水平较低。两项针对血管紧张素受体阻断剂的小规模试验结果不同[106, 107]。然而，最近一项大型随机试验，纳入了88例ccTGA或TGA-as患者，随访3年，没有发现ACE抑制剂或ARB对主要终点RVEF有任何作用[108]。对峰值VO2和生活质量也没有影响。尽管研究结束时两组RV容积没有差异［缬沙坦组（270±77）mL，安慰剂组（259±85）mL］，但是RV容积变化存在显著差异。因此，ARB或ACE抑制剂似乎并没有益处，最近的动物试验（RV后负荷增加）也证实了这一点[109]。近期一篇系统综述表明，ACE抑制剂或ARB治疗3个月对EF、心室大小或VO2峰值都没有影响[110]。然而，目前已有的研究样本量小，且方法学存在局限性，因此仍然没有结论性证据[110]。

目前尚无大型随机试验评估β受体阻滞剂的治疗效果，但在后负荷增加的大鼠实验中被证明有效[118]。Giardini等在一项纳入8例体循环RV患者的小型非随机研究中发现，β受体阻滞剂治疗可以增加患者运动时间和RVEF，RV容积减少[113]。产生这些疗效的原因可能是心率降低改善了RV充盈。关于此研究必须说明的是，虽然所有患者都同时接受了ACE抑制剂，但有两名患者无法耐受足量ACE抑制剂。另一项小型研究也报道了β受体阻滞剂在预防RV重构中的积极作用[114]。因此，有必要进一步研究

表13.4　药物治疗对体循环RV的作用

	ccTGA/TGA-as	药物	研究设计	N	随访时间（月）	RVEF	峰值VO$_2$	NYHA分级
β受体阻滞剂								
Lindenfeld 等（2003）[111]	ccTGA	卡维地洛	前瞻性	1	7	↑	NA	NA
Josephson 等（2006）[112]	TGA-as	多种	回顾性	8	36	NA	NA	↑
Giardini 等（2007）[113]	两者	卡维地洛	前瞻性	8	12	↑	=	↑
Doughan 等（2007）[114]	TGA-as	多种	回顾性	31	4	NA	NA	↑
Bouallal 等（2010）[115]	两者	多种	前瞻性	14	13	=		
ACE抑制剂								
Hechter 等（2001）[103]	TGA-as	多种	回顾性	14	24	=	=	NA
Robinson 等（2002）[104]	TGA-as	依那普利	前瞻性	9	12	=^{a}	=	NA
Therrien 等（2008）[105]	TGA-as	雷米普利	前瞻性	17	12	=	=	NA
Tutarel 等（2012）[116]	TGA-as	依那普利	回顾性	14	13	NA	=	=
AT II受体拮抗剂								
Lester 等（2001）[107]	TGA-as	氯沙坦	前瞻性	7	2	↑	NA^b	NA
Dore 等（2005）[106]	两者	氯沙坦	前瞻性	29	4	=^{a}	=	NA
Van Der Bom（2013）[108]	两者	缬沙坦	前瞻性	88	36	=	=	=

数据来自 Winter 等[117]
^{a} 用超声心动图代替CMR测得的EF
^{b} 对运动时间有正性作用

β受体阻滞剂在体循环RV中的作用。

■ 肺动脉环束术和双转位术

以往发现，ccTGA合并PS患者结局较好，这可能与间隔压力增加时TI较少或RV功能较好有关。因此，肺动脉环束术成为治疗循环衰竭的一种策略。最初的想法是，LV重新训练后，将心房调转术与大动脉调转术结合（双调转术），让LV重新与体循环相连。然而，许多没有进行双调转手术的成人HF患者也可以通过肺动脉环束术得到足够的治疗。实际上，在RV后负荷增加的动物模型中，通过主动脉缩窄也能改善RV功能[119]。这一作用的机理尚不完全明确，但室间隔与RV收缩的相互影响似乎起了作用。

■ 左心发育不良综合征的体循环右心室

在引入Norwood术之前，左心发育不良综合征（hypoplastic left-heart syndrome, HLHS）患儿一般在出生后不久就死亡了。在过去的几十年里，HLHS患儿的总体生存率已极大提高。报道显示，目前这些患儿1年生存率约为60%，而第一年存活的患者90%都能活到18岁[120]。生存率的提高导致治疗缓解的

HLHS患者越来越多。从另外一方面说，产前筛查终止妊娠可能会改变活产婴儿HLHS发病率。这两方面都会显著影响HLHS的流行病学[121]。

在单心室循环中，体循环心室长期容量超负荷，而在Fontan术完成后前负荷明显降低。这两种现象都会导致体循环心室收缩和舒张功能障碍。在HLHS中，RV负责体循环，这是一种压力超负荷。与LV形态相比，单心室循环中的RV形态已被证明是不良结局的危险因素[122]。

治疗缓解的HLHS在长期随访中会出现运动不耐受、体循环静脉压升高、肝功能障碍、血栓栓塞事件、蛋白丢失性肠病、塑型性支气管炎（plastic bronchiolitis）和复发性心律失常。TI可能是先天性三尖瓣异常或RV扩大造成对合不良的结果。TI导致的RV进行性扩大和功能障碍进一步损害体循环RV的功能[123]。在病程早期，RV舒张和收缩期末容积更大、RV功能下降与双向腔-肺动脉连接术（bidirectional cavopulmonary anastomosis, BCPA）失败有关（2期姑息治疗）[124]。此外，反映RV功能的超声心动图参数可以预测死亡率，

也是心脏移植必需的指标[125]。因为Fontan术失败的因素有很多，所以治疗这类患者仍然面临困难。

先天性心脏病相关肺动脉高压的右心室

PAH是CHD的一种常见且严重的并发症[126]。其特征为肺血管病变，早期可逆，但随着时间的推移进展为内在进行性疾病[127]。根据目前的PAH指南，CHD相关PAH（PAH-CHD）可分为四个不同的亚组，艾森门格综合征、体-肺分流相关的PAH、合并（小）缺损，以及先天性心脏病修补术后PAH[128]。体-肺分流相关的PAH（第二亚组）包括显著心内或心外左向右分流导致进行性肺血管病的患者。在疾病后期，由于肺血管病进行性发展，肺血管阻力将超过体循环血管阻力。在这个阶段，左向右分流将反转为右向左分流，被归类为艾森门格综合征（第一亚组PAH-CHD）。相反，分流缺损闭合患者的持续性PAH被归类为第四亚组PAH（修补术后PAH）。第三亚组PAH-CHD包括合并心脏（小）缺损的患者，这些缺损不能解释PAH。

左向右分流的CHD患者可以分为三尖瓣前分流和三尖瓣后分流。三尖瓣前分流会导致肺血流增加和RV容量超负荷，而非限制性三尖瓣后分流会导致肺血流增加、肺动脉压力超负荷和LV容量超负荷。在非限制性三尖瓣后分流的患者中PAH出现得比三尖瓣前分流的患者更快。在这两种情况下，PAH的进展都会导致RV压力负荷增加。

随着PVR的增加，左向右分流（和心室容积超负荷）将减少，最终反转为右向左分流（艾森门格综合征）。右向左分流自然减轻了RV负荷。在三尖瓣前分流患者中，右向左分流可降低RV前负荷和容量超负荷，而在三尖瓣后分流患者中，右向左分流（超过体循环PVR）可降低RV后负荷。因为与三尖瓣前分流的艾森门格患者相比，三尖瓣后分流的结局更好，所以后负荷降低似乎更有利。

相比之下，心脏缺损修补术后的患者失去了缓解RV负荷的能力。在这些患者中，PAH似乎进展得更快，更早出现RV衰竭和死亡。PAH合并（小）缺损患者在出现PAH之前通常没有RV负荷异常，这些患者更像特发性动脉型肺动脉高压（idiopathic pulmonary arterial hypertension, IPAH）患者。

艾森门格综合征与其他类型CHD相关PAH的另一个主要区别是右向左分流造成的长期持续性低氧血症。低氧血症会诱发红细胞增多症和高粘血症，血栓形成风险增加，可以引起动脉栓塞，并诱发全身器官功能障碍[126, 129]。

由PAH引起的RV后负荷增加在一部分患者中通常可以耐受很多年。事实上，这些成人幸存者给人的印象是，艾森门格综合征的负荷状态不如单纯PAH的严重[130]。然而，这一观察结果受到生存偏倚的影响，因为在儿童期，CHD相关PAH患者的5年生存率与IPAH没有太大差别[131, 132]。PAH-CHD小儿与成人队列之间的其他区别是诊断时RV功能较好，晕厥较少[132, 133]。同样，出生时RV负荷没有降低（由于先天性心脏缺损）可能比RV负荷降低后又突然升高（IPAH）的患者更能承受压力和（或）容量负荷。这表明RV具有再生能力，而这种能力至今尚不了解。

小结

对心脏病学专家来说，评估和剖析CHD的RV适应、RV功能（功能障碍）机制，以及治疗RV衰竭是一个挑战。许多CHD可以导致RV负荷异常，即前负荷增加、后负荷增加或两者兼有。而且，每种CHD导致RV功能障碍的特点不同，这是不良结局的主要预测因素。由于分流或瓣膜功能不全导致RV前负荷增加会引起RV扩大，这种情况通常可以被长期耐受。心脏分流导致肺血流增加引起PAH可能会使表型变成后负荷增加。RV扩大与容积负荷增加时心尖变形增加有关，负荷减轻后心尖变形减小。即使缺损闭合多年后，RV功能仍有轻度受损。

TOF在矫正前RV后负荷增加，但大多数RV功能障碍的问题在矫治数年后才会出现，这主要与肺动脉瓣反流造成的容量负荷增加有关。在这种类型的CHD中，导致RV功能障碍的具体因素是RVOT运动障碍、心尖变形减少、失同步和限制性生理学。

由于体循环RV承担体循环后负荷，其收缩模式需要向"LV样"收缩模式转换。但是，RV无法产生扭转运动。虽然有相当长的"滞后"，但最终会发生RV衰竭，这与TI导致的容量超负荷、灌注减少和纤维化相关的重构、充盈减少（尤其是心率较快时）和心室收缩失同步相关。

目前的治疗方案无法预防或减缓CHD患者发生RV衰竭。新的RV衰竭治疗策略可能是再同步化、肺动脉环束术改善室间隔运动和探索β受体阻滞剂的疗效。

肺栓塞
Pulmonary Embolism

14

Angel López-Candales and Srikanth Vallurupalli *

缩略词表

英文缩写	英文全称	中文全称
aPE	acute pulmonary embolism	急性肺栓塞
AUC	appropriate use criteria	适宜性标准
BP	blood pressure	血压
BNP	brain natriuretic peptide	脑钠肽
CDMT	catheter-directed mechanical thrombectomy	导管机械血栓清除术
CTEPH	chronic thromboembolic pulmonary hypertension	慢性血栓栓塞性肺高血压
CTPA	computed tomographic pulmonary angiography	CT肺血管造影
DVT	deep venous thrombosis	深静脉血栓形成
DOACs	direct-acting oral anticoagulants	直接口服抗凝药
ECG	electrocardiogram	心电图
ESLD	end-stage liver disease	终末期肝病
ESC	European Society of Cardiology	欧洲心脏病学会
FAC	fractional area change	面积变化分数
IVS	interventricular septum	室间隔
LV	left ventricle	左心室
LMWH	low-molecular-weight heparin	低分子肝素

* A. López-Candales: Division of Cardiovascular Diseases, Truman Medical Center, Hospital Hill, University of Missouri-Kansas City, Kansas City, MO, USA. e-mail: angel.lopez-candales@tmcmed.org

S. Vallurupalli: Division of Cardiology, University of Arkansas for Medical Sciences, Little Rock, AR, USA

© The Author(s), under exclusive license to Springer Nature Switzerland AG 2021
S. P. Gaine et al. (eds.), *The Right Heart*, https://doi.org/10.1007/978-3-030-78255-9_14

续 表

英文缩写	英文全称	中文全称
OR	odds ratio	比值比
PIOPED	prospective investigation of pulmonary embolism diagnosis	肺栓塞诊断前瞻性研究
PA	pulmonary artery	肺动脉
PERC	pulmonary embolism rule-out criteria	肺栓塞排除标准
PH	pulmonary hypertension	肺高血压
PVR	pulmonary vascular resistance	肺血管阻力
RHS	right-heart strain	右心劳损
RV	right ventricle	右心室
RVOT	RV outflow tract	右心室流出道
TTE	transthoracic echocardiogram	经胸超声心动图
TAPSE	tricuspid annular plane systolic excursion	三尖瓣环平面收缩期位移
TR	tricuspid regurgitation	三尖瓣反流
UFH	unfractionated heparin	普通肝素
VTI	velocity time integral	速度时间积分
VTE	venous thromboembolism	静脉血栓栓塞症
V/Q	ventilation-perfusion scintigraphy	通气/灌注扫描
VKA	vitamin K antagonist	维生素K拮抗剂

引言

急性肺栓塞一直被认为是医学上最隐匿的疾病之一。尽管肺栓塞可能是一种常见的疾病，但其症状和体征往往是非特异性的；因此，在评估患者时，临床高度怀疑指数加上详细的病史和体格检查是非常重要的。

大量的临床和实验室数据表明，DVT提示血栓栓塞风险，血栓栓塞导致aPE[1-11]。下图为正常腘静脉（图14.1a，b）和急性DVT（图14.1c，d）以及慢性DVT（图14.2a，b）的代表性双功能（相）超声图像。导致aPE的栓子主要来源于DVT，其他可能的栓塞来源如图14.3所示。表14.1列出了更多已知的血栓栓塞来源。

大多数急性VTE患者同时存在下肢静脉血栓形成和肺动脉血栓[12]。需要高度警惕才能识别那些高危患者。在美国，VTE是一个重大的医疗保健问题。据估计，每年发生约90万例DVT和肺栓塞（pulmonary embolism，PE），约30万死亡事件归因于

表14.1 血栓栓塞的潜在机制

静脉血栓来自下肢深静脉（DVT）
Paget-Schroetter综合征（由于胸廓出口解剖压迫导致自发性上肢静脉血栓形成）
May-Thurner综合征（左髂总静脉受压）
下腔静脉异常（缺如、发育不全或畸形引起DVT）
外科术中大量微栓塞
空气栓塞
癌性肿瘤栓塞
肾癌的腔静脉心房栓塞
长骨骨折后脂肪栓塞
吸脂术后脂肪栓塞
医源性注射各种骨水泥和凝固材料
右心瓣膜（三尖瓣和肺动脉瓣）赘生物栓塞

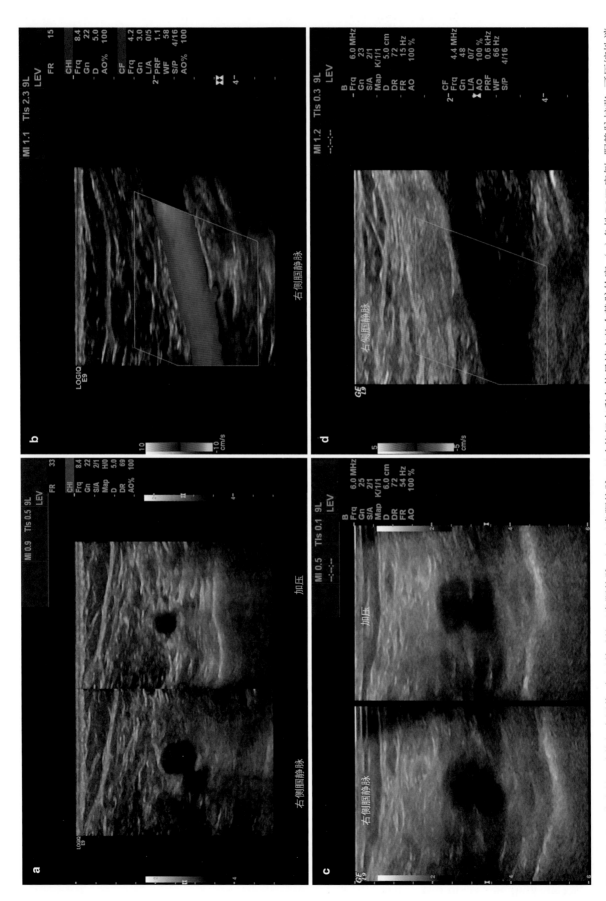

图14.1 （a）代表性双功能超声图像，加压前后的正常腘静脉。（b）正常腘静脉，双功能超声彩色信号填充整个静脉轮廓。（c）急性DVT病例，腘静脉扩张，可压缩性消失。（d）近端急性DVT阻断血流，因此无彩色信号

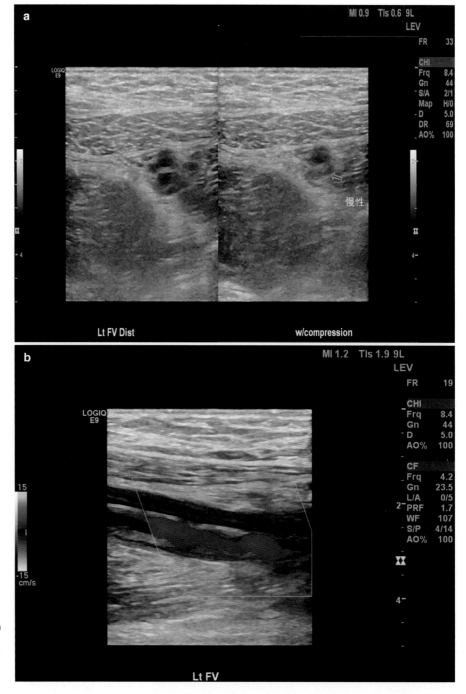

图14.2 （a）慢性DVT，机化血栓与周围组织形成鲜明对比。新鲜血栓模糊不清。（b）腘静脉内的双功能超声彩色血流信号，部分充盈缺损，导致管腔扭曲

VTE[13]。因此，更好地了解静脉血栓形成和溶解的机制至关重要。

虽然早在公元前800年左右，古印度医学著作中就首次报道了下肢血栓性静脉炎或DVT[14]，但随后对静脉血栓形成的描述并不清楚，仍然难以解释。我们现在对血栓形成的认知主要围绕以下三个因素的相互作用，即静脉血流淤滞、血管壁状态改变，以及凝血状态的改变。尽管Virchow创造了"栓塞"一词，

在理解血栓形成上取得了重大进展，但他从未正式提出过Virchow血栓三角的概念——在他去世近100年后的医学文献中才首次出现这一概念[15]。

据估计，发达国家每年VTE发病率为每千人中1～3人[8, 16-18]。然而，85岁以上人群患VTE的风险急剧增加，达每年每千人中8人，50岁以上人群高达每年每百人中1人[8]。这些令人震惊的统计数据导致美国参议院在2005年将3月定为"DVT宣传月

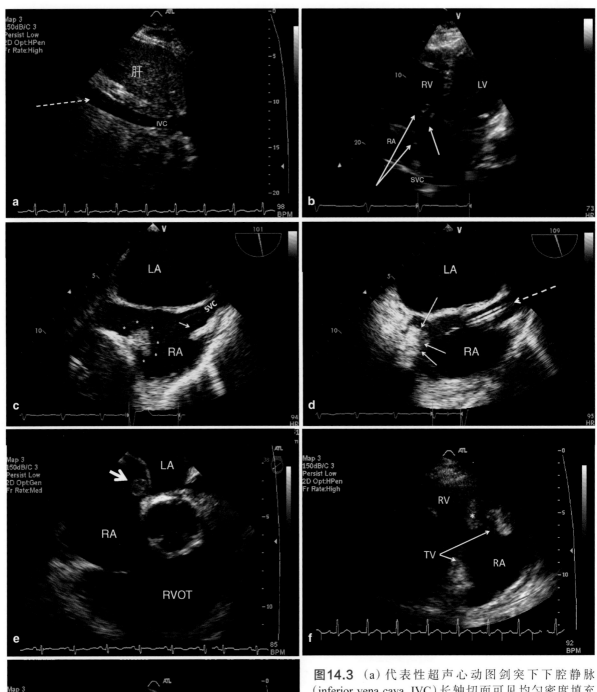

图14.3 （a）代表性超声心动图剑突下下腔静脉（inferior vena cava, IVC）长轴切面可见均匀密度填充IVC（白色箭形）。（b）心尖四腔心超声心动图，右心房（right atrium, RA）内较大管状血栓，跨过三尖瓣进入右心室（right ventricle, RV）。（c）经食管超声心动图前旋至90°双腔静脉切面，可见RA和上腔静脉置管（箭形），导管相关损伤导致血栓（*）。（d）可见上腔静脉（superior vena cava, SVC）内导管和RA附壁血栓。（e）经食管超声前旋至45°切面，可见RA、右心室流出道（RV outflow tract, RVOT）、左心房（left atrium, LA）以及球形均质肿块（箭形）附着于房间隔，手术切除后证实为黏液瘤。（f）经胸超声心动图右心室流入道切面，可见RA、RV和三尖瓣（tricuspid valve, TV）以及均质性肿块，证实为赘生物（*）。（g）其他切面可见三尖瓣赘生物，同（f）所见

（DVT Awareness Month）"，紧接着在2008年（美国）卫生局局长（Surgeon General）呼吁采取行动预防DVT和PE。

抗凝是症状性VTE的主要治疗方法。抗凝可防止血栓进一步形成，使已形成的血栓稳定和（或）内源性溶解，并降低血栓复发的风险[12]。本章不仅关注aPE的病理生理学和血流动力学改变，还关注这些病理过程对右心室的机械性影响。本章旨在强调肺-循环-心室通路在介导心脏功能中的重要性，以及后者如何成为决定发病和死亡的最关键因素。

血栓形成的调节机制

尽管调节血栓形成和血栓溶解之间动态平衡的分子和转化途径远远超出了本章的范围，但对参与这些过程的每个因素有一个基本的了解是很重要的。

健康的血管内皮对维持充分的止血至关重要。在正常情况下，完整的内皮细胞促进血管舒张和局部纤溶。因此，血液凝固、血小板黏附和激活，以及炎症和白细胞活化都会受到抑制，从而保持正常的血液流动性。表14.2[19, 20]列出了维持内皮表面天然抗血栓状态的特定机制。

相反，在血管直接损伤或是凝血级联激活时，血栓前状态与促炎状态随之而来[20]。后者的主要特征是血管性血友病因子、组织因子、纤溶酶原激活物抑制剂-1和因子V的生成增多，从而使血栓形成增加[20]。此外，血小板活化因子和内皮素-1的释放促进血管

表14.2　维持内皮表面抗血栓状态的机制

内皮合成血栓调节蛋白
蛋白质C激活
内皮表达硫酸乙酰肝素
内皮表达硫酸皮肤素
组成性表达组织因子途径抑制物
局部产生组织型纤溶酶原和尿激酶型纤溶酶原激活剂
内皮细胞合成一氧化氮
内皮细胞合成前列环素
内皮细胞合成白细胞介素-10

收缩[21]。最后，内皮表面外露使细胞黏附分子表达增加，促进白细胞聚集和激活，进一步促进炎症反应和血栓形成，如图14.4[19, 22]所示。

血栓是血小板和纤维蛋白的混合物，在某些情况下还有红细胞[23, 24]。血栓的成分取决于血流速度和血管特征。动脉血栓是在高剪切应力下形成的，通常在动脉粥样硬化斑块破裂或其他血管壁损伤后形成，主要富含血小板（白色血栓），因此，通常使用抗血小板药物治疗[20, 25, 26]。静脉血栓在低剪切应力下形成，且大多富含纤维蛋白（红色血栓），因此使用抗凝药物治疗[12, 20, 27-29]。

凝血级联反应在多个水平上受到调节。血管损伤暴露出的组织因子与血浆因子Ⅶa间相互作用导致少量凝血酶形成。随后，通过内源性凝血酶途径扩大凝血酶生成，导致纤维蛋白血栓形成。这些反应发生在

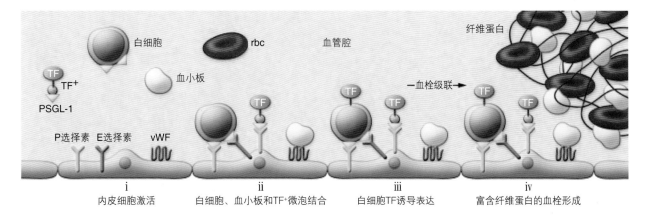

图14.4　静脉血栓形成机制。静脉血栓形成可分为几个步骤。首先，低氧和（或）炎症介质激活内皮细胞，内皮细胞表达黏附蛋白P选择素、E选择素和vWF。其次，循环白细胞、血小板和TF⁺微泡与激活的内皮细胞结合。然后，结合的白细胞被激活并表达TF。凝血级联反应局部激活破坏了保护性抗凝通路并触发血栓形成。富含纤维蛋白的血栓还含有血小板和红细胞。TF，转铁蛋白；vWF，血管性血友病因子。（授权转载自Mackman N. New insights into the mechanisms of venous thrombosis. J Clin Invest. 2012; 122; 2331-2336）

磷脂表面，通常是活化的血小板表面[30]。关于静脉血栓形成，正如 Virchow 最初提出的那样，血流状态和血管内皮细胞改变使 VTE 风险增加[31]。表 14.3 列出了与 DVT 风险增加和 VTE 发生有关的已知危险因素[32-51]。

表 14.3　深静脉血栓形成的危险因素

年龄增加
外科手术（腹部、骨盆、下肢）
创伤（骨盆、髋部或下肢骨折）
肥胖
癌症及其治疗
妊娠和产褥期
激素类避孕药或激素替代治疗
急性感染
长期制动
瘫痪
长途旅行
吸烟
长期住院
既往 DVT
充血性心力衰竭
心肌梗死
留置中心静脉导管
炎症性肠病综合征
肾病综合征
肝素诱导的血小板减少
弥散性血管内凝血
阵发性睡眠性血红蛋白尿
血栓闭塞性脉管炎
血栓性血小板减少性紫癜
Behçet 综合征
狼疮抗凝物（抗磷脂抗体）
抗凝血酶Ⅲ缺乏
蛋白 C 缺乏
蛋白 S 缺乏
因子 Ⅴ 莱登突变
凝血酶原基因突变
纤维蛋白原异常
因子 Ⅻ 缺乏

需要进一步讨论的是 ESLD 患者。以往认为 ESLD 患者合成促凝蛋白和抗凝因子的能力下降而止血储备减少，因此出血并发症风险增加，从而 VTE 风险降低，也就是"自动抗凝"，近年来的研究不再支持这种"自动抗凝"的观点[51-53]。仔细查看会发现，最初的报道仅仅是基于相对较小的单中心研究数据[54, 55]。随后，从更大的国家和国际数据库中有了更可靠的数据，从而提供了更多相关的临床信息[56-59]。具体来说，根据这些结果，现在建议住院和制动（血栓栓塞风险增加）的肝硬化患者使用低分子量肝素或普通肝素（Ⅲ类，C 级）进行 VTE 预防[51]。患有 VTE 的肝硬化患者应该像其他 VTE 患者一样进行抗凝治疗。最重要的是，治疗方案的选择应根据具体情况进行分析（Ⅲ类，C 级）[51]。当然，迫切需要更多的前瞻性随机试验来增进我们对这一复杂患者群体的了解，更好地指导临床实践。

此外，妊娠期间胎儿压迫左髂总静脉或 May-Thurner 综合征患者左髂总静脉受压时[60, 61]，深静脉血栓形成的主要好发部位是静脉瓣膜窦袋处[62-66]。由于血流模式紊乱且不规则，这些地方特别容易形成血栓[62]。静脉瓣膜窦袋内血栓形成进一步破坏这些瓣膜窦袋结构，阻碍静脉血搏动性（pulsatility）回流，促使细胞成分局部淤滞[67]。半固化物形成导致循环血小板和白细胞进一步激活，从而诱导纤维蛋白原形成，使血栓在静脉瓣膜窦袋外形成并扩大[67]。这种扩大引起腔内血流动力学进一步改变，导致静脉管腔进行性堵塞[67]。因为被困（trapped）细胞可以消耗局部氧，所以腔内血栓生长可以降低局部氧张力，导致腔内低氧血症，使细胞容易死亡，促进血栓扩大[67]。血流线速度持续下降，局部氧被进一步消耗，血流将更多细胞拖向不断扩展的血栓[67]。图 14.5[62, 67-69] 为该过程的示意图。

两个简单的解剖学因素对于理解 DVT 和 VTE 非常重要。第一，随着静脉内静脉瓣膜数量增加，DVT 风险增加。第二，血栓形成时，并不是血栓的所有部分都稳固黏附在坏死的内皮上。部分血栓附着较弱，可沿血流方向脱落造成栓塞。DVT 局部症状取决于血栓形成的范围、侧支循环的代偿能力，以及相关血管堵塞和炎症的严重程度。股蓝肿和股白肿指的是大量静脉血栓引起小腿明显疼痛、肿胀，并导致张力性坏死和坏疽。当血栓栓塞到肺血管时，症状和血流动力学改变主要取决于个体的基础心肺储备[63-65]。

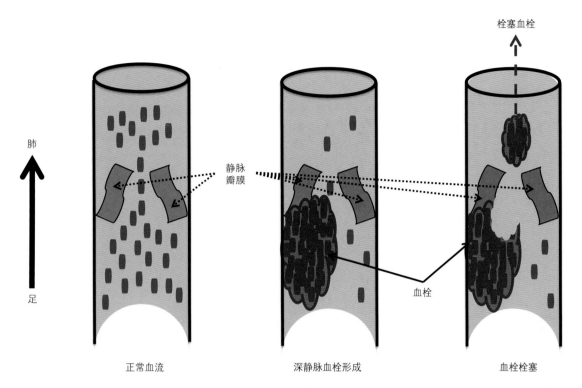

正常血流　　　　　　　　　深静脉血栓形成　　　　　　　血栓栓塞

图14.5　深静脉示意图,分别代表正常血流、急性血栓形成和潜在栓塞。正常血流时,血细胞可以自由地通过静脉瓣膜。DVT发生时,血栓在静脉瓣膜下方形成。VTE时,部分血栓物质可能会脱落到静脉循环中。目前认为,静脉瓣膜窦袋区氧张力明显下降导致血栓形成增加和VTE可能

在心血管储备正常的情况下,大血栓相对来说可能没什么影响,而在储备有限的情况下,相对较小血栓也可以引起血流动力学受损。

静脉血栓形成后的早期阶段的特点是中性粒细胞募集,通过促进纤维蛋白和胶原蛋白溶解来使血栓溶解,这一步至关重要[70,71]。这一过程在几天后,大约在第8天达到高峰,然后进入以单核细胞为主的静脉血栓阶段,进行纤溶酶和基质金属蛋白酶介导的血栓分解[72,73]。

静脉血栓栓塞症的流行病学

因为一些原因,目前对DVT和VTE发病率的估计偏低,认识到这点很重要。病情较轻的病例可能得不到检查和诊断,而死亡病例未能明确诊断。医院外(门急诊)治疗的血栓形成病例很少被纳入研究。由于许多研究使用严格的纳入与排除标准,那些具有典型临床表现但没有诊断性放射学证据的患者没有被报道。最后,在长期照护机构(long-term care facilities)治疗的病人和在临终关怀机构的癌症患者通常不被纳入临床研究。同样需要重视的是,由尸检明确诊断的大样本VTE系列临床研究发现PE比DVT占比高,这可能与无症状PE有关。

目前对VTE发病率的估计是,非洲裔美国人比亚洲人、亚裔美国人和印第安人的发病率更高。

VTE多见于老年人,在青春期晚期之前很少见[74]。尽管男性(130/100 000)和女性(110/100 000)的发病率都明显增加,但仍有显著的差异,这一点必须加以认识[74]。在育龄期(16～44岁),女性的VTE发病率比同龄男性高;然而,在45岁以上个体中,男性的VTE发病率更高[74]。

有趣的是,据报道,欧洲和非洲人群中有高达40%的VTE事件没有任何具体可识别的诱因[74]。

尽管缺乏与VTE发病率相关的数据,但在1981年至2000年期间,VTE、DVT、PE的发病率要么保持不变,要么增加,而在2001年至2009年期间,根据PE来看,VTE发病率大幅上升,这可能反映了更好的成像技术的使用增加。

美国明尼苏达州奥姆斯特德县对1988年至2000年期间726例发生VTE的女性进行了调查研究,该病例对照研究发现以下特征是VTE的重要危险因素。这些因素按临床影响程度降序排列[75]。

- 外科大手术（OR=18.95）。
- 进展期癌症（active cancer），无论是否同时进行化学药物治疗（OR=14.64）。
- 有腿部瘫痪的神经系统疾病（OR=6.10）。
- 因急性疾病住院（OR=5.07）。
- 养老院封闭式管理（nursing-home confinement）（OR=4.63）。
- 外伤或骨折（OR=4.56）。
- 妊娠或产褥期（OR=4.24）。
- 口服避孕药（OR=4.03）。
- 非避孕性使用雌激素加孕激素（OR=2.53）。
- 雌激素（OR=1.81）。
- 孕激素（OR=1.20）。
- 体质指数（OR=1.08）。

有趣的是，多变量分析表明，先前认为的年龄、静脉曲张和黄体酮等VTE易患因素在该研究中与VTE无显著相关性[75]。

住院仍然是公认的VTE危险因素，其风险超过100倍。无论是因内科疾病（VTE风险22%），还是外科手术相关（24%）的住院[74]。

内科疾病患者中已知的VTE危险因素包括[74]：

- 年龄。
- 肥胖。
- 既往VTE病史。
- 易栓症。
- 癌症。
- 近期的外伤或外科手术。
- 心动过速。
- 急性心肌梗死或卒中。
- 下肢瘫痪或长期制动（卧床休息）。
- 充血性心力衰竭。
- 急性感染。
- 风湿性疾病。
- 激素治疗。
- 中心静脉置管。
- 入住重症监护病房或冠心病监护病房。
- 白细胞和血小板计数。

外科手术患者VTE的危险因素包括[74]：

- 年龄，特别是65岁及65岁以上的人。
- 手术类型，如神经外科、下肢骨科手术，肾脏移植、心血管外科手术，以及胸部、腹部或盆腔癌症的外科手术。此外，肥胖和身体状况不良是全髋关节置

换术后公认的危险因素。

- 吸烟状况。
- 存在或不存在进展期癌症。

增加VTE风险的其他危险因素包括[76-79]：

- 中心静脉置管，特别是经股静脉入路。
- 既往有浅静脉血栓形成。
- 长途旅行超过4小时。
- 绝经后女性高甘油三酯血症。

静脉曲张是否导致DVT风险增加还不确定，似乎因患者年龄的不同而不同[80]。

然而，我们想指出的是，因为医疗和外科护理的多变性及病例的复杂性都在不断变化，所有这些建议都需要进一步验证，因此应避免一概而论。

重要的是要指出，住在养老院的居民占VTE风险患者的比例越来越多。事实上，住院和住在养老院发生VTE事件占比60%，其中住在养老院的人占所有VTE病例的1/10[74]。

一般地，癌症会增加患VTE风险且目前占社区病例的20%[74]。与VTE风险增加有关的具体癌症包括胰腺、卵巢、结肠、胃、肺、肾、骨和脑的癌症[81, 82]。此外，当癌症患者接受免疫抑制剂或细胞毒性药物化疗时，特别是左旋天冬酰胺酶、沙利度胺、来那度胺或他莫昔芬，这些药物使这些患者面临更高的VTE风险[83, 84]。

对于癌症患者来说，增加VTE风险的因素包括[85, 86]：

- 胃癌和胰腺癌。
- 血小板计数 $\geq 350 \times 10^9/L$。
- 血红蛋白水平 < 100 g/L。
- 使用红细胞生长因子。
- 白细胞计数 $\geq 11 \times 10^9/L$。
- BMI ≥ 35 kg/m^2。
- 血浆可溶性P选择素和D二聚体升高。

除了所有这些已知的危险因素和与VTE相关的临床情况外，每年发生或者复发VTE事件总数的真实水平估计值有很大的差异。尽管有一定的局限性，但每10万人中，DVT的年发病率估计在91～255人，PE的年发病率在51～75人[87, 88]。

首次VTE事件发生后10年内复发性VTE的发生率高达30%，据报道为每年每10万人中有19～39例[87, 89]。根据Heit等最初发表的数据，首次VTE复发的总累积发生率在第7天为1.6%，30天为5.2%，90天为8.3%，180天为10.1%，1年为12.9%，2年为16.6%，5年为22.8%，10年为30.4%，10年的首次复发

风险最高,然后随着时间的推移逐渐降低[90]。虽然预防是至关重要的,但延长预防性抗凝治疗(推荐为3个月)似乎并不影响复发率,这表明VTE实际上是一种周期性复发的慢性疾病[91-94]。

已知的VTE复发独立预测因素包括[32, 90, 95-101]:

- 年龄增加。
- BMI增加。
- 男性。
- 进展期癌症。
- 神经系统疾病伴下肢瘫痪。
- 特发性VTE。
- 活动性狼疮抗凝物或抗磷脂抗体。
- 抗凝血酶、蛋白C或蛋白S缺乏。
- 高同型半胱氨酸血症。
- 血浆D二聚体升高。
- 残留静脉血栓。
- 因子V莱登突变合并抗凝血酶、蛋白S或蛋白C缺失。
- 胰腺癌、脑癌、肺癌和卵巢癌,骨髓增殖性或骨髓增生异常疾病,癌症IV期。

受到分析方法的影响,无法准确评估首次VTE后病死率。首先,因为对意外死亡患者,尸检没有统一的aPE诊断标准,所以回顾性尸检数据很难解读。其次,由于尸检率下降,前瞻性数据收集也很困难。尽管数据准确性不够,但一般高达三分之二的患者仅仅表现为DVT,其中约有6%的患者在诊断后一个月内死亡,而三分之一的症状性VTE患者有PE,同期死亡率可能高达12%[54]。VTE早期死亡率与PE、高龄、癌症和潜在心血管疾病密切相关[54, 102]。

最后,VTE不仅受多种临床因素和疾病过程的影响,而且还受一些遗传-环境相互作用的影响,使一些个体的风险比其他人更高,因此必须加强随访。

肺血管系统

肺血管系统包括肺动脉、肺静脉、支气管动脉和微血管侧支循环(在一定程度上,虽然不是一个稳固健全的系统)[103-106]。aPE主要指肺动脉系统,其与支气管紧密伴行。解剖上,主肺动脉起源于RV流出道,并分为左肺动脉和右肺动脉。左肺动脉是主肺动脉的延续,它呈弓形绕过左主支气管,然后分支供应左肺上叶和下叶。图14.6是主PA及其主要分支的代

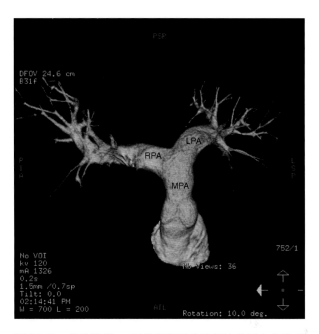

图14.6 多排螺旋CT扫描容积重建清楚地显示出主肺动脉(main pulmonary artery, MPA)、左肺动脉(left pulmonary artery, LPA)和右肺动脉(right pulmonary artery, RPA)近端分叉。[图像重建由Amy L. Smith, RT (R) (CT) and Dr. Robert O'Donnell, MD, University of Cincinnati Medical Center完成]

表性图。通常情况下,右PA较长,弓形跨过右主支气管发出右肺上叶肺动脉。右肺动脉通常比左肺动脉走行更远,其长度在胸片上清晰可见。正常主PA直径小于3 cm,而左、右PA的直径通常为1.5 cm[107]。

右肺上叶肺动脉发出后分为尖段、后段和前段肺动脉。右肺中叶肺动脉分为外侧段肺动脉和内侧段肺动脉。右肺下叶肺动脉分为背段、前基底段、后基底段、内侧基底段和外侧基底段肺动脉。这是典型的主要分支模式,与肺叶和肺段的发育相关,但其他肺动脉分支可能直接从右和左PA发出[107]。与此相反,典型的左肺动脉发出上叶和下叶肺动脉。左肺上叶肺动脉发出尖后段、前段和舌段肺动脉,舌段肺动脉进一步分为上舌段和下舌段肺动脉。左肺下叶肺动脉分为背段、内前基底段、外基底段和后基底段肺动脉[107]。

最终诊断报告的受累肺段为基于成像技术所能识别的最远分支。由RVOT发出的主PA是一级分支,左、右PA是二级分支,叶肺动脉是三级分支。最后,段肺动脉是四级分支,亚段肺动脉是五级分支,亚段肺动脉的第一分支是六级分支[107]。图14.7表示根据PA直径定义的肺动脉斯特拉勒(Strahler)分级系

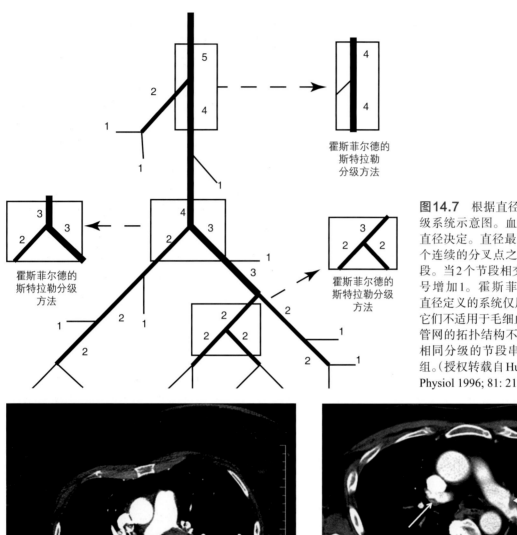

图14.7 根据直径定义的斯特拉勒分级系统示意图。血管序号由其连接和直径决定。直径最小的动脉为1级。2个连续的分叉点之间的血管是一个节段。当2个节段相交时，汇合血管的序号增加1。霍斯菲尔德（Horsfield）和直径定义的系统仅用于动脉和静脉树。它们不适用于毛细血管网，因为毛细血管网的拓扑结构不是树状的。每一组相同分级的节段串联在一起，称为一组。（授权转载自 Huang W et al. J Appl Physiol 1996; 81: 2123−2133）

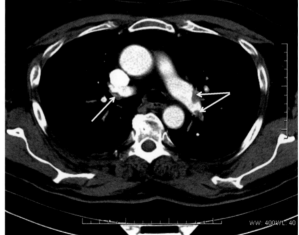

图14.8 胸部CT图像，可见大的充盈缺损，提示大的鞍状栓子（虚线箭形）。[图片由Amy L. Smith, RT (R) (CT) and Dr. Robert O'Donnell, MD, University of Cincinnati Medical Center提供]

图14.9 胸部CT图像，左侧两处充盈缺损（箭形所示）和右侧一处充盈缺损，代表PA血管床亚段区域。[图片由Amy L. Smith, RT (R) (CT) and Dr. Robert O'Donnell, MD, University of Cincinnati Medical Center提供]

统。典型aPE病例的CT图像，图14.8为典型的近端鞍状栓子，图14.9为亚段aPE。

肺动脉系统与右心室

在正常状态下，肺动脉系统充当右心室射血的弹性储存器，从主肺动脉到亚段肺动脉（直径约0.5 mm）的阻力最小。精细的血流阻力调节发生在肌小动脉毛细血管水平，它们对动脉流量和压力的调控作用最大[108−110]。这些肺动脉直径与伴行支气管直径相近[110−113]。在正常状态下，这一动态过程有助于实时匹配灌注与通气，调节右心室收缩功能。

右心室心输出量取决于右心室心肌收缩力和血流通过肺的阻力。只要射血没有阻力或阻力缓慢增加（如慢性肺高血压），RV可以耐受较大容量负荷，而基本不影响收缩功能。然而，右心室收缩储备有限，甚至无法应对射血阻力的轻微增加（急性肺高血压）。临床上，血流动力学受损程度取决于肺血管面积阻塞的大小和时间[114-121]。小栓塞（即使是复发性和多发性）可以无症状或表现为轻度呼吸困难。由于这些临床表现的差异，aPE病死率小于1%到60%左右不等[122]。一项最新数据分析显示，1999年至2008年全国住院患者全因死亡率下降的主要原因是病情稳定患者的病死率下降[123]。接受溶栓治疗的病情不稳定患者的病死率没有降低[123]。接受溶栓药物治疗和腔静脉滤器置入的患者一般死亡率低，但大多数病情不稳定的患者没有接受这种联合治疗[123]。

尽管急性和慢性PH导致右心室损伤的机制存在本质差异[124]，但RV扩大和收缩功能障碍是这两种不同临床疾病的共同改变。RV大小和收缩功能的变化大都可以用拉普拉斯定律（Laplace's Law）解释[125]。具体而言，心腔半径和厚度之比增大使室壁应力增加，反之则室壁应力减小[126]。急性PH（肺动脉血流阻力急性增加，如aPE）会导致心室腔半径突然增加，来不及代偿性增加室壁厚度，因此室壁应力增加。这一原理如图14.10所示的RV扩大与室壁厚度增加的关系及其对LV的影响。

右心室和左心室腔室大小代偿性增大的能力不同。LV室壁厚度大于RV。LV可以代偿急性生理性（如运动期间血压升高）、高血压或瓣膜病变等慢性病

理性后负荷增加（尽管是通过代偿性肥大）[127]。心室壁厚度增加使LV能够提供足够的每搏输出量，不引起心肌性能显著下降[127]。室壁薄、顺应性高的RV能够容纳更大容量，不引起血流动力学应力增加（例如运动期间前负荷增加），同时其每搏输出量与LV相同，但后负荷仅为LV的25%[128]。RV顺应性高，不能承受aPE等急性后负荷增加[125]。血栓或任何其他栓子直接机械性阻塞肺动脉，并伴局部血管收缩因子有效释放，将导致低氧血症，引起急性PVR增加，并最终导致慢性PVR增加[129-139]。PVR升高的程度取决于急性血栓栓塞的位置和程度，以及PA系统中与心肌潜在功能状态相关的局部缩血管介质，并最终决定RV功能损害和血流动力学衰竭的程度。在慢性PH等RV后负荷逐渐增加的情况下，RV有时间装配新的肌节，以增加室壁厚度并代偿血流动力学改变的影响，因此应该能够更有效地应对这些重构变化[125]。

临床上，PVR可以通过有创导管测量或无创TTE进行评估。TTE估测PVR依赖于通过连续波多普勒测量的TR峰值速度和跨RVOT脉冲多普勒信号的VTI。因此，TTE使用以下公式来估测有创右心导管获得的值：PVR[WU（Wood unit）]=（TR峰值速度/VTI$_{RVOT}$）×10+0.16。图14.11[140]为代表性TTE多普勒信号。

如前所述，PVR的增加取决于急性血栓栓塞的位置和程度，以及PA系统中产生的局部缩血管介质。结合RV心肌的功能状态，尤其是当aPE影响循环和

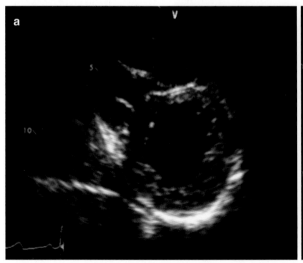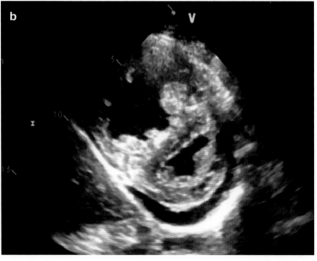

图14.10 （a）超声心动图左心室乳头肌水平短轴切面，显示正常曲率的左心室与大小、室壁厚度正常的RV的关系。（b）相反，与正常大小的RV相比，扩大和肥大的RV不仅需要更多的能量来泵出等量的血液，而且由此产生的更高的室壁张力和RV峰值收缩压导致室间隔弯曲，引起心室收缩时收缩期室间隔平直

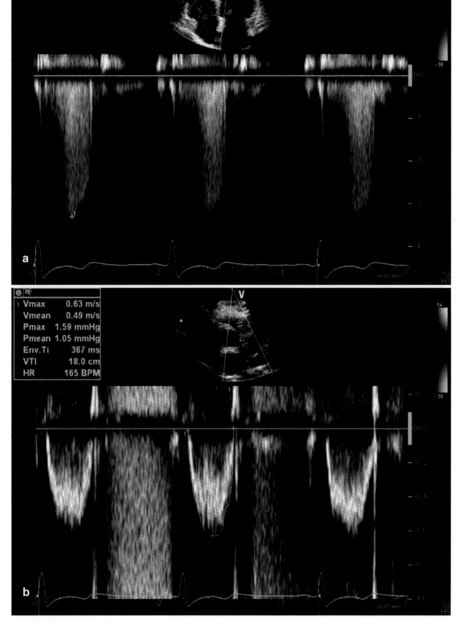

图14.11 超声心动图计算PVR的代表性多普勒图像。(a)从心尖四腔心切面获得的最大TR速度射流信号，测量速度为3.3 m/s。(b)跨RVOT的脉冲多普勒信号显示VTI为18 cm，PVR为2.0 WU。超声心动图评估PVR使用以下公式：PVR（WU）=（TR峰值速度/RVOT VTI）× 10 + 0.16

气体交换时，PVR的升高程度是判断预后的重要决定因素。

我们已经讨论了深静脉和肺动脉血栓，然而在疑似aPE患者中心内血栓并不罕见。这一发现表明，血栓要么是从下肢静脉转移到肺动脉，要么是原发性心内血栓（很少引起aPE）。无论如何，存在心内血栓提示预后不良。在国际合作肺栓塞注册研究（international cooperative pulmonary embolism registry, ICOPER）中，1113例患者中有42例在入院时TTE检查提示心内血栓[141]。与诊断时TTE检查未发现心内血栓的患者相比，有心内血栓的患者血流动力学损害更严重，表现为体循环动脉压更低、低血压发生率更高、心率更快和RV运动障碍更常见[141]。

从病理生理学的角度来看，导致aPE的级联事件不仅可以简单地解释为栓塞对肺部血流和气体交换的干扰，而且可以解释为栓塞对肺-心室单元造成的紊乱，最终导致不同程度的RV机械功能受损。RV衰竭是严重aPE的主要死因[142]。

当血栓和局部缩血管物质引起30%～50%以上的肺动脉血管床（横断面）阻塞时，出现PVR升高，导致肺动脉压力升高[133, 143-145]。PVR突然显著增加将使原本正常的薄壁RV扩大，而根据先前描述的机制，RV无法在这种情况下产生高于40 mmHg的肺动脉平均压，从而导致功能衰竭[125, 126, 143]。

从临床角度来看，估计的住院或30天死亡风险取决于aPE事件严重程度（主要根据患者症状来评定）。根据临床症状最终将患者分为高危（在无心律失常、低血容量或败血症情况下，出现休克或持续性低血压）或非高危PE，这对诊断和治疗具有重要意义[143]。根据这种方法对患者进行区分有助于制定诊疗策略，这与最近的指南一致，该指南整合了以往的知识，为那些疑似或确诊的aPE患者提供了更优、更客观的诊断和治疗策略[143]。

基于严重程度的临床指标在评估预后和确定结局方面是非常有用的。到目前为止，最有效的评分是肺栓塞严重程度指数（pulmonary embolism severity index, PESI），它可以预测患者30天内的不良结局[146-149]。简化的PESI版本（sPESI）也可以使用，并且已经经过验证[150, 151]。显然，这些临床指标在评估不良事件的总体风险方面是尤为重要的，但是需要进行更多的验证。

一般地，确定血栓栓塞的范围及其对血流动力学的影响有助于迅速制定治疗策略[152]。大面积aPE被定义为有明显RV功能障碍的血流动力学受损。根据血栓的位置，可进一步分为鞍部、主干或不小于2支的叶肺动脉栓塞。据估计，其死亡率为60%，其中2/3病例在发病后的第一个小时内死亡[122, 153, 154]。相反，次大面积aPE见于血流动力学稳定的患者，他们存在右心劳损（主要通过TTE或心肌酶的升高来确定）[122, 154]。据估计，其30天死亡率为15%～20%，并与慢性血栓栓塞性肺高血压和随后的肺源性心脏病有关[155]。最后，非大面积aPE指血压正常且没有RV功能障碍。图14.12为这种相互关系的示意图。总之，如图14.13所示，需要有较高的临床警惕性才能识别高危患者，细微的发现就能决定生死。

Jimenez及其同事最近发表的一篇文章报道了aPE患者住院时间和30天死亡率的最新趋势。数据来自大型国际aPE注册登记研究（registro informatizado de la enfermedad tromboembōlica, RIETE）中从2001年到2013年间的23 858例患者。为了进行比较，研究结果分为两个时间段，第一个时间段是2001年至2005年，第二个时间段是2010年至2013年。使用多元回归模型，研究人员发现总体住院时间缩短（从13.6天减少到9.3天，相对减少32%，$P < 0.001$）和死亡率降低（风险调整后的全因死亡率从6.6%降至4.9%，aPE相关死亡率从3.3%降至1.8%，$P < 0.01$）[156]。

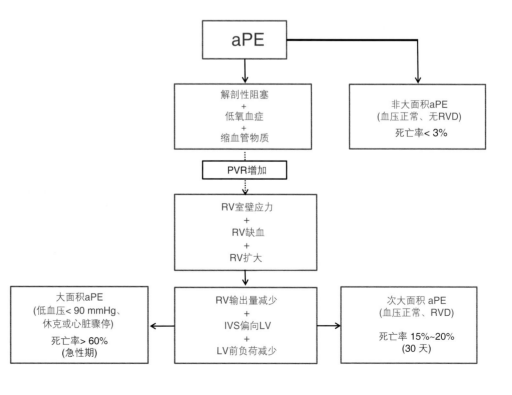

图14.12　aPE事件顺序图示，血栓性堵塞的潜在临床意义和由此产生的与死亡率相关的血流动力学改变

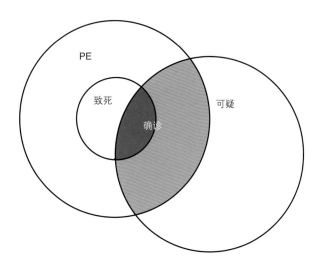

图14.13 PE疑似病例和确诊病例之间的关系示意图。（授权转载自Ryu JH, Olson EJ, Pellikka PA. Clinical recognition of pulmonary embolism: problem of unrecognized and asymptomatic cases. Mayo Clin Proc 1998; 73: 877）

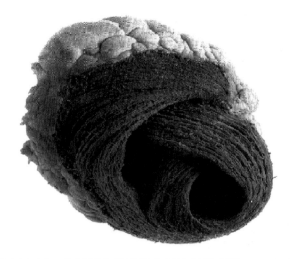

图14.14 室间隔心肌纤维走行关系示意图。IVS由来自心尖环的升段和降段的斜行肌纤维组成，来自基底环的横行肌纤维包绕IVS，并形成RV游离壁。（经许可改编自Buckberg G D, and the RESTORE Group Eur J Cardiothorac Surg 2006; 29: S272-S278）

急性肺栓塞、右心室结构和心肌力学

急性肺动脉血栓阻塞除了引起PVR急剧升高外，还会引起RV心肌细胞溶解和诱导促炎表型，进而导致RV射血功能异常[157-159]。大鼠aPE实验模型数据表明，在血栓性损伤的6小时到18小时之间，RVOT区域存在中性粒细胞。目前的数据表明，这种炎症与血栓阻塞所造成的损伤无关，但也会加剧最初的血栓性损伤[160, 161]。在人类中，aPE会导致循环髓过氧化物酶和其他炎症生物标志物浓度升高[162-164]。因此，在临床和实验模型中，炎症反应可能是发生急性RV功能障碍的主要病理过程[134]。

对心肌纤维走行的研究进展有助于我们进一步了解RV对aPE后负荷增加的反应。具体而言，RV游离壁主要由环行肌纤维组成，而LV则被斜行肌纤维包绕[165]。来自室间隔的斜行肌纤维也延伸到了RVOT[166]。图14.14是这种纤维走行方向的示意图。现已证实，不同走行肌纤维的收缩性能有显著差异。螺旋纤维或斜行纤维负责扭转和解扭，而环行肌纤维负责波纹管样压缩运动[166]。从力学角度来看，与环行肌纤维相比，螺旋或斜行肌纤维具有相当大的力学优势[167]。

在健康状态下，横向肌纤维是维持RV功能的主要纤维，LV的螺旋或斜行肌纤维（通过IVS）提供一定的帮助[168, 169]。事实上，收缩期RV所产生压力的2/3和80%的血流依赖于LV收缩[168]。LV收缩功能

通过IVS对RV收缩功能产生影响，这是心室相互作用概念的一部分。

然而，在aPE等导致PVR升高的情况下，IVS螺旋或斜行肌纤维的作用变得越来越显著[170]。这种作用取决于LV的整体收缩状态。

如图14.15所示，PVR急性升高导致收缩期室间隔变平直，引起室间隔斜行肌纤维走行改变[24]。这

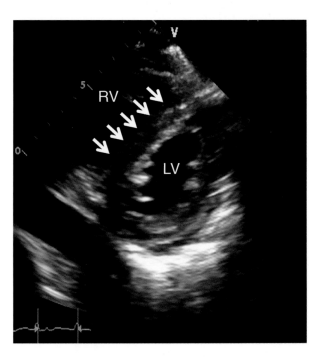

图14.15 TTE左心室乳头肌水平短轴切面，可见RV扩大和PVR急性增加导致的IVS明显平直

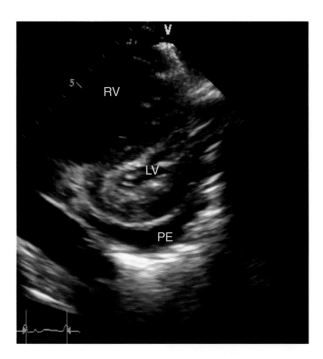

图14.16　TTE左心室乳头肌水平短轴切面,可见RV显著扩大,导致IVS明显平直(这是PVR急性增加的结果),引起LV充盈减少和功能受损(与大面积aPE导致的血流动力学损害有关)。还可见心包积液(PE)

导致aPE患者RV收缩功能障碍。此外,PVR显著增加所致的RV扩大导致IVS向LV移位,引起LV充盈减少[24-28]。LV性能减弱和输出量减少加剧了aPE的血流动力学效应,导致灾难性后果,如图14.16所示。

通过对慢性PH患者IVS的详细分析,发现IVS有两种运动类型。A型为收缩早期显著的前向运动,而B型为舒张早期显著的后向运动[171]。与B型IVS运动患者相比,A型IVS运动主要见于血流动力学数据和临床结局较差的患者[171]。因此,IVS向左偏移会损害LV收缩和舒张期功能[172-174]。

对RV力学和IVS运动的研究不仅强调了RV-肺循环单元血流动力学和机械运动相互依赖的复杂性,而且还强调了识别RV功能障碍的重要性,主要是因为aPE死亡率无可争议地取决于RV劳损及其程度[116, 119, 122, 142, 172, 175-183]。

急性肺栓塞右心室功能的诊断与评估

可惜的是,aPE的症状和体征缺乏特异性和敏感性,这影响了对aPE的识别[184-187]。敏锐的临床判断在任何时候都是至关重要的。几项大型病例系列研究已经表明,敏锐的临床判断有用,但缺乏统一标准,

目前这方面的研究已开发出预测模型[188-195]。最重要的是,每当临床表现疑似aPE时,应立即进行客观检查。

高分辨率计算机体层摄影(multi-detector computed tomographic, MDCT)血管成像无疑改变了对疑似aPE患者的评估现状,成为这些患者的首选成像方法[196-198]。PIOPED Ⅱ研究数据表明,其敏感性和特异性分别为83%和96%,该数据也强调了基于Wells评分的临床概率和CT检查结果相结合的重要性[199]。例如,aPE临床概率低或中等且CT检查结果阴性患者的PE阴性预测值高(分别为96%和89%),而临床概率高的患者为60%[199]。另一方面,CT检查结果阳性在临床高度可能患者中的阳性预测值高(92%~96%),而在临床低度可能患者中仅为58%[199]。

图14.17、图14.18和图14.19为aPE的CTPA征象。图14.20和图14.21为急性和慢性PE的CTPA鉴别。最后,图14.22列出了潜在的与患者和技术相关的伪影及解剖类似物,这些在使用MDCT评估可疑aPE患者时非常重要。

换句话说,当临床高度怀疑aPE时,在段肺动脉或更近端肺动脉水平的MDCT栓塞征象足以诊断aPE,临床可能性低时,MDCT检查结果阴性可以排除aPE;然而,对于临床高度可能但MDCT检查结果阴性的病例,还不太清楚该如何判断,是否还需要进一步检查也缺乏相应的证据。

最后,我们需要注意三种情况。第一,孤立的亚段aPE的CT识别。通过单排螺旋CT血管造影成像检查的检出率为4.7%,MDCT为9.4%[200]。在评估远端肺动脉时,由于阳性预测值较低,且观察者之间一致性较差,可以考虑使用加压静脉超声来排除可能需要治疗的DVT[201]。第二,基于PIOPED Ⅱ数据[199, 202],人们提出一种替代方案,即静脉注射一次造影剂,将CT静脉成像和CT动脉造影相结合。这种组合将aPE诊断的敏感性从83%提高到了90%,特异性变化不大(95%),其阴性预测值并没有显著增加[199, 202]。

此外,由于CT静脉成像的效果与加压静脉超声成像相似[202],因此为了减少总的放射剂量应该使用后者。最后,当癌症、房颤和心力衰竭患者CT偶然发现肺栓塞时,可能会引起一定程度的决策困难。虽然只占所有CT病例的1%~2%[203-206],但没有强有力的抗凝治疗推荐。然而,值得注意的是,大多数专家建议,对于叶或段肺动脉近端水平偶发的血栓,应给予

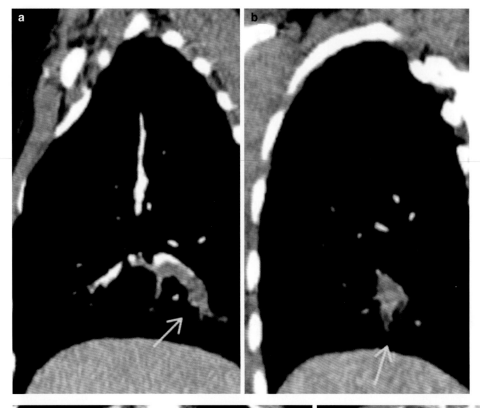

图14.17　男性，56岁，胸痛伴呼吸困难。(a) 矢状位和 (b) 冠状位重建图像可见下叶后基底段肺动脉分支血栓。注意与邻近的正常血管相比，相关的异常血管扩大（箭形）。（授权转载自 Chhabra A, et al. Applied Radiology 2007）

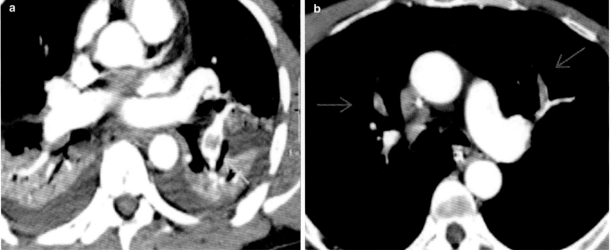

图14.18　(a) 左肺下叶肺动脉环形征（donut sign）（箭形）和 (b) 急性肺栓塞患者双肺上叶段肺动脉轨道征（箭形）。（授权转载自 Chhabra A, et al. Applied Radiology 2007）

抗凝治疗[207]。

　　然而，必须指出的是，这种成像方式的有效性依赖于对血管阻塞和相应的 RV 扩大的识别；但是，它没有提供任何关于 RV 功能的信息。

　　肺通气/血流灌注显像（V/Q 扫描）一直是评估急性和慢性 PE 的有效方法[208-210]。由于没有辐射和不需要使用造影剂，所以临床可能性低的门诊患者、胸部 X 线正常的患者（特别是女性），以及有造影剂过敏史、肾损害、多发性骨髓瘤和副蛋白血症综合征病史的患者首选 V/Q 扫描[211]。

　　尽管 V/Q 扫描最初的诊断标准已经被修订为更实用的 V/Q 扫描结果正常和高度可能，但是大量非诊断性中间概率的扫描结果仍然是个问题，因为它们需要额外的诊断性检查[212-217]。单光子发射计算机断层扫描（single-photon emission computed tomography, SPECT）数据采集成像（无论是否使用低剂量 CT）的

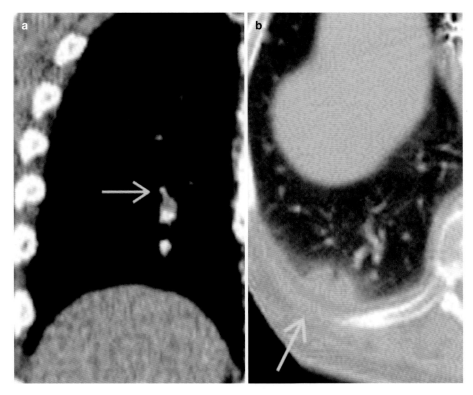

图14.19 （a,b）男性,60岁,急性右肺下叶亚段肺栓塞（箭形）、外周肺梗死。（授权转载自 Chhabra A, et al. Applied Radiology 2007）

应用可能可以解决这一问题[218-221],然而,需要进行大规模前瞻性研究来验证这种方法。同样,V/Q扫描成像也不能提供有关RV功能的任何信息。

几十年来,肺动脉造影被视为aPE患者诊断的"金标准"[222]。尽管目前已被创伤更小且准确性相同的CT肺动脉造影技术所取代,但在指导经皮导管aPE治疗时,肺动脉造影术仍被使用。

据报道,肺动脉造影术相关死亡率为0.5%,轻微和严重并发症分别为5%和1%[223]。正如预期的那样,如果在诊断性肺动脉造影后进行溶栓治疗,则死亡最有可能与血流动力学障碍,或呼吸衰竭和出血相关并发症有关[224]。

数字减影血管造影术是一种X线透视技术,通过消除血管周围结构来提高可视化效果,从而更准确地显示血管。虽然这项技术改善了外周肺动脉分支显像,可识别小至1～2 mm的血栓,但主干成像受到心脏运动的影响[225, 226]。由于所提出的间接征象均未得到验证,因此肺动脉分支充盈缺损或截断是唯一被证实的aPE诊断征象[187]。

显然,当我们遇到具有aPE风险的患者时,就会产生高度的临床警惕性,从而启动一系列诊断性检查排除或确诊aPE,以便进行适当的治疗。有时,由于患者病情危重,一个简单的床旁超声检测下肢静脉血

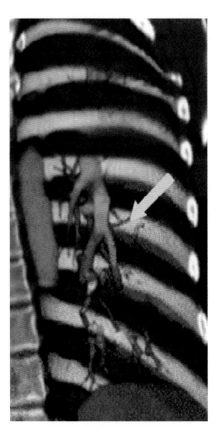

图14.20 男性,56岁,急性胸痛,既往左肺下叶段肺动脉栓塞治疗史。未见急性栓塞证据。容积再现冠状位图像可见左肺下叶段肺动脉突然截断（黄色箭形）和支气管侧支扩张。（授权转载自 Chhabra A, et al. Applied Radiology 2007）

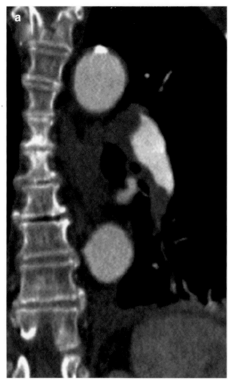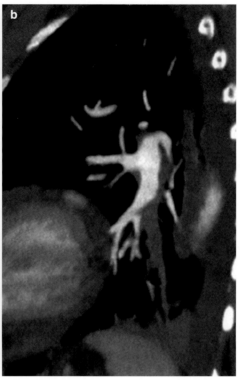

图14.21 男性，70岁，双侧急性肺栓塞病史，华法林治疗6个月，(a)冠状位和(b)矢状位重建图像。可见左肺下叶肺动脉和其后基底段分支内慢性栓子与血管壁成钝角。(图片由Dr. Drew A. Torigian, MD, Hospital of the University of Pennsylvania, Philadelphia, PA馈赠；授权转载自Chhabra A, et al. Applied Radiology 2007)

MDCT诊断aPE时的伪影和类似征象

- 与患者相关的伪影
  - 呼吸运动
  - 体型
  - 血流相关的血管阻力
- 解剖病理相似物
  - 支气管周围淋巴结
  - 未显影的静脉
  - 充满黏液的支气管
  - 血管周围水肿
- 技术相关伪影
  - 扫描时间不佳
  - 窗口设置
  - 部分容积效应
  - 阶梯效应

授权转载自Chhabra A, et al. Applied Radiology 2007

图14.22 aPE多排CT上可能出现的与患者和技术相关的伪影及解剖相似物的列表。(授权转载自Chhabra A, et al. Applied Radiology 2007)

栓往往足以启动对疑似aPE的治疗。然而，超声检查没有发现DVT并不能排除aPE诊断，而超声检查发现DVT也不能诊断aPE[227]。

一旦确诊aPE，通过临床、实验室检查和影像学方法确定其对RV的影响，根据右心室受损程度决定临床管理策略和判断预后。及时、快速地评估血流动力学稳定性和RV功能是至关重要的。人们已经

提出了危险分层，以帮助医生识别高危与低危aPE患者，以便加快诊断和治疗[228-232]，如图14.23所示。

血流动力学的稳定性通常是通过临床检查来判断的，影像很难识别哪些患者会发生显著的RV劳损和循环即将崩溃。计算机断层扫描和TTE等常用成像方法在研究RV真正的解剖和功能紊乱方面不太理想(图14.24)，但可以很方便地测量出简单的指标，以确定aPE患者是否存在血流动力学不稳定的风险。表14.4总结了目前用于识别RV劳损的最常用变量。图14.25为正常RV的TTE图像，与图14.26中RV应变异常形成对比。

一般地，心电图是对有aPE症状的患者进行的第一个诊断性检查，但它尚未被纳入任何危险分层模型。然而，aPE的某些心电图表现与RHS相关[233-236]。因此，美国心脏协会(American Heart Association, AHA)建议根据RHS程度对aPE患者进行危险分层[237]。此外，Hariharan及其同事在一项研究中描述了与RHS独立相关的三项ECG表现[238]：

- V1至V3导联TWI(5分)。
- Ⅰ导联S波(2分)。
- 窦性心动过速(3分)。

使用该评分，这些研究人员能够对他们研究的85%的aPE患者进行危险分层[238]。具体地说，当得

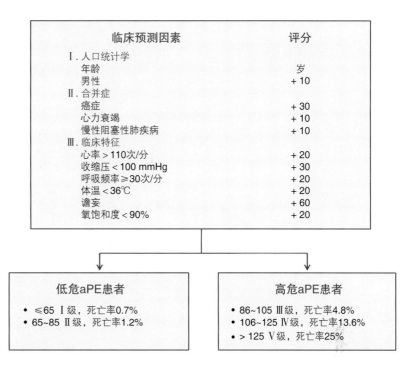

临床预测因素	评分
Ⅰ. 人口统计学	
年龄	岁
男性	+ 10
Ⅱ. 合并症	
癌症	+ 30
心力衰竭	+ 10
慢性阻塞性肺疾病	+ 10
Ⅲ. 临床特征	
心率 > 110次/分	+ 20
收缩压 < 100 mmHg	+ 30
呼吸频率≥30次/分	+ 20
体温 < 36℃	+ 20
谵妄	+ 60
氧饱和度 < 90%	+ 20

低危aPE患者
- ≤65 Ⅰ级, 死亡率0.7%
- 65~85 Ⅱ级, 死亡率1.2%

高危aPE患者
- 86~105 Ⅲ级, 死亡率4.8%
- 106~125 Ⅳ级, 死亡率13.6%
- > 125 Ⅴ级, 死亡率25%

图14.23 肺栓塞严重程度指数。(授权改编自Aujesky D, Perrier A, Roy PM, et al. Validation of a clinical prognostic model to identify low-risk patients with pulmonary embolism. J Intern Med. 2007; 261: 597−604 and Masotti L, et al. Prognostic stratification of acute pulmonary embolism: focus on clinical aspects, imaging, and biomarkers. Vasc Health Risk Manag. 2009; 5: 567−575)

分为5或更高时,RHS的特异性为93%,而得分为2或更低时,排除RHS的敏感性为85%[238]。这些结果与其他研究者报道的结果相似[239, 240]。尽管这些结果可能是令人鼓舞的,但还需进一步研究,不仅要明确ECG在评估aPE患者RV受累中的正确价值,而且要阐明ECG在aPE危险分层模型中的潜在价值。

众所周知,心肌肌钙蛋白是一种可靠的心肌损伤标志物,主要用于识别急性冠脉综合征导致的胸痛和呼吸困难患者;但是,由于急性RV扩大和功能障碍,aPE患者也会出现心肌肌钙蛋白升高[241]。具体来说,心肌肌钙蛋白水平升高可以识别出血流动力学崩溃高风险的aPE患者[242]。此外,在血压正常的aPE患者中,心肌肌钙蛋白也有助于排除RHS[243]。除了心脏损伤之外,也需要牢记影响心肌肌钙蛋白水平的其他临床疾病[244]。

BNP是一种特征明确的、具有多种作用的肽,主

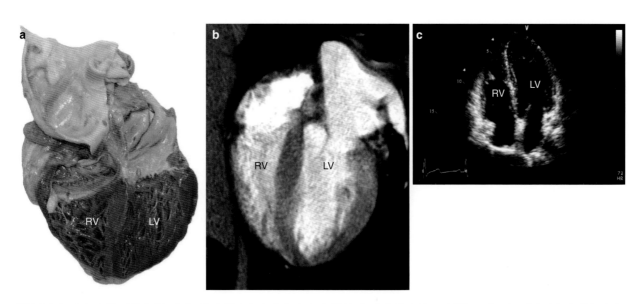

图14.24 (a)心脏四腔心剖面图,显示薄壁右心室与左心室的关系。(b)代表性CT图像四腔心切面显示与大体标本相同的解剖关系。图像展示的是相应的四腔心ECG门控增强MDCT扫描。[(a)和(b)均授权转载自Dupont MV, et al. Right ventricular function assessment by MKDCT. AJR 2011; 196: 77−86]。(c)TTE心尖四腔心切面显示RV和LV

表14.4　RV劳损的常用指标

RV收缩期末和舒张期末扩大
RV-LV最大直径比值增加
RV心尖扩大
三尖瓣环扩张
室间隔平直
肺动脉压力增加
肺血管阻力增加
反映RV收缩功能的指标水平降低
面积变化分数
三尖瓣环收缩期位移
三尖瓣环在组织多普勒成像中的收缩期速度
RV流出道脉冲多普勒信号异常
RV流出道收缩期偏移减少
RV室壁节段性运动异常
RV心肌运动速度减低
RV应变减小
RV失同步
上腔静脉直径增加
造影剂或彩色血流信号进入下腔静脉
无左心异常情况下，循环肌钙蛋白I水平升高
脑钠肽水平升高
心电图异常

要由心室分泌以应对拉伸和室壁张力，它是另一种可能用于aPE患者的生物标志物[245-249]。在初始血流动力学状态稳定的aPE患者中可以测量BNP水平。一项关于BNP水平的荟萃分析发现，BNP水平升高可能有助于识别死亡和不良结局事件高危的aPE，正常BNP水平的阴性预测价值高，在识别那些随访时可能无事件的aPE患者时会更有用[250]。

　　与上述所有成像工具和血液标志物相比，TTE评估aPE快速、准确且可重复。它还可以提供支持性证据（如活动性血栓或新出现的RHS）。如图14.27所示，图a和图b可见非缺血性心肌病导致双心室功能障碍患者的RV心尖部血栓。两天后，患者出现胸膜炎性胸痛，肺动脉CTA提示肺栓塞（图14.27c）。双下肢静脉超声检查未见血栓。

　　此外，它还可以通过血流动力学评估血栓的负荷

范围和大小，用于评估预后。常规TTE检查活动性血栓负荷或识别肺动脉近端血栓有难度，大多数常规TTE的主要作用是评估血流动力学和RV功能。

　　对于aPE患者，尤其是在第一个小时内，其临床血流动力学稳定性似乎取决于RV功能，而不是血栓负荷大小，因此一旦确诊，需要立即确认和评估RV功能的机械稳定性（图14.28）。

　　虽然超声心动图在临床上用于提示aPE（疑似aPE患者无法进行诊断性检查时，如超声心动图发现RV功能障碍，则提示aPE可能），但在这种情况下需要注意几个易犯错误。首先，RV劳损可能是某种慢性疾病（如COPD或慢性PH）所致。因此，如果没有之前的超声心动图显示RV功能正常，而假定RV功能障碍是由aPE引起的，则可能会导致不必要的、有潜在风险的aPE治疗。其次，ARDS或其他肺损伤也可导致新发RV功能障碍。最后，仰卧位机械通气的危重患者的超声心动图声窗通常较差，RV显示不清，可能被误认为大小正常，错误地排除aPE。尽管过去对TTE在评估血流动力学稳定的aPE患者RV功能障碍方面的预测价值持怀疑态度，但TTE在aPE患者初始评估和随访中仍是一种有用的影像学方法[239, 240]。鉴于上述，2011年美国超声心动图协会适宜性标准（appropriate use criteria, AUC）将TTE评分2分（不适宜）用于aPE诊断，同时将TTE评分8分（适宜）用于指导治疗[251]。

　　要成为一种重要的影像学手段，TTE必须提供关键数据，而不仅仅是RV大小和室壁运动、室间隔运动异常、三尖瓣反流及下腔静脉吸气塌陷消失等基本数据[252]。一般来说，通过测量得出TAPSE<1.6 cm或FAC<35%可以很容易地量化RV收缩功能障碍。除此之外，其他反映RV劳损的简单超声指标已经介绍过了。

　　麦康奈尔征（McConnell's sign）既往被用于描述RV局部功能障碍（不包括心尖），最初被认为有助于诊断aPE和识别RV劳损。早期研究表明，诊断aPE的敏感性为77%，特异性为94%，阳性预测值为71%，阴性预测值为96%[253]。然而，当应用于诊断aPE的常规临床实践时，麦康奈尔征并不那么可靠，因为在其他右心疾病中也可以出现类似的征象，如急性RV梗死[254]。

　　多普勒超声心动图也可用于评估aPE患者。PVR的急剧增加常常导致加速时间增快和收缩期

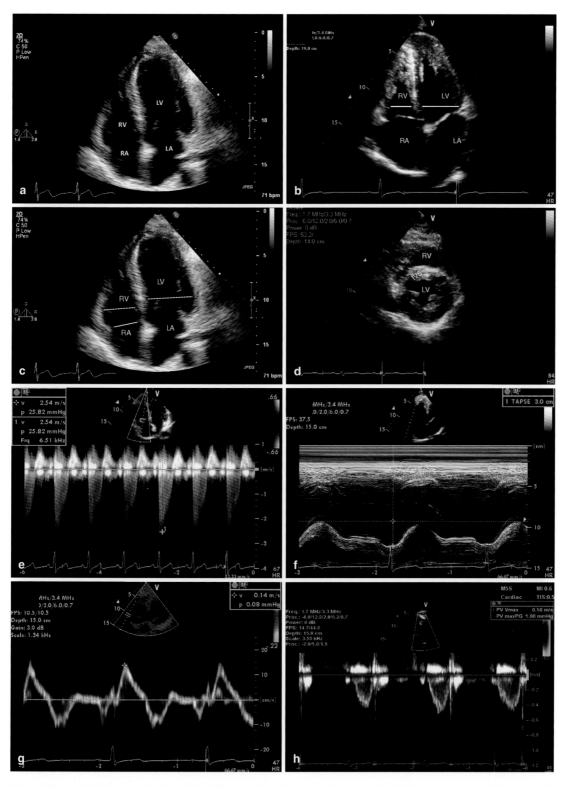

图 14.25 正常 TTE 测量右心室大小和收缩功能。(a)代表性心尖四腔心切面显示舒张期末 RV 大小及其与 LV 的正常关系；也可见 RA 和 LA。(b)心尖四腔心切面显示收缩期末右心室和左心室的正常大小关系，用白色直线表示。(c)代表性心尖四腔心切面显示舒张期末右心室和左心室的正常大小关系（虚线）以及正常的三尖瓣环大小，用实线表示。(d)代表性乳头肌水平短轴切面显示右心室和左心室的正常关系。请注意该水平右心室呈新月形以及室间隔曲率正常。(e)代表性三尖瓣反流信号，在收缩期早期达到峰值，峰值速度为 2.54 m/s。(f)正常患者代表性三尖瓣环平面收缩期位移，最大振幅为 3 cm。(g)正常患者代表性三尖瓣环组织多普勒成像信号，正常收缩速度为 0.14 m/s 或 14 cm/s。(h)代表性跨肺动脉瓣脉冲多普勒信号显示正常 RVOT 特征

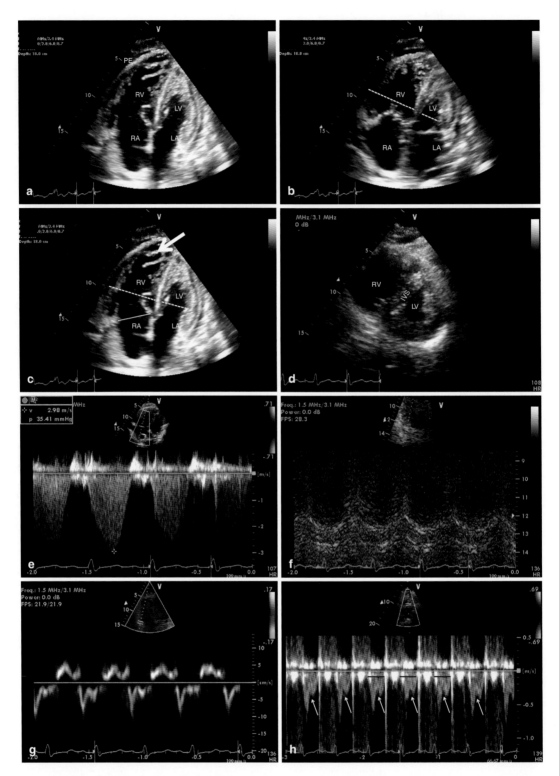

图14.26 TTE测量RV劳损。(a)确诊aPE患者代表性舒张期末心尖四腔心图像显示RV较LV扩大；还可见心包积液。(b)收缩期末心尖四腔心图像显示RV较LV显著扩大，白色虚线所示。(c)代表性舒张期末心尖四腔心图像显示RV较LV扩大。此外，还可见三尖瓣环扩张（实线）。而且，还可见RV心尖扩大（箭形），与图14.18b的正常RV心尖相比明显扩大。(d)代表性乳头肌水平短轴切面显示RV明显扩大，LV受压变小。此外，请注意IVS平直并凸向LV。(e)aPE患者代表性三尖瓣反流信号在收缩期后期达到峰值，速度为2.98 m/s。(f)血流动力学受损的低血压aPE患者的代表性三尖瓣环平面收缩期位移。最大振幅显著降低，小于1 cm。(g)血流动力学受损的aPE患者的代表性三尖瓣环组织多普勒成像显示收缩速度显著降低为5 cm/s。(h)代表性跨肺动脉瓣脉冲多普勒信号显示确诊aPE的低血压患者RVOT明显异常；请注意窄脉宽（线）和收缩中期切迹（箭头）

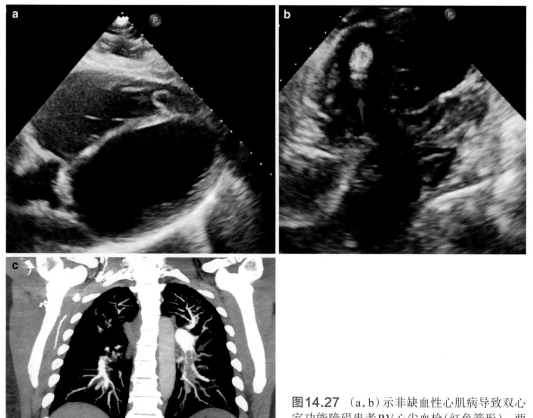

图14.27 (a, b)示非缺血性心肌病导致双心室功能障碍患者RV心尖血栓(红色箭形)。两天后,患者出现胸膜炎性胸痛,肺动脉CTA显示肺栓塞(c),如图中红色箭形所示。双下肢静脉双功能超声未见血栓。

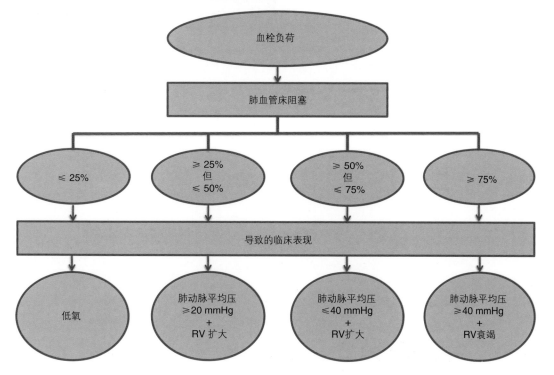

图14.28 在没有既往心肺疾病病史和RV储备正常的情况下,血栓负荷与肺血管床阻塞程度的关系及其相应的临床影响

中期切迹。右心室流出道多普勒信号改变不仅有助于测量PH的严重程度，而且有助于测量RV整体收缩性能[255-257]。正常（图14.29a，b）和aPE患者（图14.30a,b）代表性RVOT图像如图所示。

60/60征是指RVOT信号加速时间缩短（<60 ms），同时估测RV收缩压<60 mmHg[258]。与慢性疾病（如慢性肺动脉高压）相比，这一征象反映急性PVR增加。与麦康奈尔征类似，该征对aPE诊断不敏感。

如上所述，aPE的临床效应取决于血栓负荷和潜在的心力储备——一些大面积aPE但心脏储备良好的患者可能与次大面积aPE但心脏储备受损的患者表现相似[259, 260]。未经治疗的aPE致死率高达30%，这主要取决于RV受损的程度[176, 261-263]。特别是在aPE发病最初一小时内，患者临床血流动力学稳定性似乎取决于RV功能而非血栓负荷大小，因此一旦诊断成立，就需要及时确认和评估RV功能的机械稳定性[264-287]。

急性肺栓塞右心室功能评估的新进展

RV功能的完整性在aPE预后中起着关键的决定性作用[124, 177, 179, 264-287]。以往以健康犬为研究对象的实验数据显示，用塑料微球注射造成的急性栓塞会诱发肺动脉显著硬化，从而导致RV搏功增加[288]。在这个特殊的模型中，通过有创和磁共振成像方法评估肺动脉硬度和RV的收缩功能，发现尽管RV后负荷急性增加，但其可以进行适应性调节、保留功能、维持与肺动脉的血流动力学耦联[288]。然而，这是以降低RV效率为代价的[288]。RV和肺动脉的相互作用使我们对RV功能的认识更加清晰，不能孤立地研究RV收缩功能，因为RV和肺动脉是串联工作的[289]。RV从正常到失代偿的病理学演变与肺血管的病理学演

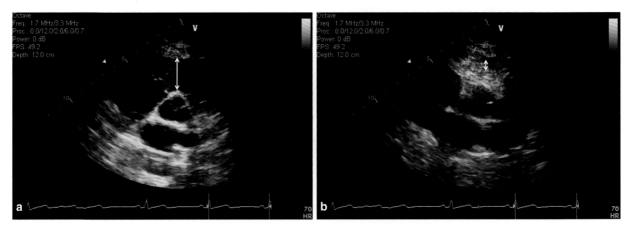

图14.29 正常患者代表性主动脉瓣水平短轴切面，(a)RVOT舒张期末长度和(b)收缩期末长度（白色箭形），表明RVOT收缩功能良好（RVOT舒张期末长度−RVOT收缩期末长度）/RVOT舒张期末长度 × 100

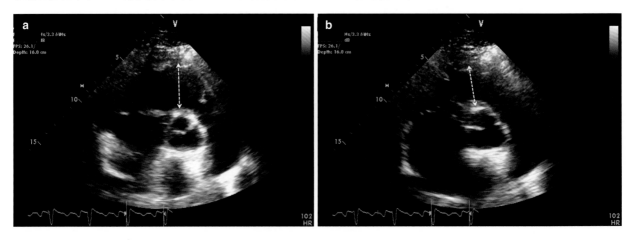

图14.30 确诊aPE患者代表性主动脉瓣水平短轴切面，白色虚线箭形代表(a)RVOT舒张期末长度和(b)收缩期末长度。根据图14.29中列出的公式，RVOT收缩期偏移减少，舒张期末和收缩期末长度之间没有显著差异

变平行一致,因此,将RV和肺动脉作为一个整体(单元)进行研究对于真正了解RV功能至关重要[289]。

右心室-肺动脉耦联至关重要,这种关系最好的证明是aPE肺动脉僵硬时液压负荷的变化。随着RV液压波反射增加,其工作负荷增加以保持血液向前流动。重要的是要记住,主肺动脉中高达一半的液压功率包含在血流的脉动(pulsatile)成分中。因此,肺动脉阻抗的急性变化(血流中这些脉动成分的对抗指标)将是研究的关键,动物模型中可以对其进行测量。肺血管床的弹性性能是至关重要的,没有它们心脏就无法产生前向血流[290-292]。

从机械力学角度来看,RV射血取决于PVR,以及血流振荡或脉动成分,这些在RV每次射血时作为能量通过肺动脉系统消耗掉[292-295]。因此,肺动脉弹性对维持RV效率至关重要[292-295]。当aPE患者明确存在RV功能障碍时,血流动力学不稳定明确预示不良结局和30天死亡率,图14.31列出了aPE患者可能出现血流动力学不稳定的高危特征[234, 265-287, 296-300]。

如上所述,麦康奈尔征提示aPE患者RV节段性而不是整体功能障碍[253, 254]。然而,使用速度矢量成像评估心肌变形通常会发现所有主要RV节段(包括RV心尖)的整体心肌应变显著减少,而不是局部

异常[301]。与RV整体功能障碍相比,为什么只有部分患者出现节段性功能障碍仍不清楚,且RV心尖段在aPE中的作用及其对整体预后的影响尚未完全阐明[301-303]。图14.32a～f为正常RV的代表性速度矢量成像示例,显示了包括RV心尖在内的所有节段的正常纵向应变。与此形成鲜明对比的也是一名aPE确诊患者的代表性速度矢量图像(图14.33a～f),与图14.32中所有RV节段峰值协调良好相比,其整体收缩变形显著减少、RV心尖段明显异常,以及所有6个RV节段之间存在显著的时间失同步性。

如前所述,RVOT收缩期偏移也是一个有用的超声心动图指标,用于评估RV收缩力的整体受损情况及急性血流动力学紊乱[304]。然而,在经CTPA证实存在双侧近端栓塞的患者中,RV面积变化分数与RVOT收缩期偏移的比值似乎明显异常。此外,该比值也是一个非常有用的鉴别aPE和慢性PH的TTE指标[305]。

此外,斑点追踪应变成像不仅具有极高的准确性和可重复性,而且在识别细微的室壁运动和收缩功能异常方面也非常有用[306-309]。组织多普勒和斑点追踪成像在评估慢性PH患者心肌力学方面非常重要[172, 310-314],尤其是量化aPE患者RV整体和节段性纵向收缩期峰值应变及确定RV失同步[315]。此外,RV失同步在aPE急性期后好转,并恢复到正常值[315]。因此,斑点追踪作为一种便携、准确、可重复的成像方式,在提供及时、可靠的信息方面尤其充满前景,这些信息不仅可以用于床旁诊断,而且可以在正确治疗开始后用于aPE患者的随访。正常个体(图14.34)和aPE患者(图14.35)的代表性斑点追踪图像如图所示。

将RV-PA单元与LV联系起来,对回顾我们目前对心肌纤维走行的理解将会有所帮助。正如Torrent-Guasp晚年所提出的,如果心外膜下RV心肌纤维确实沿着LV后壁形成一个平面,与左纤维三角区连为一体,并且这些纤维确实从左纤维三角区向下走行至LV心尖[316, 317],那么影响RV的过程必然会影响LV。研究表明,慢性PH时,RV扩大对该心肌带(muscular band)的潜在牵拉会对LV基底部旋转产生不利影响[172]。这一现象代表心室之间的功能连续性,还是仅为IVS介导的静态解剖上的整体,目前尚不清楚。但是,我们有理由相信,aPE时RV后负荷的突然增加确实会出现类似的相互作用。此外,在大

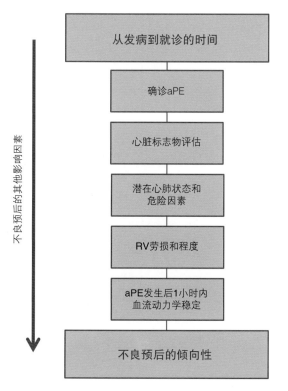

图14.31 aPE入院高危特征示意图,有助于识别不良预后

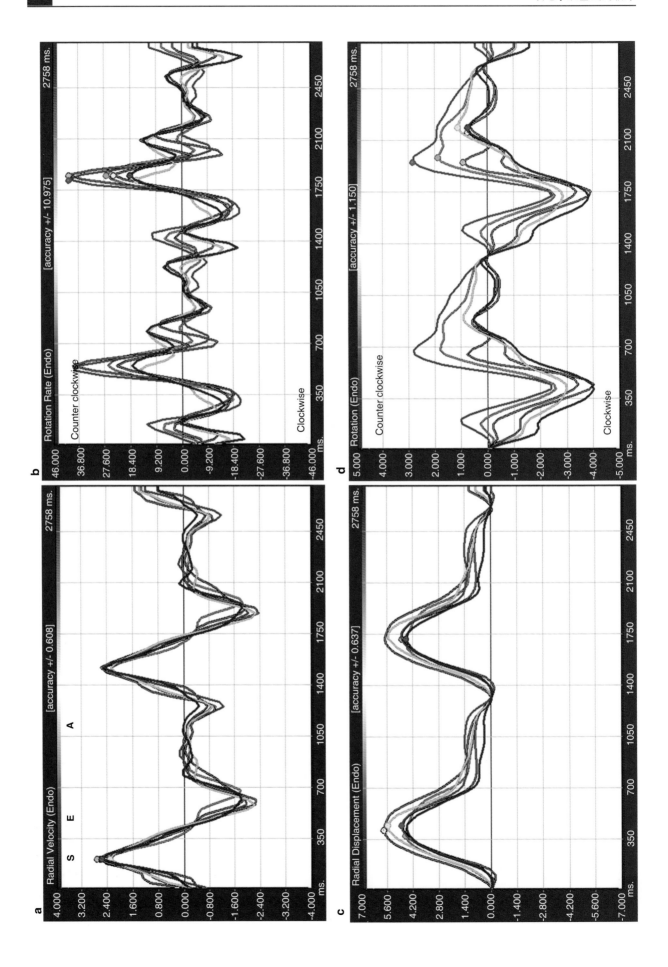

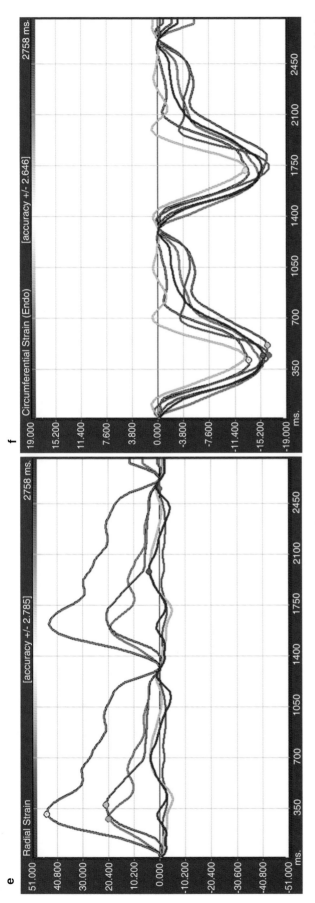

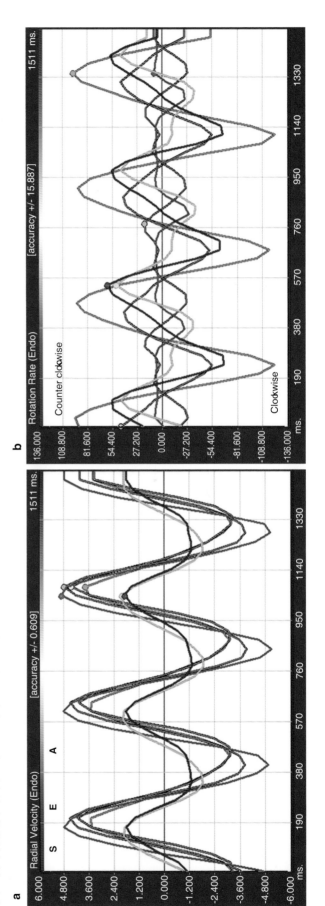

图14.32 左，右心室收缩功能正常能正常个体乳头肌水平短轴切面代表性LV斑点追踪成像。所有图像的颜色编码是相同的。绿色代表前室间隔，浅蓝色代表前壁，浅紫色代表侧壁，深蓝色代表后壁，黄色代表下壁，深紫色代表后室间隔。(a)为6个节段的径向速度，其中S表示收缩期速度，E表示舒张早期，A表示舒张晚期。(b)代表性旋转速率，表示正常侧壁，深蓝色代表后壁，黄色代表下壁，深紫色代表后室间隔。(a)为6个节段的径向速度，其中S表示收缩期速度，E表示舒张早期，A表示舒张晚期。(b)代表性旋转速率，表示正常LV6个节段逆时针和顺时针同步旋转。(e)为正常LV6个节段的径向位移曲线。(d)代表性径向旋转位移曲线，表示正常LV6个节段径向同步旋转。(e)为正常LV6个节段的径向应变曲线。(f)正常LV6个节段的周向应变曲线

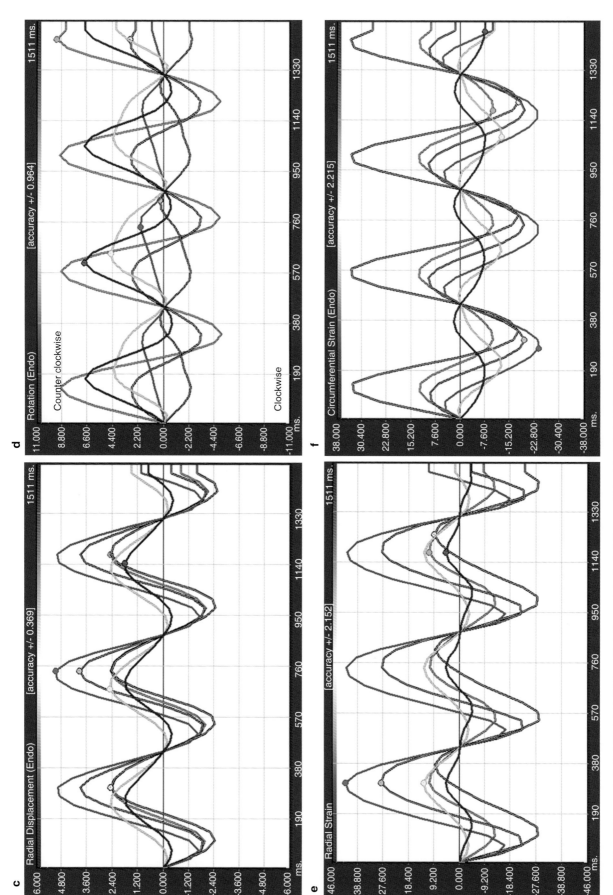

图14.33 确诊aPE患者乳头肌水平短轴切面代表性LV斑点追踪成像，RV功能不全和应变异常。所有图像的颜色编码同图14.30。绿色代表前室间隔，浅紫色代表前壁，浅蓝色代表侧壁，深蓝色代表后壁，黄色代表下壁，深蓝色代表下室间隔。（a）为6个节段的径向速度，其中S表示收缩期，E表示舒张早期，A表示舒张晚期。（b）为代表性径向旋转位移曲线，表示6个节段逆时针和顺时针旋转异常，表示6个节段逆时针和顺时针旋转异常，即不同步。（e）为LV 6个节段径向径向应变曲线异常。（f）LV 6个节段周向应变曲线异常

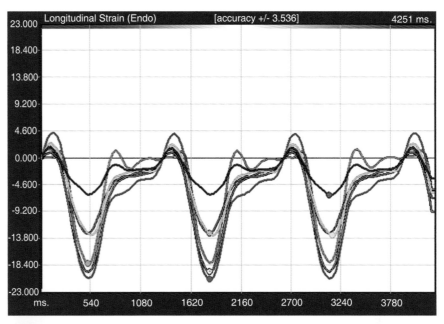

图14.34 正常RV代表性速度矢量成像,表示所有6个节段纵向应变曲线正常。各个节段标识如下:绿色代表RV游离壁瓣环水平,淡紫色代表RV游离壁中部,浅蓝色代表RV心尖部,深蓝色代表IVS基底部,黄色代表IVS中部,紫色代表IVS心尖部。请注意,所有6个节段收缩期的正常负向偏移(negative deflection),正常达峰时间点的偏移约为−20%。特别要注意RV心尖段的正常运动

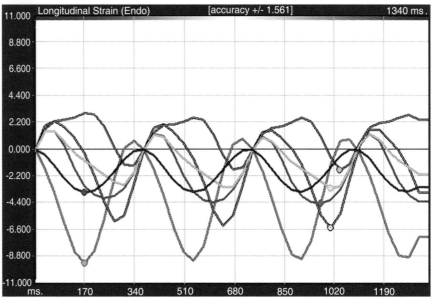

图14.35 aPE患者的代表性速度矢量成像,显示所有6个节段纵向应变曲线异常。各节段标识同图14.34。请注意,所有6个节段收缩期整体变形均显著减少。具体来说,注意RV心尖段的明显异常。最后,与图14.34中所有节段达峰协调一致相比,该患者所有6个节段的达峰时间都不同,因此存在明显的非同步性

鼠模型中,即使LV固有收缩功能正常,IVS向LV膨出也可以改变LV整体运动[318]。在人类中,aPE可以导致可逆性LV整体功能障碍,LV收缩力在径向、纵向和周向上不一致,且LV室壁径向运动不协调[315]。另外,所有这些异常都是可逆的,并在患者治疗稳定后恢复正常[315]。最近的实验动物模型证据表明,aPE主要通过改变室间隔应变和心尖扭转来影响LV功能[319]。同样,尽管这主要是在人类慢性PH时发现的,但aPE时LV舒张功能异常也可能受到类似机制的影响[172, 173, 320, 321]。不幸的是,到目前为止,这些直接影响aPE患者LV舒张功能的机制尚无临床研究报道。

急性肺栓塞诊断后

综上所述,很明显,某些临床情况易诱发DVT和aPE;然而,这些临床情况也存在于健康人群中,过度检查可能会发现偶发血栓,但这些偶发血栓并没有引起临床症状[322]。事实上,在高达90%的尸检报告中,尤其是在对大量肺组织块进行显微镜检查时,可能会发现可识别的新发PE或陈旧性PE[323-325]。但是,有时很难确定这些血栓中有多少具有临床意义。同样,特别是当健康的门诊患者出现严重的胸膜炎性胸痛时,先进的诊断方法也可以检测到非常小的血栓,而这些血栓的临床意义尚不清楚[297]。

自2016年ESC最新指南和美国胸科医师学院（American College of Chest Physicians, ACCP）指南更新以来，在VTE的风险评估、诊断和管理方面取得了一些进展。特别重要的是，2019年ESC指南非常全面，是与欧洲呼吸学会（European Respiratory Society, ERS）合作制定的[326]。下面介绍最引人注目的亮点。

■ 风险评估

1. 验前概率评分包括修订后的Geneva评分和Wells评分[188, 327]。根据目前的数据，当验前概率低时，预计有10%的病例会被确诊为aPE；而验前概率中等时，aPE确诊率为30%；验前概率高时为65%。

2. PERC评分应仅限于在急诊科就诊的患者，其验前概率低，因此需要其他诊断性检查。PERC评分包括以下八项参数[328]。

（1）年龄＜50岁。

（2）脉搏＜100次/分。

（3）血氧饱和度＞94%。

（4）无单侧下肢水肿。

（5）无咯血。

（6）近期无外伤或外科手术史。

（7）无VTE病史。

（8）无口服使用激素史。

3. D二聚体[329]。

（1）与标准实验室检测法（95%）相比，D二聚体床旁检测（point-of-care）敏感性降低（88%），因此仅用于验前概率低的患者。

（2）对于aPE临床概率低至中等的患者，D二聚体应用于初始检测。如果阴性，则不需要治疗；如果阳性，则应进行CTPA检查以明确诊断。

（3）对于50岁以上的患者，应考虑使用年龄校正的D二聚体（年龄 × 10 mcg/L）来识别低风险患者（Ⅱa类）。

（4）根据年龄或临床概率校正的D二聚体临界值可作为固定临界值的替代值。

4. 血流动力学不稳定的定义。

（1）心脏骤停。

（2）梗阻性休克（BP＜90 mmHg，或需要使用血管升压药维持血压≥90 mmHg和终末器官灌注不足）。

（3）持续性低血压（收缩压＜90 mmHg或收缩压下降≥40 mmHg持续时间超过15分钟，且无其他可识别的原因）。

5. 临床PE概率高的患者应首先进行CTPA检查。

■ 影像检查

1. 可诊断为VTE和aPE。临床疑似aPE的患者可采用加压超声检查证实近端DVT。

2. 单独使用TTE不能排除aPE。然而，TTE对疑似高危aPE的患者非常有用，如果这些患者没有RV超负荷或功能异常的超声心动图征象，基本上可以排除aPE是血流动力学不稳定的原因。

3. 针对aPE诊断的影像学研究。

（1）CTPA是最容易获得的，它不仅有很好的特异性（96%），而且有助于鉴别诊断。主要担心的问题是其对年轻女性乳房有辐射（3～10 mSv），可致肾功能障碍和碘造影剂过敏。

（2）尽管平面V/Q扫描价格便宜，禁忌证少，辐射相对低（2 mSv），但它不能作为替代诊断手段，且50%的病例可能无法得出诊断性结论。

（3）V/Q单光子发射CT非诊断性检查率最低（＜3%），禁忌证少，辐射低（2 mSv）。遗憾的是，它不能作为替代诊断手段，而且到目前为止还没有经过验证的结局数据。

（4）肺血管造影是金标准，但它是一种侵入性操作，辐射剂量最高（10～20 mSv）。

■ 预后

1. 对所有疑似或确诊的aPE患者都要进行初始危险分层。预后评估应包括临床参数，如简化的PESI评分、RV功能、血流动力学和生物标志物异常[147, 149, 330, 331]。

2. 与aPE患者短期预后不良相关的标志物异常与心动过速、收缩压低、呼吸功能不全和晕厥有关。

3. 与预后不良相关的TTE指标是：RV与LV直径比≥1.0和TAPSE＜1.6 cm。

4. CT上RV与LV直径比≥1.0患者的全因死亡风险增加2.5倍，aPE相关死亡增加5倍。

5. 高敏肌钙蛋白＜14 pg/mL对排除院内不良临床结局的阴性预测值为98%。

6. B型钠尿肽、氨基末端B型钠尿肽前体和肌钙蛋白对血压正常的PE患者早期死亡率的特异性和阳性预测价值低。

7. 乳酸升高、高血清肌酐和低钠血症是反映不良预后的其他实验室标志物。

8. 对于没有血流动力学不稳定的患者，建议的预后评估策略。

（1）低风险（PESI Ⅰ～Ⅱ级，简化的PESI为0）。

（2）中低风险（PESI评分增加，伴或不伴RV功能障碍或肌钙蛋白升高）。

（3）中高风险（PESI评分增加，同时伴有RV功能障碍和肌钙蛋白升高）。

（4）高风险（血流动力学不稳定）。

此外，2019年ESC编写组还就哪些患者复发风险增加及如何对这些患者进行随访提出了以下建议[326]。

复发风险增加的群体（高危，每年＞8%）包括：

● 重大外科手术或外伤等强（主要）的一过性或可逆性危险因素。

● 持续存在弱的（次要的）一过性或可逆性危险因素或非恶性肿瘤相关危险因素。

● 没有任何可识别的危险因素的aPE事件。

● 一次或多次VTE病史。

● 主要的持续性血栓前状态。

● 进展期癌症。

对于这些患者的随访，2019年ESC指南建议aPE伴呼吸困难的患者在3～6个月时进行医学研究委员会量表或世界卫生组织功能量表评估（Ⅰ类）[332, 333]。如果患者在aPE后3～6个月时仍有呼吸困难（Ⅱa类），则应安排TTE检查。最后，如果可疑PH，则应考虑进行V/Q扫描以评估慢性血栓栓塞性PH（Ⅱa类），如果异常，应转诊PH或慢性血栓栓塞性PH专家（Ⅰ类）。

最后，2019年的这份指南还谈到了治疗问题，内容如下[326]。

● 在等待诊断性检查结果时，所有aPE中、高度可能的患者都需要立即给予抗凝治疗（Ⅰ类）。

－LMWH和磺达肝癸钠（Fondaparinux）优于UFH，因为大出血或肝素诱导的血小板减少症的风险较低（Ⅰ类）。

－血流动力学不稳定或等待再灌注治疗的患者应该给予UFH。

● 口服抗凝剂。

－根据目前的数据，DOACs不劣于LMWH和VKA，且大出血比例较低，在符合条件的患者中推荐级别优于VKA（Ⅰ级）。

－推荐给药方案：

a. 达比加群（dabigatran）肠外抗凝治疗至少5天，然后150 mg，BID，口服。

b. 利伐沙班（rivaroxaban）15 mg，BID，3周；然后改为20 mg，QD。

c. 阿哌沙班（apixaban）10 mg，BID，7天；然后改为5 mg，BID。

d. 如果肌酐清除率为30～50 mL/min或体重＜60 kg，则依度沙班（edoxaban）联合UFH或LMWH至少5天；然后改服依度沙班每天60 mg或每天30 mg。

－如果给予VKA，UFH、LMWH或磺达肝癸钠则应继续使用至少5天，直到国际标准化比值为2.5（2.0～3.0）（Ⅰ类）。

－对于年龄＜60岁的健康患者（healthy patient），华法林初始剂量建议为10 mg，而对于其他所有患者，建议为5 mg。

－严重肾功能损害、妊娠和哺乳期，以及抗磷脂综合征患者禁止使用新型口服抗凝药（Ⅲ类）。

● 高危、血流动力学不稳定的患者应给予系统溶栓治疗（Ⅰ类）。溶栓治疗失败或适应证不充分时，应推荐外科取栓术（Ⅰ类）。溶栓治疗失败或有禁忌的高危患者应进行导管溶栓治疗（Ⅱa类）。

● 目前仍不推荐常规使用下腔静脉滤器（Ⅲ类），但如果有抗凝绝对禁忌（Ⅱa类）或抗凝治疗后仍有复发性PE（Ⅱa类），则可以考虑使用。

● 以下情况应考虑尽早出院并继续家庭抗凝治疗。

－使用Hestia排除标准，该排除标准利用临床参数或问题清单，综合考虑了aPE严重程度、并发症和家庭治疗的可行性等方面。这种床旁工具的使用使医护人员能够确定，当一个或多个问题的答案为"是"时，患者就不能提前出院。因此，当所有Hestia标准均为阴性时，aPE相关的早期死亡或严重合并症风险较低[326]。

－没有需要住院治疗的严重合并症或病情加重。

－充足的门诊照护资源和随访能力。

■ 抗凝时长

1. 根据目前数据，所有患者都应该接受3个月抗凝治疗（Ⅰ类）。

2. 主要一过性或可逆性危险因素引起的PE/DVT，建议3个月后停止抗凝（Ⅰ类）。

3. 3～6个月与12～24个月停止抗凝的复发风险相似。

4. 延长抗凝时间会增加出血风险，但可使复发风险降低≤90%。

5. 与主要一过性或可逆性危险因素无关的复发性 VTE 无限期抗凝（Ⅰ类）。

6. 建议抗磷脂综合征（Ⅰ类）患者无限期使用 VKA 抗凝。

图 14.36 为目前推荐的 aPE 危险分层、诊断和治疗策略[179, 334-337]。如前所述，在判断 RV 功能障碍（图 14.37）或 RV 劳损时，客观影像学评估及心脏生物标志物的升高（图 14.38）是非常重要的[334-343]。图 14.39 为 TTE、CTPA 和心脏生物标志物联合诊断的敏感性、特异性，以及阴性和阳性预测值。

■ 慢性肺栓塞

现在有必要换个角度讨论 aPE 幸存者中普遍存在的一种临床疾病——慢性血栓栓塞性肺高血压。CTEPH 由一次或多次肺栓塞事件引起，尽管任何部

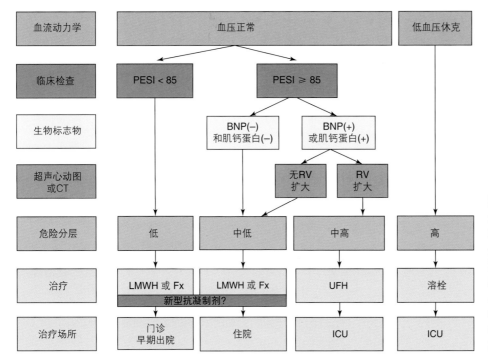

图14.36 aPE患者的危险分层、诊断和治疗策略。BNP，脑钠肽；Fx，磺达肝癸钠；ICU，重症监护室；LMWH，低分子肝素；PESI，肺栓塞严重指数；RV，右心室；UFH，普通肝素。（授权转载自 Penaloza A, et al. Curr Opin Crit Care. 2012; 18: 318-325）

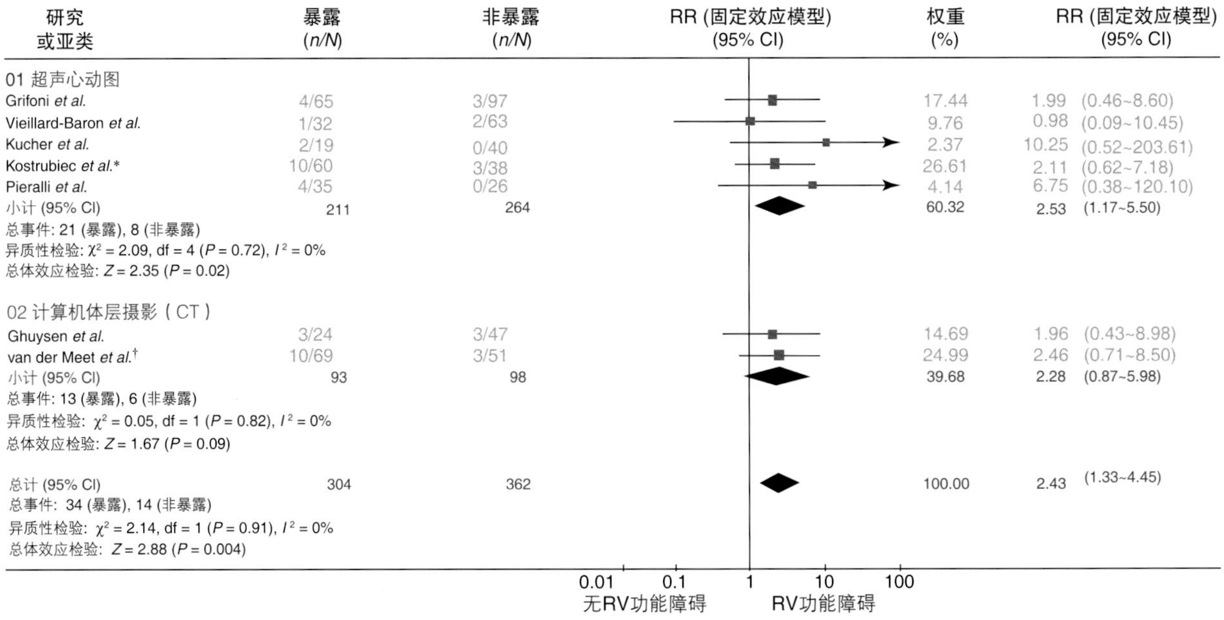

图14.37 RV功能障碍对不伴有休克的肺栓塞患者死亡率的预后价值。除两项研究外[（*）40天死亡率和（†）90天死亡率]，其他研究均为住院死亡率。（授权转载自 Sanchez, O, et al. Eur Heart J. 2008; 29: 1569-1577）

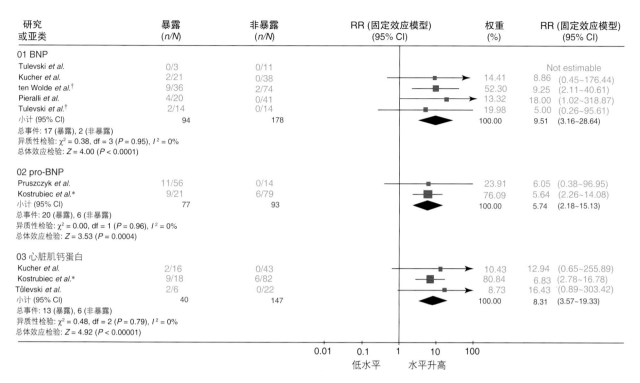

图14.38 心脏标志物对不伴有休克的肺栓塞患者死亡率的预后价值。除两项研究外［(*)40天死亡率和(†)90天死亡率］，其他研究均为住院死亡率。(授权转载自 Sanchez, O, et al. Eur Heart J. 2008; 29: 1569–1577)

	检查				
	超声心动图	CT	BNP	pro-BNP	心脏肌钙蛋白
敏感性 (%) (95% CI)	70 (46~86)	65 (35~85)	88 (65~96)	93 (14~100)	81 (23~100)
特异性 (%) (95% CI)	57 (47~66)	56 (39~71)	70 (64~75)	58 (14~92)	84 (77~90)
阴性预测值 (%) (95% CI)	60 (55~65)	58 (51~65)	76 (73~79)	81 (65~97)	73 (68~78)
阳性预测值 (%) (95% CI)	58 (53~63)	57 (49~64)	67 (64~70)	63 (50~76)	75 (69~80)

图14.39 超声心动图、CT扫描、BNP、脑钠肽前体(pro-B-type natriuretic peptide, pro-BNP)和心脏肌钙蛋白联合诊断。(授权转载自 Sanchez, O, et al. Eur Heart J. 2008; 29: 1569–1577)

位的静脉血栓都可以是罪魁祸首，但栓子大部分来源于下肢静脉DVT。

尽管大多数aPE通常会缓解，并恢复正常的肺血流动力学、气体交换和运动耐力，但仍有一些患者栓子溶解得不完全，导致中心肺动脉一定程度的残留阻塞或显著狭窄[344]。后者会导致CTEPH。CTEPH不及时治疗，会出现进展性RV衰竭，甚至死亡[345]。

尽管导致CTEPH的整个过程尚不完全清楚，但首次aPE后灌注没有完全恢复似乎是一个共同必要条件。然而，远端肺血管床的变化(即所谓的继发性小血管病变)对于该疾病的演变及一系列其他特征性病理变化(如纤维蛋白溶解受损和纤维蛋白原突变，内皮细胞功能障碍和新生血管生成缺陷，差异基因表达、血小板功能障碍和炎症)也是至关重要

的[346, 347]。值得关注的是，大约25%的CTEPH病例中没有发现明确的PE病史[348]。

正如已经确定的那样，对于大多数CTEPH病例而言，aPE患者必须在初始事件中存活下来，并接受足量充分抗凝治疗，最终患者可能完全恢复正常灌注或残留血栓逐渐增加引起肺动脉压力升高[349]。最近的数据表明，对首次发生aPE事件的患者进行抗凝治疗6个月后，30%～50%的病例仍有灌注扫描异常[350, 351]。因此，残留灌注缺损不仅是形成CTEPH的必要条件，而且残留缺损越大，越有可能发展为CTEPH[351]。尽管大多数aPE后有持续灌注缺损的患者多无症状或活动轻度受限且无静息PH，但仍有10%的持续性灌注缺损的aPE患者会发生静息PH[350]。

尽管缺乏 aPE 事件发生率的真实估计数据，但有人指出，美国每年大约发生 30 万次 aPE 事件；在这些 aPE 幸存者中，每年可诊断出大约 3 000 例新发 CTEPH 病例[352]。部分 CTEPH 病例与既往的 PE 事件无关，这个比例约占所有 CTEPH 的 25%[348]，说明了 CTEPH 在很大程度上诊断率不高的事实。

更复杂的是，CTEPH 患者的识别率可能会因为研究方式和每个临床试验中采用的定义而有所不同[353-356]。具体而言，在确诊 aPE 最初的 2 年内，通过积极随访监测研究的数据估计，CTEPH 发病率为 0.1%～8.8%[353-356]。

根据目前的数据，CTEPH 患者可以分为 aPE 存活者和无 aPE 史患者，其中无 aPE 史患者特征与特发性肺动脉高压不完全相同。因此，CTEPH 与下列情况有关[357-360]：

- 无诱因的 aPE 病例（OR 为 20.0，95%CI 为 2.7～100）。
- 从症状出现开始到诊断，延迟超过 2 周（OR 为 7.9，95%CI 为 3.3～19.0）。
- aPE 诊断时存在 RV 功能障碍。
- 首次 TTE 评估 RV 收缩压＞50 mmHg（12 个月时持续 PH 的概率高出 3.3 倍）。
- 抗磷脂抗体或狼疮抗凝物是 CTEPH 中唯一较常见的高凝物质。
- 脑室分流术后感染。
- 脾脏切除术。
- 恶性肿瘤史。
- 甲状腺功能减退症。

诊断 CTEPH 需要同时满足两个条件：慢性血栓阻塞肺动脉和毛细血管前性 PH，即肺动脉平均压＞20 mmHg、PVR＞3 WU 和肺动脉楔压 ≤15 mmHg[361]。

然而，为了及时诊断，从病程开始阶段就需要高度警惕。不幸的是，目前从症状出现到最终诊断 CTEPH 的中位时间是 14.1 个月[348, 360]，导致延迟的原因可能是继发性血管病变[362]。因此，一旦患者出现肺高血压的症状和（或）体征（无论是否有 PE 病史），必须进行 TTE 检查。如前所述，TTE 不仅可以提供 PH 的客观证据，评估 RV 大小和功能，还可以全面评估 LV 大小和功能、瓣膜结构和心内分流[362]。

如果发现 PH，对于疑似 CTEPH 患者，V/Q 扫描仍然是进一步评估这些患者非常有用的影像学检查。

诊断需要满足以下条件，存在一个、几个（更常见）肺段或更大范围的不匹配的灌注缺损。但是，如果以前闭塞的肺段发生再通，则 V/Q 扫描可能会低估肺动脉阻塞的程度[363]。如果没有发现灌注不匹配的肺段，则需要将患者转诊到肺高血压中心进行进一步的评估，以进行全面管理。另一方面，如果存在不匹配的灌注缺损，除非确定 PH 病因为非血栓性疾病，否则应考虑 CTPA 检查。CTPA 检查结果的判读有时较为困难，会导致假性的低敏感性；而在专业中心，CTPA 是诊断 CTEPH 极好的检查手段[364-366]。然而，即使正确解读，CTPA 扫描阴性也不能排除 CTEPH 的可能性，因此 V/Q 扫描仍然是筛查时首选的初始影像检查方法[362]。

最终确诊 CTEPH 需要进行右心导管检查和选择性数字减影肺动脉造影（digital subtraction pulmonary angiography, DS-PA），这不仅可以提供全面的影像学和血流动力学评估，还不受呼吸影响。

一旦确诊 CTEPH，就要考虑在经验丰富的外科中心行手术治疗，以期获得低围术期死亡率（＜5%）和治愈的可能[367]。

手术切除阻塞肺动脉的血栓以恢复血流需要有经验的外科医生来进行，这可以使大多数患者术后立即得到显著改善；然而，残留 PH 可以导致术后发病，对于这些患者和无法手术的 CTEPH 患者来说，仍有许多药物治疗方案可供选择[362]。

小结

急性肺栓塞包括一个异质性非常大的患者群体，其管理不断发展，目前有了更好的危险分层策略，但还有尚未解决的问题有待于未来或正在进行的研究来回答。在识别中、高风险患者方面已经取得了相当大的进展，但是根据临床参数被归类为低风险的患者是否应该接受额外的影像学检查，尤其是 RV 功能检查，仍然存在争议。当然，很多人会以这样或那样的方式争论，一些反对者会认为常规检查没有被证明有治疗意义，而另一些反对者则会引用时间和成本密集型数据。事实是，这仍然是一个不确定的领域，随着新数据的不断积累，我们的临床实践指南将不断更新。

目前完全清楚的是，aPE 既是肺动脉疾病，也是 RV 疾病。虽然肺动脉受累范围可以预测症状的严重程度，但决定血流动力学反应和存活的是 RV，及时评估 RV 功能对于指导治疗和改善预后有重要意义。

右心室心肌病
Right Ventricular Cardiomyopathies

15

Riccardo Bariani, Giulia Mattesi, Alberto Cipriani, and
Barbara Bauce*

右心室（right ventricle, RV）心肌病通常是指一种特定的心脏疾病，最初被称为"致心律失常性右心室心肌病（arrhythmogenic right ventricular cardiomyopathy, ARVC）"，现更名为"致心律失常性心肌病（arrhythmogenic cardiomyopathy, AC）"。但需要强调的是，各种病因导致的心肌损伤都可能累及右心室并导致其结构和功能异常。

因此，本章在详细介绍AC的病理基础和临床特点的基础上，也简要分析了导致RV心肌病变的其他心脏和全身性疾病。

致心律失常性心肌病

致心律失常性心肌病是一种遗传性心脏病，其病理学特征为心肌坏死伴纤维脂肪化，临床表现为室性心律失常和心室收缩功能受损[1, 2]。

首次临床描述和历史记录

Giovanni Maria Lancisi于1736年所著的 *De Motu Cordis et Aneurysmatibus* 一书中描述了一个反复发生心力衰竭和猝死事件，最终尸检发现RV室壁瘤的家系，这是关于AC的最早记录[3]。

1961年，Dalla Volta报道了一些非缺血性RV扩大患者，心导管检查显示RV压力曲线a波异常增高（提示右心房收缩增强）[4]。

1982年，Marcus报告了24例反复发作室性心动过速的成人患者，这些患者心电图（electrocardiogram, ECG）显示左束支传导阻滞、右胸前导联T波倒置，并伴有右心室扩大，这也是人们首次完整地描述了这种疾病[5]。组织学检查进一步证实RV心肌被脂肪和纤维组织广泛替代。从那时起，这种疾病就被称为"致心律失常性RV发育不良"或"致心律失常性RV心肌病"。

几年后，Thiene报道了该病的详细病理特征，包括心肌细胞坏死伴纤维脂肪替代，并证实这种疾病是年轻人（尤其是运动员）心源性猝死（sudden cardiac death, SCD）的一个重要原因[6]。

AC最初被认为是先天性心肌发育缺陷造成的，而后来家族聚集性病例的报道表明AC是遗传性疾病[7]。

■ 流行病学

由于AC经常被误诊，因此患病率难以计算，但人们估计大约在 $1:1\,000$ 至 $1:5\,000$ 之间[2, 8]。过去认为AC是意大利东北部的一种地方病（威尼斯病），但现在普遍认为，各个地方都有AC[9]。该病通常在 $20\sim40$ 岁时出现临床症状，男性比女性多见（高达 $3:1$）。可是尽管如此，AC也很少在青春期前被诊断出来[8, 9]。

* R. Bariani · G. Mattesi·A. Cipriani·B. Bauce: Department of Cardiac, Thoracic, Vascular Sciences and Public Health, University of Padua, Padua, Italy

S. P. Gaine et al. (eds.), *The Right Heart*, https://doi.org/10.1007/978-3-030-78255-9_15

■ 病理结果

AC的病理学基础是心室肌萎缩并伴有心肌组织纤维脂肪化，这种病理改变从心外膜开始，逐渐进展至心内膜，最终累及心肌全层[10, 11]（图15.1）。随着病程的进展，病变通常会累及RV下壁、心尖部和漏斗部，导致这些部位的室壁变薄并形成室壁瘤（即发育不良三角，是AC的标志）。最初认为该疾病只累及或主要累及RV，但随着近年来成像技术的发展，特别是心脏增强磁共振成像的应用，已证实左心室（left ventricle, LV）也经常受累。因此，目前该疾病的表型主要分为三种："RV为主型"，以RV受累为主，LV正常或轻微受累；"双心室型"，RV和LV均受累；"左心室为主型"［也称为致心律失常性LV心肌病（arrhythmogenic left ventricular cardiomyopathy, ALVC）］，以LV受累为主，RV正常或轻微受累[12]。

因此，在过去的几年里，人们使用更广义的术语"致心律失常性心肌病"概括以上的所有表型[1, 13]。

在AC患者中，组织学检查可见广泛的纤维和脂肪组织将残存的心肌分割成孤岛状，即心肌细胞岛。最初，人们认为脂肪浸润是该疾病的重要组织学特征之一，现在观点则认为心肌细胞退行性变和纤维化是其组织学特征[2, 14]。

■ 遗传背景

自从首次报道以来，人们已经认识到该疾病是一种遗传性疾病，并呈家族聚集性。另外，该疾病大多数是常染色体显性遗传，具有不完全外显率和可变

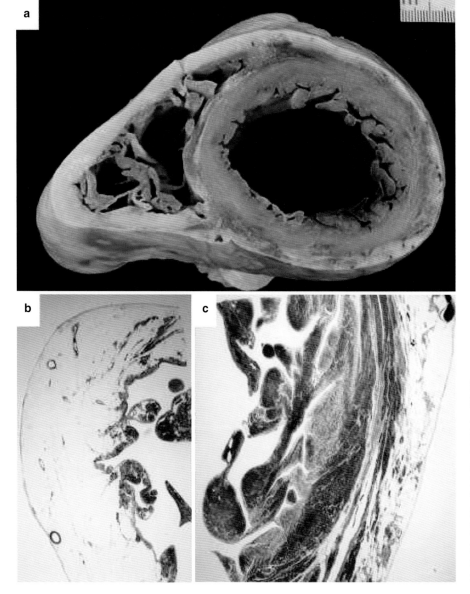

图15.1 AC患者，胸痛30年，猝死。尸检发现，心脏横切面可见双心室弥漫性病变（a），RV游离壁全层纤维脂肪化（b，马松三色染色，3×）和LV游离壁心外膜下心肌中层受累（c，马松三色染色，3×）。AC，致心律失常性心肌病；LV，左心室；RV，右心室。（授权转载自Bariani R et al.,"'Hot phase' clinical presentation in arrhythmogenic cardiomyopathy". EP Eur 2020, under licence n. 5007620151917）

的表型[1]。1986年，人们在希腊的纳克索斯（Naxos）岛上发现了一种以AC和掌跖或毛周角化病（心脏皮肤综合征）为特征的疾病变异表型，并将其命名为Naxos综合征[15]。与单纯AC不同，Naxos综合征为常染色体隐性遗传，完全外显。2000年，心肌桥粒斑珠蛋白（plakoglobin, JUP）基因缺失被证实为AC潜在的遗传致病因素[16]。

几年后，编码桥粒主要成分的其他基因突变也被发现与AC有关[17]。

桥粒结构异常在AC致病机制中起关键作用。因此，AC现在被认为是一种"桥粒疾病"。

桥粒是由蛋白质组成的复杂结构，负责细胞黏附和信号传导。桥粒有一项重要功能，即通过连接相邻细胞的中间细丝使细胞骨架网络成为一体[1, 2]（图15.2）。

遗传学研究表明，大约30%～50%的AC患者携带桥粒基因的致病突变。

AC患者中最常见的突变基因是血小板亲和蛋白2（plakophilin 2, PKP-2），占19%～46%；其次是桥粒斑蛋白（desmoplakin, DSP），占1%～16%；桥粒黏蛋白2（desmoglein 2, DSG-2），占2.5%～10%；桥粒胶蛋白2（desmocollin 2, DSC-2），占1%～8%；以及斑珠蛋白，占1%。此外，大约10%～25%的AC患者携带复合突变。

PKP-2

PKP-2是AC患者最常见的突变基因。该基因杂合突变通常与以RV受累为主的"经典"表型有关。大多数突变位于蛋白质C'末端[18]。

DSP

目前已经发现的DSP突变通常会导致在N'端或C'端截短蛋白的合成。这些突变可以产生不同的表型，如果N'端突变，则产生常染色体显性遗传的AC经典表型[19]；而C'端（与中间丝相互作用的位点）突变通常表现为以LV受累为主（即ALVC）的表型[19, 20]。纯合突变的AC表型为双心室受累（心肌几乎全部纤维浸润）伴皮肤受累（Carvajal综合征）[21]。不同的AC临床表型与DSP的不同蛋白质结构域（N'端或C'端）相关联，提示不同的疾病表型存在不同的分子机制。因此，人们推测，LV受累为主的AC表型可能继发于DSP-结蛋白（desmin）连锁突变，这会损害心肌细胞细胞骨架的完整性，而DSP与其他桥粒成分之间相互作用的改变会引起疾病经典表型[20]。最近的一项比较携带DSP和PKP-2基因截短突变的AC患者临床表型的研究发现，LV受累仅见于DSP突变患者，与PKP-2突变患者相比，DSP突变患者左、右心室收缩功能保留[22]。在心脏磁共振（cardiac magnetic resonance imaging, CMR）检测中，这些患者LV经常出现延迟强化（late gadolinium enhancement, LGE），这

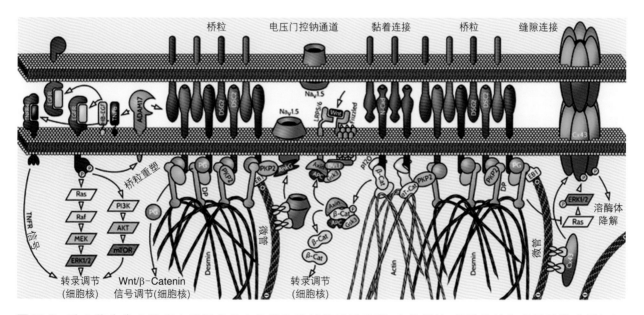

图15.2 致心律失常心肌病心脏闰盘的电化学和机械信号示意图，突显桥粒、缝隙连接和离子通道。［授权（n. 5014280291051）转载自Elliott PM, Anastasakis A, Asimaki A, et al. Definition and treatment of arrhythmogenic cardiomyopathy: an updated expert panel report. Eur J Heart Fail. 2019; 21(8): 955-964. doi:https://doi.org/10.1002/ejhf.1534］

种现象主要出现在室间隔下后段。值得注意的是，携带DSP突变的患者，包括先证者和家系成员，均有频繁发作的胸痛史；此外，人们还注意到这部分患者即使收缩功能正常，也可能发生急性心肌损伤[22]。

DSG-2

目前已知DSG-2有9种不同突变，主要位于N'末端区域，可导致AC经典表型，也有报道表明DSG-2突变会导致扩张型心肌病（dilated cardiomyopathy, DCM）[23]。

DSC-2

DSC-2突变使得桥粒胶蛋白截短，失去其正常功能，与右心室受累为主的AC表型有关。这种突变有常染色体隐性遗传和显性遗传两种方式[24]。

JUP

JUP基因C'末端缺失后形成截短蛋白。该基因的纯合突变与Naxos心脏皮肤综合征（常染色体隐性遗传）相关，而杂合突变仅表现为心室受累[25]。

非桥粒基因虽然较少发生突变，但这些基因的突变也与AC有关，如DES、细丝蛋白C（filamin C, FLNC）、跨膜蛋白-43（transmembrane protein 43, TMEM-43）、核纤层蛋白A/C（lamin A/C, LMNA）、肌连蛋白（titin, TTN）、受磷蛋白（phospholamban, PLN）、α-T-连环素（α-T-catenin, CTNNA-3）、钙黏合素-2（cadherin-2, CDH2）、转化生长因子-β3（transforming growth factor-β3, TGF-β3）、雷诺丁受体2（ryanodine receptor 2, RYR2）和Na$_v$1.5（SCN5A）基因。

· CTNNA-3 ·

CTNNA-3在闰盘处与PKP-2相互作用。该基因突变使其与桥粒结合能力下降，从而导致细胞间黏附功能受损。这种突变类型是不完全外显的[26]。

· CDH2 ·

CDH2是一种整合素糖蛋白，在钙离子存在的情况下介导细胞黏附。细胞内结构域通过CDH2与细肌丝相连。最近，在全球AC队列中，在既往基因检测阴性的AC患者中检测到了CDH2突变。这些突变患者室性心律失常风险增加，但很少进展为心力衰竭[27]。

· LMNA ·

LMNA是一种核基质蛋白，尽管该基因很少发生突变，但其突变导致的表型多样，其中包括心脏受累的AC表型[28]。这种突变常见于该疾病的重症患者，表现为心脏扩大和心源性猝死[29]。

· DES ·

DES是一种中间丝蛋白，在细胞骨架形成和心肌细胞结构维持方面有重要意义。该基因的突变通常完全外显，会导致一类骨骼肌病，可以伴有传导阻滞和心肌病[30]。最近在以左心室受累为主或左心室严重受累的AC患者中发现了该基因的突变，这种突变导致DES和DSP结合异常[31]。

· TMEM-43 ·

TMEM-43是一种核蛋白，可与细胞核内其他蛋白质和各种转录因子相互作用，其突变可以导致严重的、全外显的AC表型和较高的SCD风险[32]。

· TTN ·

TTN也是肥厚型和扩张型心肌病的主要致病基因之一，它编码的巨肌蛋白是肌节的重要组成部分。鉴于TTN与闰盘直接紧密相连，人们推测可能与AC有关。携带TTN突变的AC患者多出现双心室受累、心力衰竭、心律失常（室上性心动过速和室性心律失常）和传导阻滞等特征，构成不同心肌病之间的"重叠综合征"[33]。

· FLNC ·

FLNC是一个蛋白质家族，它们将细肌丝相互连接形成网络，并将膜相关蛋白锚定在细胞骨架上，有助于结构稳定和细胞膜的信号转导。FLNC与Z盘相关，目前已在骨骼肌肌病、扩张型和限制型心肌病中发现FLNC突变。FLNC截短突变与左心室受累为主的AC表型相关，这部分患者室性心律失常高发，CMR和（或）组织学检查可见心肌细胞纤维化[34]。

· RYR2 ·

RYR2是第一个被报道的与AC相关的非桥粒基因。RYR2编码心脏雷诺丁受体，这是心脏收缩时钙离子从肌质网释放到细胞质的重要通道。RYR2突变通常与原发性非结构性心肌病（儿茶酚胺敏感性多形性室性心动过速）相关，但也有一些突变表现以频繁运动诱发的心律失常为特征的AC表型（可能是由于不同的分子机制）[35, 36]。

· Na$_v$1.5（SCNA5）·

电压门控钠离子通道在心肌细胞动作电位产生和传导中起核心作用。SCNA5基因编码Na$^+$通道成孔亚基，其突变与几种心律失常疾病（包括Brugada综合征，长QT间期综合征和病态窦房结综合征）有关。在一小部分QRS波群增宽的AC患者中也发现了SCNA5突变，但这部分患者的基因突变是否致病还有待研究[37]。

· PLN ·

PLN是一种肌浆网跨膜蛋白，通过抑制肌质/内质网钙ATP酶2（sarcoplasmic/endoplasmic reticulum calcium ATPase, SERCA2）泵活性参与钙离子转运。PLN突变与限制型、扩张型和致心律失常性心肌病相关；其中，AC常表现为重型，伴有双心室受累和特殊心电图表现（显著的肢体导联QRS波群低电压）[38]。小鼠模型证实PLN基因（Arg14del）突变会增加发生DCM或AC伴心力衰竭风险[39]。

过去的10年中，越来越多的证据和分子研究进展让我们对AC病因的认识发生了变化。最初，人们认为AC是一种单基因疾病，但最近的研究结果表明AC是一种相当复杂的遗传性疾病，其表型是在多种遗传和环境因素相互作用下产生的[1, 2]。据报道，根据研究人群的不同，在AC中，复合杂合突变和双基因杂合突变的频率为10%～25%。值得注意的是，基因型-表型相关性研究表明，较高的突变负荷与不良的临床病程、较高的SCD风险和常见双心室受累相关[40-42]。

■ 临床特征和自然病史

在AC中，纤维-脂肪组织化导致心室形态学异常，这是导致折返性室性心律失常的解剖学基础。AC的诊断通常需要结合病史、临床表现、组织形态学和电生理检查等多个方面。AC表型差异很大，从轻型无症状到危及生命的室性心律失常或顽固性心力衰竭[1]。AC最常见的临床表现是心律失常相关症状，如心悸、晕厥或心脏骤停。但是在受累的家系中，有携带突变基因但无临床表型的成员（即健康携带者），也有以SCD为首发症状的患者，尤以年轻人和竞技运动员多见[43, 44]。该疾病分为不同的临床阶段，第一阶段为隐匿期，患者没有明显的心室结构异常，也没有或仅有轻微的室性心律失常；第二阶段出现临床症状，表现为室性心律失常并存在心室结构和功能的异常；第三阶段由于心室肌病变进展导致RV功能障碍甚至衰竭，LV功能相对保留；第四阶段为"终末期"，即双心室泵衰竭。AC患者的预后与电压不稳定和心室肌病变程度有关。文献中报道的死亡率也根据纳入患者的不同有所差别。一项针对37个AC家系、平均随访时间8.5年的研究中，报道AC年死亡率为0.08%[8]；而在另一项包括61例AC患者、平均随访4.6年的研究中，其年死亡率约4%[45]。这种明显差异可能与人群不同有关，但同时也反映了AC临床表型的多样性[2]。

体育活动和致心律失常性心肌病

James等首次报道了人类剧烈运动通常与桥粒基因突变携带者疾病发作，以及显性AC患者发生严重室性心律失常有关[46]。此后，许多其他研究也证实[47-53]，运动（尤其是长时间运动）会促使基因型阳性/表型阴性的患者发病，使显性AC患者心室功能恶化，诱发室性心律失常，从而增加心脏复律除颤器（implantable cardioverter defibrillator, ICD）干预的可能性。事实上，体育活动会在先前因基因突变导致的异常细胞-细胞黏附间产生机械应力，从而促进心肌细胞死亡。但Ruwald等发现，在40岁的AC患者中，参加竞技运动诱发这类AC患者发生潜在致命性心律失常风险的可能性为61%[49]。Sawant和Lie等报道，耐力训练会加重RV和LV功能障碍及心力衰竭[47, 50]。动物研究表明，对JUP杂合缺失（JUP+/-）的小鼠进行耐力训练（如游泳），可以促进RV扩大、功能障碍和室性心律失常的发生[54]。此外，过度表达PKP2无义突变的小鼠模型（通过腺相关病毒注射）证实了耐力训练促进RV异常[55]。相反，减少运动可以降低AC患者和基因型阳性亲属的室性心律失常（ventricular arrhythmia, VA）风险和死亡率[8, 49, 50]。因此，一方面，在无症状基因携带者中进行临床前基因检测的目的是，通过患者教育改变生活方式和预防不良事件的发生。另一方面，通过赛前体检来识别疾病的早期阶段，禁止筛查阳性者参与竞技体育活动，可以防止疾病进展和致命性心律失常发生[56]。因此，欧洲和美国的指南都建议限制AC患者和高危亲属进行竞技体育活动，以降低SCD风险[57, 58]。但是，考虑到运动有益于身心健康，ESC指南允许所有患者和高风险人群每周进行最多150分钟的中低强度运动（3～6代谢当量）[57]。

■ 疾病诊断

由于AC临床表型多样并与其他心脏病有表型重叠，目前没有单一的特异性诊断标志物，所以AC诊断需要结合多个指标。1994年，国际工作组提出了一个诊断评分系统，其中包括主要指标和次要指标，旨在统一AC诊断标准[59]。明确AC的诊断需要2个主要标准，或1个主要和2个次要标准，或4个次要标准。在随后的几年中，后续开展的临床研究证明了这些标准虽然具有高度特异性，但对轻型AC缺乏敏感性。为此，2010年对诊断标准进行了修订，增加了影像和新的心电图参数的定量测量。此外，诊断标准中加入了遗传分析结果[60]。2019年国际专家报告对AC现行诊断标准的临床价值进行了广泛的讨论，旨在对标准进行改进[60]。2010年工作组标准受限于对疾病遗传背景了解不完全，缺乏对ALVC等多种表型诊断的具体标准[61, 62]。此外，2010年标准没有考虑CMR提供的组织表征结果，而这些结果可以识别心肌纤维化，在诊断LV表型中起关键作用。由于上述原因，2020年提出了对诊断标准的修订方案，新的方案被称为"Padua标准"（表15.1），其中还包括了CMR结果和ALVC表型[13]。

表15.1　致心律失常性心肌病诊断的"Padua标准"

分类	右心室（更新的2010 ITF诊断标准）	左心室（新诊断标准）
Ⅰ心室形态和功能异常	通过超声心动图、CMR或血管造影术 主要 ● 节段性RV运动消失、运动障碍或室壁瘤，加以下情况之一 　－RV整体扩大（RVEDV增加） 　－RV整体收缩功能障碍（RVEF降低） 次要 ● 节段性RV运动消失、运动障碍，或RV游离壁室壁瘤	通过超声心动图、CMR或血管造影术 次要 ● LV整体收缩功能障碍（LVEF降低或超声心动图整体纵向应变降低），伴或不伴LV扩大（根据年龄，性别和BSA校正的LVEDV增加） 次要 ● LV游离壁、室间隔或两者节段性运动减退或运动消失
Ⅱ结构性心肌异常	CE-CMR 主要 ● 全层LGE（条状）≥1个RV发育不良三角区（流入道、流出道和心尖部，2个相互垂直的切面） EMB（适应证有限） 主要 ● 心肌纤维化≥1份样本，含或不含脂肪组织	CE-CMR 主要 ● LV游离壁（外膜下或中层）、室间隔，或两者（除外间隔插入部LGE）LGE（条状）≥1个心肌节段（2个相互垂直的切面）
Ⅲ复极异常	主要 ● 右胸前导联（V1、V2和V3）或更多的T波倒置（无完全RBBB，青春期发育完成） 次要 ● V1和V2导联T波倒置（无完全RBBB，青春期发育完成） ● 存在完全RBBB的情况下（青春期发育完成），V1、V2、V3和V4导联T波倒置	次要 ● 左胸前导联（V4～V6）T波倒置（无完全LBBB）
Ⅳ除极异常	次要 ● 右胸前导联（V1～V3）有ε波（QRS波群结束和T波开始之间的低振幅信号） ● V1、V2或V3导联QRS终末激活持续时间≥55 ms（从S波最低点到QRS结束）（包括R'）（无完全RBBB）	次要 ● 肢体导联QRS低电压（<0.5 mV）（无肥胖、肺气肿或心包积液）
Ⅴ室性心律失常	主要 ● 频发室性早搏（>500/24 h），LBBB形态的非持续性或持续性室性心动过速 次要 ● 频发室性早搏（>500/24 h），LBBB形态的非持续性或持续性室性心动过速伴电轴向下（"RVOT模式"）	次要 ● 频发室性早搏（>500/24 h），RBBB形态的非持续或持续性室性心动过速（排除"分支型"）
Ⅵ家族史/遗传学	主要 ● 一级亲属（符合诊断标准） ● 一级亲属在尸检或手术中病理证实的AC ● 患者评估时发现致病性或可能致病性AC突变 次要 ● 一级亲属的AC病史，无法确定其是否符合诊断标准 ● 一级亲属疑似AC早发猝死（<35岁） ● 二级亲属经病理证实或符合诊断标准的AC	

修改自Corrado et al. "Diagnosis of arrhythmogenic cardiomyopathy: The Padua criteria", International Journal of Cardiology, Volume 319, 2020, Pages 106-114

AC,致心律失常性心肌病；BSA,体表面积；EDV,舒张期末容积；EF,射血分数；ITF,国际工作组；LBBB,左束支传导阻滞

■AC诊断工具

正如上文所说，目前AC诊断标准考虑了病史、电生理特征和影像学表现。

个人和家族病史

患者可能是完全无症状的，或者主诉有心悸、头晕或晕厥发作。当心室功能严重下降时，可能会出现心力衰竭的症状和体征。应仔细询问家族史，特别是有SCD的病例和有心律失常或出现相关症状的亲属情况。最终绘制一个家系图。

十二导联心电图

心电图检测在AC诊断中起关键作用，心肌萎缩导致心肌电活动丧失、纤维-脂肪化和（或）RV扩大引起传导异常、损伤心肌细胞和健康心肌细胞之间出现跨壁电压差，均会导致心室去极化、复极化活动异常，这种异常变化可以在心电图上表现出来[63]。尽管如此，也有12%～50%的AC患者心电图正常[64-66]。ECG特点见图15.3，图15.4和图15.5。

- 终末激动时间延迟：V1～V3导联没有r'，S波有顿挫，从S波最低点到QRS波群结束时间≥55 ms。

- RV传导延迟：传导延迟主要表现为不完全性右束支传导阻滞（right bundle branch block, RBBB）（V1导联呈rSr'型，QRS时限＜120 ms），完全性RBBB比较少见。

- 碎裂QRS波：纤维脂肪浸润引起正常心室传导局部延迟所致，表现为QRS波群呈三相或多相波（顿挫或切迹）。

- T波倒置：14岁以上患者右胸前导联（V1、V2和V3）T波倒置被认为是AC诊断标准之一，它们与RV容积有关。另外，下壁导联和侧壁导联（V5～V6）出现T波倒置提示LV受累。

- QRS低电压：QRS波振幅在肢体导联小于5 mm和（或）胸前导联小于10 mm[67]。肢体导联QRS低电压与LV延迟增强有关，是ALVC诊断的标准之一[13, 68]。

室性心律失常检测

AC相关VA通常呈左束支阻滞（left bundle branch block, LBBB）图形。电轴左偏可以怀疑AC，但最主要的是需要与起源于RV漏斗部的特发性室性心律失常（电轴右偏）相鉴别。最敏感的指标是Ⅰ导联QRS时限≥120 ms、QRS移行推后至V6导联、QRS波群切迹，以及V1导联QRS早期除极[69, 70]。室性心律失常心电图表现复杂，可以分为非持续性室性心动过速（non-sustained ventricular tachycardia, NSVT）或持续性室性心动过速（sustained ventricular tachycardias, sVT）。心室颤动（ventricular fibrillation, VF）主要见于AC早期阶段的年轻患者，而持续性VT

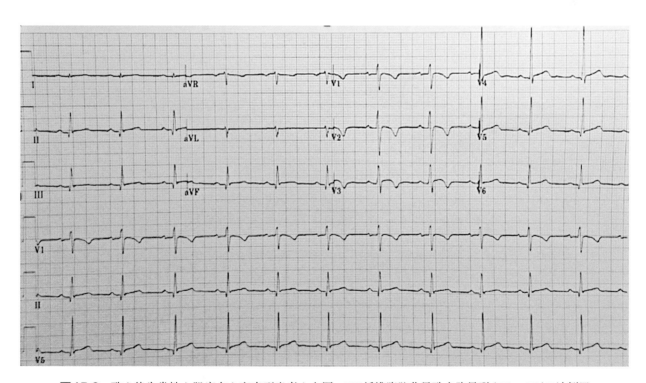

图15.3　致心律失常性心肌病右心室表型患者心电图。RV纤维脂肪化导致右胸导联（V1～V3）T波倒置

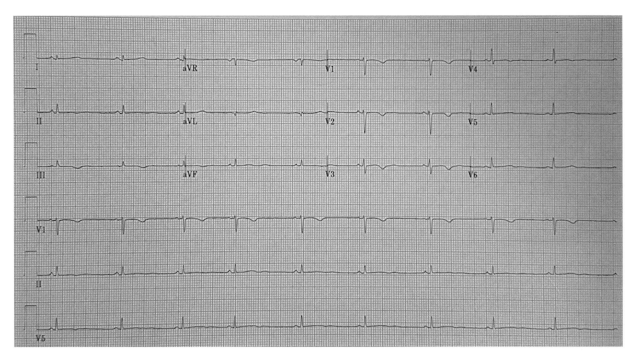

图15.4 致心律失常性心肌病双心室表型患者心电图。胸前、肢体导联T波低平或倒置。而且，左、右心室广泛纤维脂肪化导致所有导联QRS波群低电压

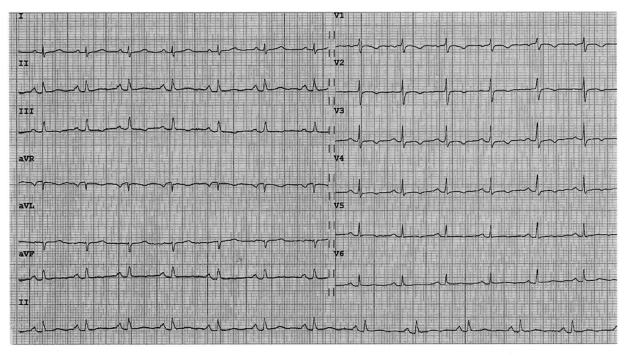

图15.5 致心律失常性心肌病左心室表型患者心电图。侧壁和肢体导联T波倒置提示左心室受累

在病程后期更常见[71]。Bhonsale等发现发生VF和SCD的AC患者（中位年龄23岁）比持续性单形性VT的AC患者（中位年龄36岁）明显年轻[72]。此外，发病较晚（大于50岁）的患者中，持续性VT是最常见的心律失常，而在年轻人群中VF更为常见[73]。这种年龄相关的心律失常可以用疾病进展来解释，单形性VT通常与长期病理过程中形成的稳定的心肌纤维脂肪瘢痕导致的折返有关，而VF可能是急性电不稳定，特别是心肌炎介导的急性心肌细胞坏死导致的[71, 74]。

二维超声心动图

超声心动图是AC的首选影像学检查,因为它是一种无创且广泛使用的技术,可以测量两个心室的容积和收缩功能。然而,由于RV位于胸骨后,几何形状复杂,具有负荷依赖性,所以超声心动图诊断AC需要特定的专业知识[75]。除此之外,超声心动图敏感性较低,尤其是在疾病的早期阶段[76]。

节段性室壁运动异常(regional wall motion abnormalities, RWMA),以及RV扩大和整体功能障碍,是在组织学水平上纤维脂肪变的宏观结果。因此,超声心动图诊断AC的关键在于发现这些征象。2010工作组(task force, TF)标准中包括的超声心动图测量标准为RV节段性运动消失、运动障碍或室壁瘤,RVOT直径[从胸骨旁长轴(parasternal long-axis, PLAX)或短轴(parasternal short-axis, PSAX)切面测量],和RV面积变化分数(fractional area change, FAC)[60](表15.2)。

此外,即使没有证据证明二维超声心动图可以提高诊断敏感性,但是对于可疑病例,RV基底部直径等测量和高级超声心动图方法获得的参数有助于增加诊断AC的可能性[77]。

■ 高级超声心动图

心脏超声造影、多普勒组织成像、组织变形成像和3D超声心动图是超声心动图评估AC的新兴工具。

如果图像质量较差的话,心脏超声造影可以增强对RWMA的检测[78]。多普勒组织成像测量RV收缩期峰值速度(s')可以反映RV纵向收缩功能等更多信息。后者也可以通过组织变形成像进行评估:AC患者RV应变下降和机械离散度增加[48, 79, 80]。由于这些指标变化的出现早于其他宏观变化,这些测量指标有助于早期诊断和亲属筛查。3D超声心动图可以精

确评估RV容积和功能,但在心室极度扩大的晚期,准确性会下降[81]。

表15.2 Marcus等修订的AC超声心动图诊断标准[60]

2010年工作组AC超声心动图诊断标准
整体或局部功能障碍和结构改变
主要
节段性RV运动消失、运动障碍或室壁瘤,以及下列情况之一(舒张期末测量)
PLAX切面RVOT ≥ 32 mm
PSAX切面RVOT ≥ 36 mm
面积变化分数 ≤ 33%
次要
节段性RV运动消失、运动障碍,以及下列情况之一(舒张期末测量)
29 mm ≤ PLAX RVOT < 32 mm
32 mm ≤ PSAX RVOT < 36 mm
33% < 面积变化分数 ≤ 40%

心脏磁共振成像

CMR可以在一次检查中对RV容积、功能和组织特征进行全面评估。在检测AC患者时,推荐采用标准化方案,电影成像使用稳态自由进动(steady-state free precession, SSFP)序列,LGE成像使用相位敏感反转恢复(phase-sensitive inversion recovery, PSIR)序列[82]。大多数CMR的研究发现都来自经典的右心室表型患者。公认的AC相关CMR特征是RV室壁变薄、RVOT扩大、肌小梁紊乱、纤维脂肪化、心室扩大、局部膨隆、微室壁瘤和整体或节段性收缩功能障碍[82](图15.6)。

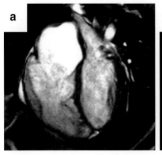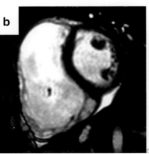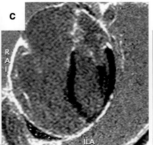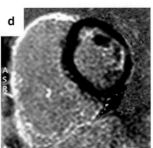

图15.6 致心律失常性心肌病右心室表型患者CMR图像。(a, b)四腔心及中间段心脏短轴位电影图像显示RV严重扩大。(c, d)四腔心及中间段心脏短轴位延迟强化序列显示RV心肌弥漫性强化

2010年的工作组CMR标准[60]包括了RV扩大或整体功能障碍等一些定量指标，以及运动消失、运动障碍和收缩失同步（即RWMA）等定性指标（表15.3）。

表15.3 Marcus等修订的AC心脏磁共振成像诊断标准[60]

2010年工作组AC心脏磁共振成像标准
整体或局部功能障碍和结构改变
主要
节段性RV运动消失、运动障碍或RV收缩失同步，以及以下情况之一
−RV舒张期末容积与BSA的比率≥110 mL/mq（男性）或≥110 mL/mq（女性）
−RV射血分数≤40%
次要
节段性RV运动消失、运动障碍或RV收缩失同步，以及以下情况之一
−RV舒张期末容积与BSA的比率，男性不小于100 mL/mq且小于110 mL/mq；女性不小于90 mL/mq且小于100 mL/mq
−40%＜RV射血分数≤45%

AC，致心律失常性心肌病；BSA，体表面积；RV，右心室

除了这些形态和功能异常以外，CMR也可以显示RV结构改变，如T1加权自旋回波序列显示脂肪浸润，以及延迟强化序列显示LGE。然而，鉴于这些测量难以复现，它们都没有被纳入2010年的TF标准。正如上文所述，2020年的Padua标准将LGE纳入了诊断标准。值得注意的是，RV室壁变薄影响RV的LGE检测，这使得其LGE分析的一致性不如LV[83]。除此之外，LGE还无法区分脂肪和纤维化病变[82]。

并且，LGE是一种非特异性征象，其他类似AC的疾病也可以出现LGE，例如心肌炎、结节病和扩张型心肌病。同样地，非心源性死亡病例尸检中经常发现在老年、肥胖患者中也存在心肌内脂肪[84-86]。尽管存在这些局限性，但目前对比剂增强CMR仍是检测新出现的双心室和左心室为主表型的理想技术，这都归功于其强大的组织表征能力，能够识别LV纤维化和纤维脂肪浸润（图15.7）。

■ 心内膜心肌活检

心内膜心肌活检（endomyocardial biopsy, EMB）是一种侵入性检查，通过静脉通路和右心导管检查来进行，从RV游离壁对心肌取样，然后进行组织学分析。尽管这种检查是2010年工作组诊断标准的一部分，但因为有创，仅用于需要排除疾病拟表型（扩张型心肌病、心肌炎和结节病）的AC患者[87]。如上所述，优先从心室游离壁取样（典型AC很少累及室间隔），同时，为了提高灵敏度和降低穿孔风险，应该在电解剖标测或CMR引导下进行[14, 87]。心内膜心肌活检可以提供该疾病在体内特有的表型（即组织学特征），如纤维脂肪化和心肌细胞减少。具体来说，根据国际工作组的建议[88]，定量分析中残余心肌细胞小于60%为主要诊断标准，65%～70%为次要标准。这种方法有助于区分AC和其他有类似表型的疾病，例如DCM、心肌炎、结节病或其他心肌组织被替代的疾病等。然而，尽管心内膜心肌活检可以明确检测出心肌组织发生纤维或纤维脂肪化，并可以定量分析残余心肌细胞比例，但其应用因灵敏度差而严重受限。事实上，由于病理学改变从心外膜进展至心内膜并且呈局灶性，活检阴性并不能排除该疾病。最近，人们尝试用一些新的免疫组织化学分析检测方法来评估

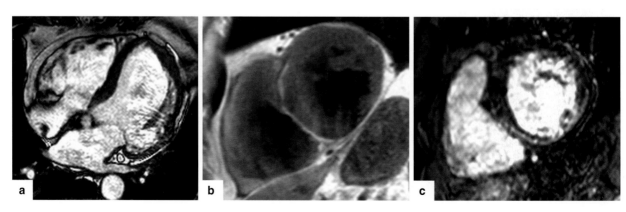

图15.7 致心律失常性心肌病双心室表型患者CMR图像。（a）四腔心电影图像显示左、右心室扩大，左心室侧壁变薄。（b）T1加权黑血压脂序列显示侧壁和室间隔脂肪浸润。（c）延迟强化序列显示与（b）同样部位的强化

心肌组织中桥粒蛋白分布变化[89]，但还没有发现AC特异性的改变。

致心律失常性左心室心肌病

　　ALVC是一种早期的、主要累及LV的AC表型[12]。ALVC中即使RV受累，也是轻微表型，而双心室表型中两个心室功能障碍程度相似。首个ALVC病例来自尸检报告，之后在DSP基因突变家系筛查中也有发现[19, 90]。2008年临床首次报道[12]，但是迄今尚无该AC表型有效的诊断标准。2010年的TF标准对ALVC诊断不够敏感[22]。通常情况下，ALVC的ECG表现为下壁和（或）侧壁导联T波倒置，肢体导联QRS波群低电压。有人推测这可能是LV心肌组织发生纤维脂肪化所致，但目前还没有明确的证据。另外，心律失常的特点是电轴多样和呈RBBB形态，通常起源于LV侧壁。值得注意的是，心肌电活动不稳定的程度似乎与LV受累程度无关，这是区别于DCM的一个显著特征。CMR在诊断中起着关键作用，主要通过LGE检测心肌组织纤维化的程度。ALVC表现为LV心外膜下条状强化，这种条状强化通常位于下外侧基底段，范围多变，有时可累及整个心室（图15.8）。遗憾的是，这种LGE表现并不是AC独有的，需要与心肌炎等其他疾病鉴别诊断。最近的研究表明，41%的急性心肌炎患者LV下壁和侧壁的心外膜下可见LGE[91]，其中仅30%的病例在6个月随访时无显著变化[92]。相反，在ALVC中，由于其进展性的特点，LGE在几乎所有患者中都保持不变或增加。因此，诊断不能仅仅基于仪器检查的结果，还必须考

虑家族史、基因检测及散发病例的心内膜心肌活检结果。与ALVC临床和检查特征相似的DCM（即所谓的致心律失常表型的扩张型心肌病）已有报道[93]。然而，比较DCM和AC患者临床和CMR特征发现，两种疾病LGE的范围及其分布特征显著不同。如上文所述，LGE在AC患者LV中有其特定分布方式，而在DCM中主要在室间隔心内膜下呈条状分布。另外，AC患者LGE的范围明显更广泛。两种心肌病不同的病理生理过程是导致这种差异的原因。在DCM中，纤维化继发于心室扩大；而在AC中，纤维化是由心肌细胞坏死和凋亡引起的主要改变[94]。ALVC患者可能会经历以胸痛和酶学指标升高为特征的"热期（hot phase）"。这导致ALVC与急性心肌炎的鉴别十分困难。据估计，"热期"现象发生率为5%～25%[22, 95]。最近的一项研究分析了23例AC患者（主要表现为ALVC或双心室受累）的临床和检查结果，这些患者经历过一次或多次心肌损伤[95]。从分析结果来看，心肌炎样临床表现在AC中似乎并不常见，通常发生在儿童时期，CMR是区分AC和急性心肌炎的首选检查。此外，在具有这些临床症状的患者中，EMB、家系筛查和基因检测在鉴别诊断中发挥关键作用。如上所述，在相当数量的DSP截短突变携带者中，心肌损伤的征象在收缩功能障碍之前出现[22]。迄今为止，尚不清楚为什么一些AC患者会出现心肌损伤，但人们推测这与室壁增厚有关，因为这些情况在累及LV（如ALVC）时更加明显。此外，心肌损伤在疾病进展和预测心律失常风险中的作用仍有待阐明。与经典AC表型相比，暂时没有关于ALVC预后和心律失常危险分层的具体标准。但对RV病变和双心

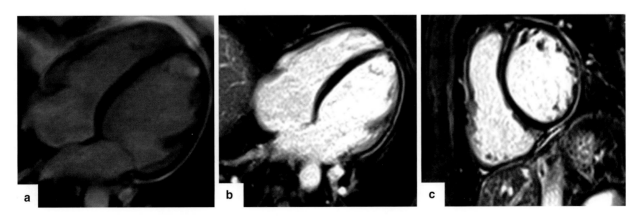

图15.8　致心律失常性心肌病左心室表型患者CMR图像。（a）四腔心电影图像显示左心室轻度扩大，侧壁变薄（与室间隔相比）。（b，c）四腔心和短轴位延迟强化序列显示前侧壁和下侧壁心外膜下条状LGE

室病变型AC而言，RV扩大和功能障碍的程度、T波倒置范围和不稳定电活动程度等可以预测预后和心律失常风险[96]；然而，对ALVC表型而言，迄今还没有有效的预测指标。最近，人们开发了一种风险评分来帮助临床医生决定ICD植入在一级预防中的使用[97]。然而，对于以左心病变为主的表型，这种方法的敏感性值得商榷[98]。

AC的治疗策略

■ 限制体育活动

体育活动会加重AC进展、增加心律失常风险[44, 47, 49, 50, 54]。相反，减少运动可以降低VA风险和死亡率[8, 49, 50, 99]。

不同类型AC患者的疾病外显与运动之间的关系呈强度依赖性。临床研究表明，基因型阳性亲属进行竞技类体育运动和高强度体育锻炼会增加VA和心力衰竭风险[46, 100]。而对于还没有出现临床表型的家系成员进行基因检测，可以发现相关突变基因携带者，从而通过改变他们的生活方式降低AC发生风险。同样地，对有明显表型的患者，赛前筛查和及时取消参赛资格可以预防SCD[56]。

因此，欧洲和美国的指南都推荐限制AC患者和高危亲属从事竞技类体育活动，并将其作为一种降低SCD风险的措施[57, 58]。

药物治疗

■ β受体阻滞剂

AC患者在体力活动期间或活动后早期，由于交感神经兴奋，室性心律失常和心脏骤停的风险增加。因此，对于频发室性早搏（premature ventricular complex, PVC）和NSVT、反复发作的VT、ICD正常放电或ICD异常放电（因窦性心动过速、室上性心动过速或伴有快心室率的房颤或房扑频繁发作）的AC患者，推荐使用β受体阻滞剂。

此外，在心力衰竭治疗中，β受体阻滞剂可以降低心室室壁应力，延缓心肌疾病进展，被认为是治疗心力衰竭的一线用药。因此，所有AC患者，无论是否有心律失常，都应该给予β受体阻滞剂。

到目前为止，不推荐表型阴性的基因携带者预防性使用这些药物[101, 102]。

抗心律失常药物

对于频繁发作的、有症状的PVC和（或）NSVT患者，当单独使用β受体阻滞剂不足以控制心律失常时，需要考虑联合使用其他抗心律失常药物。索他洛尔和胺碘酮（单独使用或与β受体阻滞剂联合使用）是最有效的抗心律失常药物，其致心律失常风险相对较低[101, 102]。

心力衰竭药物

心力衰竭的标准药物治疗（血管紧张素转换酶抑制剂、血管紧张素Ⅱ受体拮抗剂、β受体阻滞剂和利尿剂）被推荐用于RV、LV或双心室心力衰竭的AC患者[102]。

新型药物

在动物模型中，靶向Wtn/β和NFκB通路的治疗策略似乎可以减少此类疾病发生，有一定的应用前景[103]。

■ 导管消融

对于有PVC、VT，或者尽管已经接受最佳药物治疗但ICD依然频繁放电的患者，可以考虑导管消融，以改善症状和降低ICD放电频率[101]。早期该技术即刻成功率高，但随着疾病进展，常常出现多处致心律失常病灶，导致较高的复发率[104-106]。此外，纤维脂肪浸润区域（引起VT的病理基础）主要位于RV心外膜下，这可能是部分心内膜消融失败的原因。对于一次或多次心内膜消融失败的AC患者，心外膜导管消融似乎是一种更行之有效的方法[102, 107]。但是，抗心律失常药物和导管消融都不能降低SCD风险，只能降低心律失常负荷，并不能改善预后。在此类患者中预防SCD唯一有效的方法是植入ICD[102]。

■ ICD植入

关于AC患者ICD植入推荐，目前分为三个风险等级（高、中和低）。有心脏骤停史或血流动力学不稳定的VT，或有严重心室功能障碍（RV、LV或双心室）的患者属于"高危"人群，ICD植入Ⅰ类推荐。

有晕厥、非持续性室性心动过速、中度心室功能障碍（RV、LV或双心室）的患者属于"中危"人群，ICD植入Ⅱa类推荐。最近，提出了一个包含ECG、CMR和不稳定电活动程度等指标的评分系统[97]。AC患者中，瘢痕部位可能不影响LV功能，但会引发不良的心律失常事件。所以，对于广泛LGE或纤维化的AC患者，即使LV收缩功能障碍不严重，也应该考虑ICD植入作为SCD一级预防[102]。

■ **心脏移植**

对于晚期AC患者的难治性充血性心力衰竭和（或）无法控制的心律失常电风暴，若导管消融和ICD治疗无效，最终的选择是心脏移植[102]。

特定疾病的右心室心肌改变

不同的全身或心脏疾病可以直接影响RV。右心室受累可以出现在不同的遗传性和非遗传性心肌病中，如肥厚型心肌病、法布里（Fabry）心肌病、DCM或围产期心肌病。此外，淀粉样变性、结节病或系统性硬化病等全身性疾病也可以累及RV。在高强度训练运动员中也可以检测到RV生理性变化。

■ **心脏结节病**

心脏结节病和AC的鉴别诊断一直是一个难点，因为这两种疾病有相似的临床和影像学特征。在心脏结节病中，肉芽肿浸润和纤维化可以导致致命性心律失常和心力衰竭。LV最常受累部位是室间隔和游离壁，高达40%的病例累及RV游离壁。但是，一些特有征象可以区分结节病与AC，有助于诊断评估。首先，与AC不同的是，结节病中房室传导延迟常见（室间隔肉芽肿浸润所致）。此外，结节病通常是一种全身性疾病，可以累及肺、皮肤、肝脏和眼睛等不同器官。相反，单纯心脏受累的表型不太常见。先进的成像技术也可以提供一些有用的诊断线索。通过检查可以发现心外病变。在延迟强化序列中，LGE显示壁内或斑片状改变，主要位于侧基底段，免疫抑制治疗

有效。联合正电子发射断层扫描（positron-emission tomography, PET）时，氟代脱氧葡萄糖摄取量可以评估活动性炎症病变[108-110]。

■ **扩张型心肌病**

DCM目前定义为LV或双心室收缩功能障碍和扩大，且不能用负荷异常或冠状动脉疾病来解释[111]。DCM患者中，LV扩大、功能障碍或充盈压力升高导致的血流动力学异常或LV心肌病可能导致RV功能降低。同时，RV功能降低可能会导致左心室前负荷不足。DCM中RV功能障碍发生率为34%～65%[112]，RV功能对DCM患者的预后有一定价值。CMR研究表明，RV功能可以有效预测心衰患者的SCD。因此，DCM患者的RV大小和功能可以提供重要的有关预后和治疗的信息[112]。

■ **肥厚型心肌病**

尽管肥厚型心肌病（hypertrophic cardiomyopathy, HCM）患者心肌肥厚主要累及LV，但有时也会出现RV肥大和功能障碍。尽管RV肥大与LV肥大的方式不同，但是RV室壁肥厚程度与LV室壁厚度显著相关[113]。值得注意的是，RV肥大明显的HCM患者的临床结局差，CMR研究表明RV肥大与右心室LGE相关，并且RV肥大是心血管事件发生的独立预测因素[114, 115]。尽管RV肥大可以导致RV流出道梗阻，但是临床上很少对HCM患者进行动态检查以评估是否存在流出道梗阻及其程度。非肌节性HCM中，法布里病（或称Anderson-Fabry病）也有RV肥大的报道，已被证明其RV肥大程度与疾病严重程度和LV肥大程度相关[112]。

第四部分

右心功能不全的治疗

Treatment of Right Heart Dysfunction

肺高血压治疗与右心逆重构

Right-Heart Reverse Remodeling During Treatment for Pulmonary Hypertension

Roberto Badagliacca, Giovanna Manzi, and Carmine Dario Vizza *

心脏重构

心脏重构这一复杂过程包括心脏大小、质量、形状以及心肌细胞和细胞外成分为应对心脏损伤（如心肌损失）或机械应力异常（如压力、容量超负荷）而发生的进展性变化[1]。这些心脏结构的变化最初为代偿性的，目的是维持正常每搏输出量，但它随着疾病的进展而恶化，最终导致心室功能障碍和预后不良。事实上，不同的治疗方法可以在某种程度上使重构逆转（reverse remodeling, RR），即恢复腔室几何结构，减小心室容积并改善功能。因此，治疗的主要目标是防止或逆转适应不良性重构，改善患者结局[2, 3]。

右心室对慢性压力超负荷的反应

肺动脉高压（pulmonary arterial hypertension, PAH）是一种阻塞性血管病变，患者的功能状态和预后主要取决于右心室（right ventricle, RV）对后负荷增加的适应能力。在疾病初期阶段，心肌收缩力增加以改善RV－肺动脉耦联（等长调节）和维持心输出量。在疾病后期阶段，长期后负荷增加导致等长调节失效，RV扩大[4-6]。通过异长调节，即进行性地增加RV舒张期末容积来维持每搏输出量。由于三尖瓣瓣环扩张导致功能性反流，引起RV容量超负荷。压力和容量超负荷都导致心输出量进行性下降，再加上心室间相互作用引起的室间隔向左移位，引起左心室（left ventricle, LV）充盈进一步减少，最终导致心力衰竭临床综合征的出现。

由此可见，RV大小、RV－肺动脉耦联、每搏输出量、收缩功能、充盈压和潜在的RV纤维化是RV适应和适应不良的判定指标。

在PAH中，RV可以通过两种不同的方式（向心性肥大与离心性肥大）来适应后负荷增加，心血管磁共振成像（cardiovascular magnetic resonance imaging, CMR）很容易通过测量RV质量与容积的比值（M/V）来进行评估。低M/V值是PAH临床恶化的独立预测指标；与低M/V值相比，高M/V值提示向心性重构，这与更好的收缩功能和RV－肺动脉耦联相关[7, 8]。

RV对后负荷反应的异质性可以在不同的临床表现中得到反映，一些PAH患者代偿良好，而另一些患者很快失代偿，发展为RV衰竭。影响RV适应类型的机制在很大程度上是未知的，但遗传因素和后负荷增加开始的时间（如先天性心脏病与后天获得性PAH）似乎发挥重要作用。

* R. Badagliacca · G. Manzi · C. D. Vizza：Department of Clinical, Anesthesiological and Cardiovascular Sciences, Sapienza University of Rome, Rome, Italy. e-mail: roberto.badagliacca@uniroma1.it; giovanna. manzi@uniroma1.it; dario.vizza@uniroma.it

S. P. Gaine et al. (eds.), *The Right Heart*, https://doi.org/10.1007/978-3-030-78255-9_16

重构逆转的定义

越来越多的证据表明，用药物或外科手术治疗去除病理生理性诱发因素可以使心脏重构逆转，恢复腔室大小、形状和收缩力，降低死亡率。

对于右心重构逆转的理解，绝大部分知识都来自左心疾病，特别是缺血性慢性心力衰竭。

药物和非药物治疗可以使慢性心力衰竭患者的左心大小和射血分数（ejection fraction, EF）发生变化[9, 10]。有研究证明，与其他药物（如ACE抑制剂）相比，β受体阻滞剂逆转LV扩大和增加EF的作用更显著[1]。针对美托洛尔[11]、卡维地洛[12]和比索洛尔[13]抗心肌重构作用的研究显示，药物治疗6～12个月后，左心室射血分数（left ventricular ejection fraction, LVEF）显著增加（平均增加8%～10%），舒张期末和收缩期末容积有下降的趋势（20%～30%）。

对于左束支阻滞和心室失同步的患者，可以通过心脏再同步化治疗（cardiac resynchronization therapy, CRT）实现左心室重构逆转（reverse remodeling of LV, LVRR）。通过CRT使RV和LV收缩再同步化，这通常会使LVEF增加20%，LV容积减少15%，从而改善WHO功能分级、运动能力和生活质量[14]。大多数临床试验将CRT诱导的LVRR定义为治疗6个月后LV收缩期末容积减少15%[15-17]。事实上，LV收缩期末容积是最常用的超声心动图测量指标，它反映LV腔室形态和收缩功能，对心肌梗死后存活的预测价值优于LVEF和LV舒张期末容积。

LV辅助装置（left ventricular assist device, LVAD）也可引起LVRR，极大地降低LV负荷，使LV舒张期末压力-容积曲线左移，并使血压和血流恢复并接近正常水平[18, 19]。据一项大型队列研究报道，近三分之一的患者在LVAD植入后，LV大小立即减小20%～30%和LVEF提高至40%以上[20, 21]。然而，在LVAD支持下可能导致废用性萎缩，原LV功能可能随着时间的推移而恶化[22]。

尽管各项研究在定义LVRR时人为地使用了各种不同的临界值，但所提出的LVRR定义都包括了LV大小的恢复和（或）功能指标的改善。例如，对于特发性扩张型心肌病患者，一些研究采用LVEF较基线增加至少10%或高于50%来定义LVRR，而另一些研究则采用LV缩短分数增加大于25%来定义[23-25]。此外，一些研究在RR的定义中把LV收缩功能改善和LV大小恢复都包括了，后者指的是LV舒张期末内径指数较基线降低至少10%[26]，或绝对值低于33 mm/m²[27]。

鉴于LVRR的关键作用及其对生存的影响，目前临床上迫切需要通用标准定义[28]。

肺高血压患者右心室重构逆转：减轻心室负荷的作用

近来对接受肺移植、肺动脉内膜切除术（pulmonary endarterectomy, PEA）和球囊肺血管成形术患者的研究已经清楚地显示了RV在负荷显著减轻后恢复生理形态和功能的能力。药物治疗无效的终末期PAH进行单纯肺移植后，心脏重构完全逆转，RV功能和大小正常化（术后3个月时RV基底部和中部直径可以缩小35%～40%）、三尖瓣反流改善、室间隔恢复至其生理位置[29, 30]。

慢性血栓栓塞性肺高血压（chronic thromboembolic pulmonary hypertension, CTEPH）患者在接受PEA后血流动力学成功改善的情况下也会发生右心室重构逆转（reverse remodeling of RV, RVRR）。事实上，使用CMR成像测量RV指标的不同研究均报道，PEA可以诱导RVRR，术后3个月RV容积显著减小（平均减小30%）和RV射血分数提高9%～19%[31-33]。虽然PEA是治疗CTEPH的首选方法，但对于不能手术的患者或PEA术后仍有残留PH的患者可以选择球囊肺血管成形术。最近的研究表明，与PEA一样，经过多次球囊肺血管成形术后也可实现RVRR，肺血管阻力和心输出量显著改善，从而RV容积减小（减小35%～40%）和RVEF改善（平均增加20%），对LV容积和功能没有显著影响[34, 35]。

右心重构逆转的评估

尽管LVRR的定义在不同研究中存在异质性，但都包括了LV大小和功能变化。相反，对RV的RR研究很少，目前还缺乏定义。关于RVRR的定义，仅包括右心形态和功能参数是否合适，或者是否需要考虑患者结局，这些作为一个关键问题需要进一步研究。

关于正确评估RVRR，多参数法（即超声心动图和CMR联合评估）可以克服可重复性低的缺点，并为心脏生理学和病理生理学之间的相互作用提供更全面的评估。

RV 几何形状复杂，很难使用超声心动图的二维成像技术来评估其容积、质量和功能。由于心肌特有的核磁特性，使得可以准确勾画平面测量界面并易于重复，因此 CMR 被认为是 RV 容积测量和射血参数计算的参考技术[36]。实际上，CMR 测得的 RV 容积参数的可重复性优于超声心动图[37]。

尽管 CMR 有这些优点，但在后处理方面需要足够标准化（即手动调整，包含或不包含肌小梁），CMR 的一些局限性（可及性、条件要求、密闭环境、检查时间长、高危患者的可行性和高成本）阻碍了其在临床实践中的广泛应用[38]。相反，超声心动图应用广泛、成本低、安全，仍是评估 RV 结构和功能的重要的一线方法[39]。

完整的 RV 超声心动图评估应包括二维和三维成像、组织多普勒成像和斑点追踪技术测量心肌应变。超声心动图测量的三尖瓣环峰值收缩期位移、RV 面积变化分数、3D RVEF、RV 游离壁纵向应变和三尖瓣峰值心肌收缩速度（S'）与 CMR 测得的 RVEF 相关性良好[40-42]。与 CMR 相比，超声心动图具有更高的时间分辨率，因此超声心动图获得的 RV 应变测量应该更适合患者评估[43]。

考虑到每种成像模式的优点和缺点，对右心 RR 的评估应结合超声心动图和 CMR，以便在同一患者中获得最佳的时间和空间分辨率。

在与压力超负荷密切相关的右心大小参数中，RV 相对面积和容积、LV 偏心指数及右心房面积和容积都可以被视为评估重构逆转的有价值的后负荷依赖性变量。此外，RV 面积变化分数、EF、组织多普勒成像（S'）、纵向应变和三尖瓣环峰值收缩期位移均被证明是评估 RV 收缩功能的有效指标，可考虑用于 RR 的评估。

PAH 特异性治疗对右心室重构逆转的影响

虽然 RV 功能是 PAH 患者症状和结局的主要决定因素[4]，但仍然没有直接针对 RV 的治疗。已批准的治疗方法主要是作用于肺循环以减轻 RV 后负荷，从而实现逆转右心结构重构（图16.1）。

以前的随机对照试验很少将靶向药物治疗对 PAH 患者 RV 结构和功能（超声心动图指标）的影响作为亚组来报道。在一项随机对照试验中，Hinderliter 等报道了 PAH 患者静脉注射依前列醇治疗后 LV 偏心指数（eccentricity index, EI）和 RV 舒张期末容积显著改善，证实了该治疗的有效性[44, 45]。在一项波生坦治疗 PAH 的随机试验中，Galiè 等报道，波生坦治疗可以使患者 LV 的 EI 和 RV 与 LV 表面积比值得到改善，

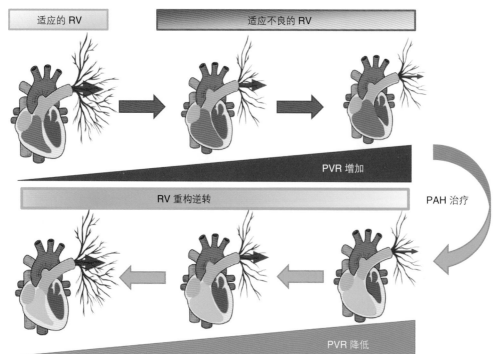

图16.1 RV重构及 PAH药物治疗引起的重构逆转

这一结果证实了该药的有效性[46, 47]。观察性研究进一步报道了不同的靶向药物治疗可以改善PAH患者CMR测量的RV射血分数[48, 49]。

然而，在随机对照试验中出现的疗效仅与有限的肺血管阻力（pulmonary vascular resistance，PVR）的有限变化相关，伴RV大小和功能轻微改善。

需要强调的是，大多数关注右心成像指标的靶向药物研究在临床实践中遵循2009年发布的指南采用单药治疗，而不是像目前推荐的那样更积极地采用早期药物联合治疗[50, 51]。

值得注意的是，一项小规模但长期的观察性研究显示，尽管优化了靶向治疗方案，但RV大小仍进展性增大，这与PAH死亡率增加有关[52]。图16.2进一步说明了，功能分级、6分钟步行距离和RV大小与患者风险评估变化之间并不是完全相关的。事实上，如图16.2a所示，除非RV大小发生显著减小，否则临床恶化的概率仍然很高。另外，图16.2b强调了低风险和中风险状态并不一定与RV大小的改善相关。

根据利用后负荷异常增加的病理生理学模型的研究结果，PVR显著降低可以导致RV显著缩小

和收缩功能恢复。实际上，RV缩小及相应的后负荷依赖的收缩功能改善与靶向治疗后PVR降低密切相关[53]。

然而，逆转重度PAH患者右心室重构的最佳治疗策略仍不明确。有数据表明，联合使用靶向治疗肺循环的药物可以使PVR降低至少50%，且与肠外前列环素联合使用可获得最佳效果[54]。包括静脉注射依前列醇或皮下注射曲前列尼尔的初始三联疗法可以显著改善血流动力学，使PVR降低70%～90%，这与右心重构显著逆转相关[55, 56]。

治疗不及时只能使PVR轻微下降，RV重构的逆转可能不会发生或程度很轻[48, 57-61]。如图16.3所示，RV大小恢复的概率与PVR下降之间的关系呈S形，在有效范围内非常陡峭，当PVR下降超过50%以后，小幅度的额外下降就会导致RV大小明显缩小至正常[62]。

最近研究表明，PAH患者治疗1年后右心缩小，RV舒张期末面积、LV偏心指数和右心房面积等形态学指标显著改善，与患者结局改善必然相关[62, 63]。有趣的是，1年随访时，RV舒张期末面积（有显著预后意义）缩小程度在基线值的10%以上，这一数值接近于

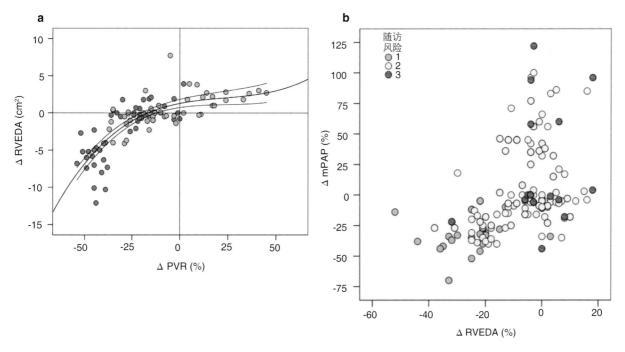

图16.2　（a）一年随访时RVEDA、右心房面积、LV-EI和PVR变化的相关性。同一散点图中报告有或无临床恶化的患者（分别为绿色圆圈和蓝色圆圈）。[图片来自Badagliacca R et al. J Heart Lung Transplant. 2017 Oct 2: S1053-2498(17)32041-7. doi: https://doi.org/10.1016/j.healun.2017.09.026]。（b）根据患者随访时的危险分层，靶向治疗后RVEDA与肺动脉平均压变化之间的关系（图来自Badagliacca R et al. Int J Cardiol 2020; 301: 183-189）。RVEDA，右心室舒张期末面积；PVR，肺血管阻力；mPAP，肺动脉平均压

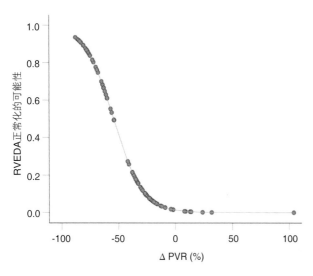

图16.3 对于任何给定的PVR降低幅度，RVEDA正常化的Logistic概率。（图来自Badagliacca R et al. JACC Cardiovasc Imaging. 2020; 13: 2054–2056）。RVEDA，右心室舒张期末面积；PVR，肺血管阻力

在临床上药物治疗LV衰竭后LV缩小的程度[64]。这表明，近年来在PAH中采用的右心重构逆转定义，就RV缩小程度来说，可能与许多左心衰竭研究中应用的重构逆转定义一致[63]。

这一观察结果表明，只要有可能并且患者能够耐受，就应该在影像监测下强化治疗。在这种情况下，靶向药物联合治疗具有明显的优势。现有数据表明，肠外给予前列环素在治疗优化中必不可少。

目前，床旁超声心动图在评估PAH患者RV对后负荷的功能性适应方面已得到了广泛和有效的应用。CMR在转诊中心的使用也在日益增多。这两种成像方式都可以量化RV重构和有效治疗干预后的重构逆转。虽然临床和病理生理学理论基础已经表明影像学的重要性，但还需要更多的研究来证实影像学是风险评估的重要组成部分。

慢性毛细血管前性肺高血压合并急性右心衰竭

17

Acute Right-Heart Failure in Patients with Chronic Precapillary Pulmonary Hypertension

Laurent Savale, Athénaïs Boucly, Jérémie Pichon, Anne Roche, and Marc Humbert *

引言

毛细血管前性肺高血压（pulmonary hypertension, PH）是以肺微血管系统异常重构导致肺血管阻力（pulmonary vascular resistance, PVR）进行性升高为主要特征的一组疾病[1, 2]。随着对毛细血管前性PH病理生理学研究的不断深入，多种主要靶向治疗内皮功能障碍的药物研发成功[3]。尽管已经取得重大进展，但PH仍然是一种进行性发展的致命性疾病，往往导致右心室功能障碍甚至死亡[4, 5]。右心室功能在终末期PH患者中具有非常重要的临床意义，直接决定患者的预后[4]。右心室适应后负荷逐渐增加的能力与疾病预后紧密相关。终末期PH患者的心输出量（cardiac output, CO）下降和中心静脉压升高与功能恶化、体循环淤血，以及最终死亡直接相关[6, 7]。

近年来，随着对右心室重构和功能障碍等病理生理学研究的不断深入，右心室功能对PH预后的重要性再次引起人们的关注[4]。终末期PH发生急性右心衰竭的风险较高，急性右心衰竭是一种迅速进展的以右心室充盈受损和（或）右心室输出量减少为特征的临床综合征，通常表现为体循环淤血[8]。急性右心衰竭是PH患者最常见的死亡原因，短期预后极差，凸显

出早期诊断和优化管理措施的必要性。本章旨在全面阐述急性失代偿性PH的研究现状。

右心衰竭的病理生理学

右心室衰竭（right ventricular failure, RVF）有多个不同的定义，通常认为其是一种复杂的临床综合征，主要特征是右心室功能下降，导致静息或生理需求增加时血流不足和（或）充盈压升高[4, 9, 10]。前负荷改变、右心室功能变化或后负荷增加等均可导致右心室衰竭。右心室适应急性或进行性后负荷增加的能力是患者功能状态和预后的主要决定因素。右心室与左心室的主要区别是，右心室室壁薄，且具有复杂的三维空间结构，适应低压、低阻和高顺应性的肺循环。通常情况下，正常右心室可很好地耐受小于50%的肺循环急性阻塞，主要通过肺血管床重新分布和扩张等机制减轻PVR的增加。当肺血管阻塞超过50%时，右心室舒张期末容积增加，通过Frank-Starling机制增加其心肌收缩性能以应对PVR的急剧上升。然而，右心室室壁张力增加对右冠状动脉血流产生有害影响，左心室–右心室相互作用发生失衡，右心室扩大导致左、右心室失同步，这些均可迅

* L. Savale · A. Boucly · J. Pichon · A. Roche · M. Humbert: Université Paris-Saclay, Faculty of Medicine, Le Kremlin-Bicêtre, France; INSERM UMR_S 999, Le Kremlin-Bicêtre, France; AP-HP, Service de Pneumologie et soins intensifs respiratoires, Hôpital Bicêtre, Le Kremlin-Bicêtre, France. e-mail: laurent.savale@aphp.fr

© The Author(s), under exclusive license to Springer Nature Switzerland AG 2021
S. P. Gaine et al. (eds.), *The Right Heart*, https://doi.org/10.1007/978-3-030-78255-9_17

速限制右心室的快速适应能力。最终，右心室功能障碍和左心室充盈受损均可导致CO减少，从而引起血流动力学紊乱[11]。

由于右心室对进行性后负荷增加逐渐产生结构性适应，因而慢性PH右心室衰竭不同阶段的病理生理机制并不相同。右心室对后负荷进行性增加的适应能力因人而异，表现为右心室从适应到适应不良的连续变化。这些适应能力受许多因素影响，如性别[12]、基因突变[13-15]和肺动脉高压（pulmonary arterial hypertension, PAH）病因等[16]。右心室早期的结构性适应是向心性心肌肥大伴轻度扩大，以便使升高的室壁张力接近正常。如后负荷继续增加，右心室则开始扩大。右心室离心性肥大伴右心室腔显著扩大通常反映右心室开始适应不良，导致每搏输出量降低和右心室充盈压升高。在这个阶段可以观察到右心室收缩和舒张功能显著改变，以及右心室-左心室相互作用引起的左心室舒张功能改变（图17.1）。在PH最后阶段可出现呼吸困难症状、NYHA功能Ⅲ或Ⅳ级、体循环淤血体征、晕厥，以及血流动力学提示慢性右心房压力升高和CO降低[17]。所有这些指标的异常都为右心室-肺动脉耦联严重障碍所致，表现为心肌能量无法从右心室有效地传递到下游肺动脉，与预后不良密切相关[4, 9]。

最近关于动物模型和人体组织的研究表明，右心室的改变涉及复杂的分子、代谢组学机制及细胞水平的变化。右心室重构似乎为心肌细胞数量和蛋白质合成增加（细胞外基质中的胶原纤维）所致[18-20]。此外，细胞损伤导致右心室功能下降涉及多种分子机制异常，包括神经激素系统[21]、炎症氧化应激、凋亡[22]和代谢紊乱（如脂肪酸有氧氧化减少及糖酵解增强等）[23, 24]。

■ 急性失代偿性右心衰竭

终末期毛细血管前性PH患者发生急性右心失代偿的风险很高。急性右心失代偿是右心室适应不良的结果，导致症状迅速恶化，通常表现为循环衰竭，严重时可导致多器官功能衰竭[8, 17]。急性右心衰竭可由外部触发因素或使疾病恶化的因素诱发，也可能是疾病本身恶化的结果。大多数情况下，需要进入重症监护病房（intensive care unit, ICU）治疗的右心衰竭往往同时存在收缩性和舒张性心力衰竭，舒张性心力衰竭导致淤血体征加重，收缩性心力衰竭会导致左心室前负荷急剧下降和CO减少，继而外周灌注压降低。CO下降和由此导致的急性循环衰竭可能通过损害冠状动脉收缩期灌注而导致右心室心肌缺血（图17.1）。

严重的右心衰竭可导致急性多器官功能衰竭。ICU患者的肝、肾和肠道最易受累。急性肾功能不全的病理生理机制似乎与Ⅰ型心肾综合征相似[25]。失代偿性PH患者肾功能急性恶化与疾病结局密切相关[26-29]。与左心衰竭一样，肾素-血管紧张素-醛固酮和交感神经系统受到刺激，导致外周血管阻力增加和水钠潴留。此外，血管升压素显著增多也促进自由水的过度潴留，导致容量超负荷和低钠血症。肾动脉收缩和肾静脉淤血均可导致肾脏灌注减少[25]。肠系膜动脉灌注不良和淤血会导致肠壁通透性增加，还可导致细菌和内毒素从肠道移位到血液循环，从而引起全身炎症反应或败血症。

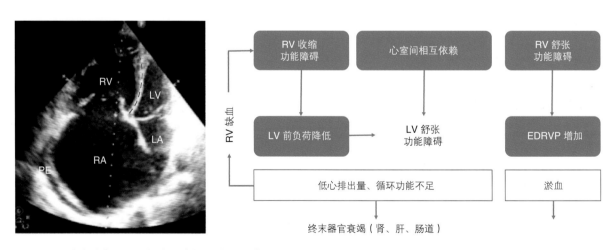

图17.1 导致肺高血压急性右心衰竭的主要因素。EDRVP，右心室舒张期末压；LA，左心房；LV，左心室；PE，心包积液；RA，右心房；RV，右心室

急性失代偿性PH的流行病学和预后

急性失代偿性右心衰竭的短期预后很差,仍然是PAH患者死亡的首要原因。几乎没有急性PH失代偿的流行病学数据及治疗研究报道。美国一项队列研究分析了4年内84名PAH患者的死亡情况。直接死亡原因是PH相关的右心衰竭或猝死的有37例(44%),PH参与但不是直接死亡原因的有37例(44%),其余患者死亡与PH无关(*n*=7,8.3%)。研究还提到,80%患者在ICU期间死亡,其中一半患者在住院期间接受了儿茶酚胺治疗[30]。比利时的一个数据库分析了99名PAH患者的死因,报告了类似结果[31]。

PAH患者群体中急性失代偿的年发病率尚不清楚。Huynh等报道,在5年内接诊的PH门诊患者(超过900例)中,有99例因急性右心衰竭入住ICU抢救[32]。Kurzina等对172例PH患者进行了3年的回顾性分析,其中37例患者发生了60次右心衰竭事件[33]。根据这些研究结果,估计PH患者中右心衰竭的发病率在2.2%~7.2%。PH患者中急性右心衰竭的发生率同样可以在关于PAH的药物试验中进行估算。在GRIPHON研究中,3年内司来帕格和安慰剂组因急性右心衰竭入院的人数分别为86例(15%)和123例(21.1%)[34]。在验证安立生坦和他达拉非起始联合治疗的AMBITION试验中,Galie等报道,1.4年间联合治疗组和单药治疗组中分别有10例(4%)和30例(12%)发生急性右心衰竭[35]。最后,验证马昔腾坦作用的SERAPHIN研究也发现,3年内急性失代偿性PH、晕厥或血流动力学障碍的发生率为8.8%到17.7%[36]。因此,尽管缺乏专门研究,且设计存在不足,但从上述数据可以估算出,PH患者发生急性右心衰竭的年发病率可能在2%到9%之间。

关于PH急性失代偿性右心衰竭预后的报道主要来自回顾性队列研究,不仅患者数量有限,并且研究人群异质性较大。但所有这些临床研究都表明,急性PH失代偿均对短期预后有显著影响。根据研究人群的种类不同,住院死亡率从14%到100%不等[26-28, 32, 33, 37]。在这些研究中发现的预后预测因素包括心脏生物标志物、体循环动脉压低、炎症,以及心脏和循环功能不全引起的多器官衰竭等。

右心衰竭的ICU治疗

急性失代偿性PH的重症管理包括治疗诱发因素、优化容量管理,以及改善心脏功能和降低右心室后负荷等[8]。如果有可能,合并失代偿性严重右心衰竭的PH患者应收入能提供所有现代治疗方案的专业中心的ICU接受治疗(图17.2)。

■ 诱因的识别和管理

慢性疾病的特点是持续存在的功能障碍和适应机制之间存在一个微妙的平衡。及时识别导致病情恶化的诱因是大多数慢性疾病治疗策略的关键点之一。导致右心衰竭恶化的诱因多种多样,必须系统地识别和管理。

PAH患者经常出现室上性心律失常(心动过速、心房颤动或心房扑动)[38]。PAH患者右心房功能丧失可导致右心室功能降低并突发急性右心室功能失代偿。在这种情况下,应该掌握一些特殊的心律失常管理策略。关于抗心律失常药物,这些患者应避免使用β受体阻滞剂和钙通道阻滞剂,因为不管对右心功能失代偿期患者,还是所有毛细血管前性PH患者,这些药物均具有有害的负性肌力作用。应首选地高辛降低心率。如果患者临床情况允许,应该尝试胺碘酮

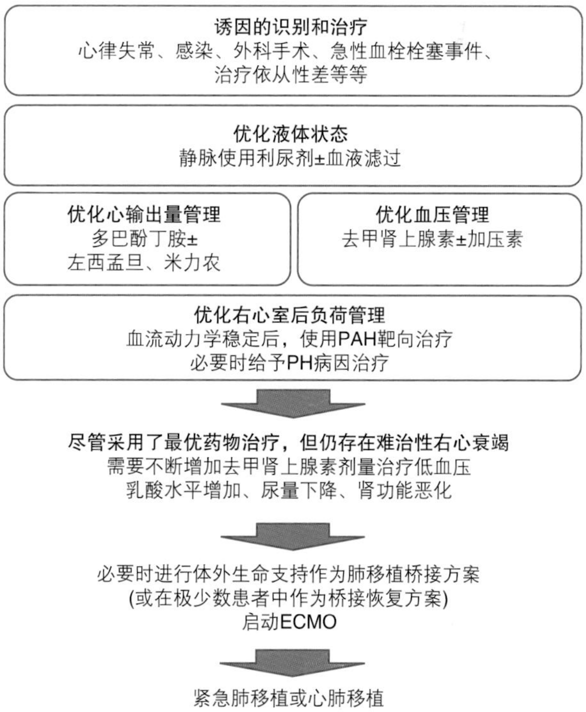

图17.2 慢性PH合并急性右心衰竭的管理

和（或）心脏复律快速恢复窦性心律。合并心房扑动或持续性房性心动过速时，首选射频消融治疗。

感染是导致右心衰竭患者死亡的另一个重要因素。感染源有时难以确定，部分患者中其可能与低CO和静脉压升高导致的细菌移位有关。接受静脉注射依前列醇治疗的患者应首先排除导管隧道感染（catheter tunnel infection）。感染诱发或加重右心室功能衰竭时应及时处理，不能有任何延误。如果感染源不明确，应考虑使用广谱抗生素[8]。

特殊情况下，右心室功能衰竭患者可合并出现急性呼吸窘迫。一些患者可能出现严重的低氧血症，这是卵圆孔再开放引起的，或者属于某些特殊类型的PAH（如艾森门格综合征或肺静脉闭塞性疾病）。大多数情况下，PAH患者对严重低氧血症的耐受性较好，暂时不需要机械通气。这种低氧血症应尽可能通过自主通气来纠正，以维持外周血氧饱和度（大于90%）。在特定情况下，应该考虑高流量氧合治疗（high-flow oxygenation），目前还缺乏评估高流量氧合治疗急性失代偿性PH的耐受性和有效性的研究报道。对于由肺部感染等非PAH原因引起的急性呼吸窘迫，应尽量避免使用有创机械通气，因为可能导致右心室衰竭恶化，最后引起插管后循环崩溃。

众所周知，外科手术是慢性PH患者并发急性右心衰竭的诱发因素之一[39]。由于手术本身和（或）麻醉引起的各种生理状态紊乱均可导致术后右心室后负荷与其代偿机制之间失衡。快速的体液容量变化、机械通气或胸外科手术引起的右心室后负荷增加，以及麻醉药物引起的体循环血管阻力下降都是术后右心室-肺动脉失耦联、右心室扩大和循环功能障碍的潜在危险因素。

还应关注其他诱发因素或促使病情恶化的因素，如血栓栓塞、低钠饮食导致的电解质紊乱或肺动脉高压靶向药物不耐受等。

■ 优化液体容量管理

因为无论是低血容量还是高血容量对PH患者的右心室功能都是有害的，所以监测和优化容量状态是治疗面临的主要问题，良好的容量管理可使病情不太严重的患者恢复平稳状态。在生理状态下，右心室的高顺应性可保持较低的右心房压，从而维持体循环静脉回流和保持一定的CO。在PH患者中，心脏功能与右心室前负荷密切相关。右心室舒张功能障碍可导致水钠潴留，这在急性失代偿性右

心衰竭的情况下进一步加重。静脉应用利尿剂可作为减轻右心室扩张、改善右心室-左心室相互作用的一线治疗，从而改善左心室舒张功能，减少三尖瓣关闭不全，减轻内脏淤血。

液体超负荷且利尿剂效果不佳时建议血液滤过。然而，在PH患者中，肾脏替代疗法（renal replacement therapy, RRT）的短期和长期益处尚不清楚。我们团队在一项回顾性研究中分析了肾脏替代疗法治疗PH合并急性右心衰竭患者的获益-风险比。该研究回顾了11年间14名患者的36次连续和32次间断肾脏替代疗法的数据。研究发现，在这两种RRT中，出现需要治疗干预的体循环低血压的比例均约为50%。ICU住院期间死亡率为46.7%，治疗1个月和3个月的死亡率分别为66.7%和73.3%[28]。由于此类患者结局较差，应考虑对符合条件的严重心肾综合征患者进行体外生命支持（extracorporeal life support, ECLS）和紧急肺移植或心肺移植（见下文）。

■ 优化血压和心输出量管理

右心室衰竭、左心室前负荷不足和左、右心室相互影响引起的低CO会导致血流动力学不稳定。在这种情况下，需要应用正性肌力药物改善心肌收缩力和提高CO（表17.1）。β1肾上腺素受体激动剂仍然是首选的正性肌力药物。多巴酚丁胺可改善肺动脉急性闭塞实验模型的心室-动脉耦联[40]。在低CO持续存在的情况下，多巴酚丁胺可从小剂量[2.5 μg/（kg·min）]开始逐渐增加剂量，但通常不要超过5～7.5 μg/（kg·min），因为更高剂量可能会产生有害效应，如全身血管阻力降低、CO无改善等。左西孟旦和米力农等正性肌力药物也可以作为替代治疗药物，但这些药物的临床经验主要来源于心脏外科术后的毛细血管后性PH。左西孟旦是一种钙增敏剂，具有正性肌力、肺血管扩张和心脏保护作用[41]，实验数据表明在改善心室-动脉耦联方面比多巴酚丁胺有更好的效果[42]。其在PAH中的数据主要来源于一些临床病例。推荐起始剂量为0.1 μg/（kg·min），不使用负荷剂量，持续24小时。根据血流动力学耐受性，剂量可减少至0.05 μg/（kg·min）或增加至0.2 μg/（kg·min）[41]。米力农是一种选择性3型磷酸二酯酶抑制剂，已在许多临床前研究中显示出可改善心脏功能，而对PVR没有不良影响。与左西孟旦类似，米力农优先用于心脏手术后第二类PH，起始剂量为50 μg/kg推注10分钟以上，然后以0.375～

表17.1 用于治疗PH患者右心室衰竭的正性肌力药物和升压药物的特征（改编自[8]）

药物	药理学特性	血流动力学有益影响	不良作用	推荐剂量	临床经验
正性肌力药物					
多巴酚丁胺	β1受体激动剂儿茶酚胺	−CO增加 −PVR降低 −改善心室−动脉耦联	−SVR降低 −心动过速或心律失常（剂量依赖性）	2.5～10 μg/（kg·min）	−急性失代偿PH的大规模临床研究
左西孟旦	钙增敏剂	−CO增加 −PVR降低 −改善心室−动脉耦联	−SVR降低 −心动过速或心律失常（++）	0.05～0.2 μg/（kg·min），不用负荷量	−主要研究数据来自心脏外科手术或移植后的毛细血管后性PH −PAH数据有限
米力农	选择性PDE−3抑制剂	−CO增加 −PVR降低 −改善心室−动脉耦联	−SVR降低 −心动过速或心律失常（+++）	50 μg/kg超过10分钟，然后0.375～0.75 μg/（kg·min）输注	
多巴胺	β肾上腺素受体激动剂	−CO增加 −SVR升高	−心动过速或心律失常	2～10 μg/（kg·min）	增加肾血流量PH临床数据很少
升压药					
去甲肾上腺素	α激动剂 β激动剂（高剂量）	−SVR升高 −CO增加	−心动过速或心律失常 −高剂量时PVR升高	0.1～5 mg/h	一线升压药
加压素		−PVR降低 −SVR升高	−心动过速或心律失常	0.01～0.04 U/min	临床数据有限

经授权转载自 © ERS 2021: European Respiratory Journal Jan 2019, 53 (1) 1801906; DOI: https://doi.org/10.1183/13993003.01906-2018. CO，心输出量；PAH，肺动脉高压；PDE，磷酸二酯酶；PH，肺高血压；PVR，肺血管阻力；SVR，体循环阻力；V−A，心室−动脉

0.75 μg/（kg·min）持续输注。多巴酚丁胺等药物可引起心律失常、体循环血管舒张，并需要同时使用血管升压药物。左西孟旦和米力农还可雾化给药，以减少其引起的体循环低血压和肺通气−灌注不匹配等[43, 44]。最后，多巴胺可能是多巴酚丁胺的潜在替代药物，具有额外的利钠作用。然而，较高的致心律失常风险限制了其使用[45]。肾上腺素不是外科术后首选药物，因为有引起心动过速和乳酸升高的风险。

体循环血管阻力低的患者需要应用升压药物以恢复血压和其他器官灌注（表17.1）。迅速提升并维持主动脉压是保护右冠状动脉灌注，从而预防右心室缺血的关键。去甲肾上腺素（norepinephrine, NE）通常作为一线血管升压药物，除升高体循环血压外，还有助于改善右心室功能、心室−动脉耦联及降低PVR与体循环阻力（systemic vascular resistance, SVR）的比值。然而，高剂量去甲肾上腺素可激活α1肾上腺素受体导致肺血管收缩和PVR增加[40]。加压素有肺血管舒张作用，并且引起快速性心律失常的风险比去甲肾上腺素小，是一个有前景的替代选择[46]。然而，这些药物改变肺血流动力学效应的临床意义尚不清楚。

加压素只能低剂量使用（0.01～0.04 U/min），以避免高剂量时出现肠缺血风险[47]。已有研究表明，苯肾上腺素可能引起相反的效应，导致PVR增加、CO减少和反射性心动过缓，不建议在急性PH失代偿时使用[48]。

■ 优化右心室后负荷的管理

恢复持久稳态最重要的干预措施是尽可能将右心室后负荷降到最低。在因右心室衰竭入院的患者中，达到这一治疗目标的方法和可能性取决于PH类型及剩余的治疗空间。

对于第一类PAH，降低右心室后负荷主要采用基于针对内皮功能障碍的特定的PAH靶向治疗。然而，不能把PAH靶向治疗药物作为一开始的紧急抢救药物。由于PAH靶向药物有引起低血压的潜在风险，在血流动力学恢复稳定状态前给予这类药物，有可能导致已合并右心室衰竭、低CO及低血压患者病情进一步恶化。对于第一诊断为右心室衰竭且NYHA功能分级Ⅳ级（合并相应症状和呼吸困难表现）的PAH，建议联合使用包括前列环素类似物在内的不同类型的PAH靶向药物作为首选治疗方案[5]。

这种治疗方案的制定需要专家意见，因此必须在专门的PAH管理中心进行。对于已接受PAH靶向治疗的患者，应根据具体情况考虑强化治疗。Kurzyna等在一项回顾性分析中发现，急性心力衰竭发作期间联合降低PVR的药物与结局良好相关[33]。

对于这种急性右心衰竭时诊断出PH的特殊患者，必须系统地筛查栓塞后PH的可能，因为这是唯一可经手术治疗（肺动脉内膜剥脱术）的类型，可以在紧急或半紧急情况下进行。外科干预前必须考虑栓子的解剖位置是否适合手术。对于更远端的病变，特别是PVR很高的右心室衰竭患者，手术失败风险和术后死亡率均较高[49]。

狼疮或混合性结缔组织病相关PAH在临床上同样十分重要。肺血管受累可能首先表现为快速进展的右心衰竭，可能伴心包积液，主要取决于PAH及自身免疫病理改变的严重程度。因此，对首发右心室衰竭患者的病因学评估必须包含系统的免疫学评估。部分患者起始给予糖皮质激素和环磷酰胺的免疫抑制治疗，再联合PAH靶向药物治疗可获得令人惊喜的疗效，甚至使肺血管病变发生逆转[50, 51]。

许多研究都建议持续吸入一氧化氮（nitric oxide, NO）治疗急性右心衰竭，尤其是急性呼吸窘迫综合征（acute respiratory distress syndrome, ARDS）引起的PH。急性失代偿性PAH吸入NO似乎是安全的，但其疗效从未得到评估。一项纳入28例肺移植候选者的队列研究中，吸入一氧化氮和多巴酚丁胺对肺循环血流动力学的影响具有互补作用。这两种药物的联合应用可增加心脏指数和PaO$_2$，而对肺动脉平均压没有明显影响[52]。

■ 难治性右心衰竭的管理

内科药物治疗策略并非总能恢复和维持右心室后负荷与其代偿能力之间的长期平衡。对部分经最优药物治疗后仍存在顽固性右心衰竭的患者，应考虑在等待肺移植期间使用机械支持治疗，机械支持治疗有时也可作为有可纠正病因的右心衰竭患者的桥接治疗[8]。该策略与器官分配规则动态结合，优先考虑短期内危及生命的患者，有助于提高符合条件的终末期PAH患者的生存率。

紧急肺移植和心肺移植

对药物治疗无效的、严重的难治性右心衰竭患者，紧急肺或心肺移植仍然是一个重要的选择[8]。急性右心失代偿频繁发作的PAH患者在移植等待期

间的死亡率更高。此外，与其他疾病肺移植相比，PAH的原发性移植物失功（primary graft dysfunction, PGD）和移植后1年死亡率更高[53]。

为了降低移植等待期间的死亡率，绝大多数国家已制定并改进了肺源分配评分（lung allocation scores, LAS），以便在登记时优先列出最严重的患者，从而降低等待名单上患者的死亡风险。美国于2005年5月开始实施肺源分配评分[54]，此后特发性PAH患者的生存率得到改善[53]。然而，肺源分配评分中使用的主要参数与右心室功能障碍的严重程度无关。修订的肺源分配评分包括右心房平均压≥14 mmHg和6分钟步行距离≤300 m，以提高等待列表中PAH严重程度的相对权重[55]。德国等一些欧洲国家也在登记时采用了肺源分配评分系统。此外，欧洲器官库已经为严重右心衰竭患者提供了一个额外的肺源分配评分，以降低等待移植名单中患者的死亡率[56]。法国等其他国家，已经开发了另一个以高优先级肺源分配方案为基础的系统，而不是根据登记时的初始分数。在危及生命的情况下，如急性失代偿性PH需使用儿茶酚胺类药物，可获得为期8天的全国移植优先权，必要时可延长一次。为难治性右心衰竭的PAH患者优先肺移植，大大减少了等待时间，因而也降低了术前和术后并发症风险[57]。

急性失代偿性PH的体外生命支持

ECLS是治疗失代偿性PH合并难治性右心衰竭的另一项重大进展[8]。对于顽固性右心衰竭，即使采用最优化的药物治疗依旧无效，这些肺移植候选者应使用机械支持。机械支持治疗偶尔也可作为有可纠正病因的右心衰竭患者的桥接治疗。

难治性右心衰竭的ECLS适应证最好在包括多学科团队的专业中心讨论，该中心能够提供所有新型药物、器械和外科手术治疗等现代化右心衰竭治疗方案。由于潜在的严重并发症，循环支持必须仅限用于经优化药物治疗无效、生命垂危并且已列入肺移植等待名单中的高危患者。体外膜氧合（extracorporeal membrane oxygenation, ECMO）是治疗失代偿性PAH最常使用的技术。该系统的主要优点是无需全身麻醉，可在患者清醒状态下进行。最常采用股静脉和股动脉插管，但也有上半身入路的方案。ECMO可立即降低右心室后负荷并恢复体循环动脉血压，从而改善器官灌注。ECMO 2.5～4 L/min的流量适用于CO降低的PAH患者。该流量足以降低右心室负荷、维

持肺循环血流和充足的体循环氧气输送,同时可避免左心超负荷(严重右心衰竭患者可能有继发性左心功能障碍)。循环输出流量由泵维持,必需使用抗凝剂。因此,ECMO的主要并发症是出血风险,其他还包括下肢缺血和全身感染等。因此,必须结合紧急肺移植方案或右心室功能能否迅速恢复等因素综合确定ECMO支持的最佳时间[8]。

无泵膜氧合器(Novalung,黑兴根,德国)在肺动脉和肺静脉或左心房之间插管,也被用于失代偿性PH肺移植术前的桥接治疗。这种系统不需要泵,因而降低了出血风险。由于PH患者的PVR升高,右心室射出的血液被优先分流到该系统,从而立即降低右心室后负荷[58]。PH可导致左心室前负荷严重受损,而该系统可恢复左心室前负荷,因而对左心室功能的生理学效应可能优于ECMO。Novalung系统的主要缺点是需要在全身麻醉下开胸操作。在临床实践中,我们主要将这一系统用于肺动脉内膜剥脱术失败、仍有严重持续性PH且无法脱离体外循环的患者[59]。

使用ECMO的最佳时机尚不明确。通常指尽管已给予最优药物治疗,但仍表现为临近终末期右心衰竭和(或)继发性器官衰竭时,应启动ECLS[8]。尽管已给予正性肌力药物和血管收缩药,但仍出现多器官功能衰竭恶化,应该考虑循环辅助,以便在移植前短时间内快速恢复重要脏器功能。上一届世界肺高血压大会已将中心静脉血氧饱和度ScvO2下降伴乳酸增加、尿量减少列为难治性右心衰竭的生物标志物[8]。

使用ECMO作为桥接恢复的方案仅适用于一些特殊情况,文献中也仅有非常少的案例支持。如果PAH失代偿患者存在可快速纠正的可逆病因,经PAH靶向药物联合治疗有恢复的可能性时,则可在特定的患者中考虑此方案。为进一步规范ECMO的选择标准,专科中心未来反馈的失败率和成功率数据至关重要。

移植肺恢复灌注后PVR突然下降,导致左心室前负荷突然升高,增加了原发性移植肺失功的风险。基于这些原因,建议对术后48~72小时有原发性移植肺失功(即缺血-再灌注肺损伤)风险的特定患者使用ECMO,直到原发性移植肺失功期结束[60-62]。这种方法有助于降低肺移植术后的死亡风险。有趣的是,即使是移植名单中的终末期右心室衰竭患者,双肺移植后仍可看到心肌重构进行性逆转,右心室功能恢复正常。这一发现降低了心肺移植的适应证。双

肺移植后右心室恢复时间的决定因素仍有待确定。

PH患者急性右心衰竭的监测

对这一特定患者人群的最佳监测方式尚未确定。理想的工具应既能监测作为治疗目标的心脏变量(如右心室前负荷、CO和PVR),又不增加心律失常或感染等并发症。这种工具还应该能够充分评估初始治疗对周围器官功能的影响。理想情况下,监控设备应该易于设置,并且可以长期重复使用。

■ 临床监测

急性失代偿性PH的病情严重程度的临床评估可能比较困难。事实上,只观察静息时的临床表现可能会导致误判。入院时的体循环动脉压是明确的预后预测因素[27]。然而,大多数患者能够长期维持正常水平的体循环血管阻力。应用利尿剂和(或)正性肌力药物后体循环阻力下降是ICU患者预后不良的一个预测因素,这时有必要加用去甲肾上腺素维持体循环血压。同样,终末期脑缺氧发作、消化不良和反复晕厥等低CO临床表现出现得很晚。尽管积极采取药物治疗但尿量仍较少是心肾综合征的重要表现,与短期内预后不良明确相关。监测尿量和体重以评估每日水平衡是一个决定性的临床参数。

■ 循环生物标志物

心肌损伤标志物(肌钙蛋白)和右心室功能障碍标志物(BNP或NT-proBNP)无论在PAH稳定期还是急性失代偿期均为潜在预后因素[27, 63, 64]。心肌肌钙蛋白T是一种高度敏感和特异的心肌细胞损伤标志物,无论是否存在冠状动脉疾病,都会在右心衰竭时增加。心肌细胞释放肌钙蛋白是冠状动脉血流减少导致右心室缺血所致。急性肺栓塞的短期结局与右心室功能障碍和血清肌钙蛋白水平升高相关[52]。肌钙蛋白水平对急性失代偿PH的预后价值有待进一步研究。

多项前瞻性研究和荟萃分析表明,BNP或NT-proBNP水平升高与PAH患者的临床恶化率增加或生存率降低之间存在相关性[63]。多项回顾性研究发现,BNP或NT-proBNP水平与急性失代偿PAH预后之间存在关联[27]。在ICU,要观察入院时和药物治疗开始后的BNP或NT-proBNP的变化,研究其预后预测价值。生长分化因子15(growth differentiation factor 15, GDF-15)是心肌缺血或压力超负荷诱

导心脏表达的另外一种细胞因子。已有研究证实GDF-15在PAH中的预后价值，但仍缺乏其在急性右心衰竭中的预后价值的研究[65]。

由于心肾综合征是右心功能失代偿的主要预后因素，因此评估肾功能的生物标志物在ICU患者出院后的随访中具有重要意义。所有研究均发现，肌酐水平升高和低钠血症与短期预后不良有关。C反应蛋白（C-reactive protein, CRP）血浆水平升高提示PAH急性心力衰竭患者可能存在感染。根据我们的经验，即使没有感染证据，高CRP水平确实是PAH急性恶化时预后不良的预测因素，提示炎症可能参与多种病理生理损伤过程[4]。

■ 无创血流动力学评估

多种超声心动图参数可用于监测右心室前负荷，左、右心室功能和右心室后负荷。评估右心室收缩功能的指标如三尖瓣环收缩期位移（tricuspid annular systolic excursion, TAPSE）、s'或RV大小等已被证实可预测稳定期PAH的预后。然而，对右心室功能进行精确评估仍然是一个挑战，并且几乎没有证据支持其评估急性右心衰竭中的可靠性。Haddad等报道，三尖瓣反流严重程度是急性失代偿性PH患者预后较差的唯一指标[26]。而右心室大小和估测的右心房压力均与预后无关。需要开展新的研究，来精确评估入院时和初始药物治疗后每个超声心动图参数对预后预测的准确性。

其他无创或微创监测技术已用于减少不良事件，还可实时连续监测CO和液体治疗后的反应。然而，这些技术主要用于机械通气且镇静的患者。关于ICU右心衰竭患者清醒状态下的血流动力学监测数据几乎没有。一些新的技术已经用于间接监测CO和连续分析动脉压力波形[66]。这些技术结合中心静脉压评估右心室前负荷，可能是对急性失代偿性PH监测的一个不错的选择，但仍有待前瞻性评估。

■ 有创血流动力学监测

对于留置中心静脉导管的患者，监测中心静脉压有助于评估右心室前负荷，并优化液体平衡管理。此外，建议测量中心静脉血氧饱和度以了解组织氧合情况。通过右心导管监测右心室血流动力学仍然是评估PH患者右心室前负荷、右心室后负荷和心功能的最佳工具。右心房压和CO是PAH急性失代偿时的主要变化指标，也是主要的预后预测因素。然而由于存在感染和心律失常风险（在这些失代偿患者中尤其要注意），侵入性血流动力学监测在ICU并未常规广泛使用。最终，严重和复杂的病例经获益-风险比评估后，应使用右心导管进行监测，最好连续监测CO[8]。

经肺热稀释法是ICU患者测定CO的主要方法。该技术可提供体循环动脉压、CO或SV等多项生理学指标。这种方法从未在右心衰竭中得到正式验证。此外，右心室扩大和三尖瓣反流限制了该方法的可靠性。

小结

在现代化管理时代，PAH急性失代偿仍是严重危及生命且治疗棘手的临床问题。然而，最近针对右心衰竭的新型药物、器械和手术治疗等领域均取得了显著进展，PAH患者的长期生存率得到相应的提高。此类患者仍需转诊至能提供所有现代治疗方案、多学科团队的专业中心进行系统管理。尽管对右心衰竭生理学特征的研究不断进步，但关键的细胞和分子机制及其临床意义等诸多问题尚未阐明，仍有必要继续深入开展相关研究。

心肺移植与右心

Cardiac and Lung Transplantation and the Right Heart

Robert P. Frantz *

缩略词表

英文缩写	英文全称	中文全称
ARDS	acute respiratory distress syndrome	急性呼吸窘迫综合征
ASD	atrial septal defect	房间隔缺损
COPD	chronic obstructive pulmonary disease	慢性阻塞性肺疾病
CPB	cardiopulmonary bypass	心肺转流术
DLCO	diffusion capacity for carbon monoxide	一氧化碳弥散量
dPAP	diastolic pulmonary artery pressure	肺动脉舒张压
ECMO	extracorporeal membrane oxygenation	体外膜肺氧合
IPF	idiopathic pulmonary fibrosis	特发性肺纤维化
ISHLT	International Society for Heart and Lung Transplantation	国际心肺移植学会
LAS	lung allocation score	肺源分配评分
LV	left ventricle	左心室
mPAP	mean pulmonary artery pressure	肺动脉平均压
PAH	pulmonary arterial hypertension	肺动脉高压
PH	pulmonary hypertension	肺高血压
PCWP	pulmonary capillary wedge pressure	肺毛细血管楔压
PVR	pulmonary vascular resistance	肺血管阻力
RV	right ventricle	右心室
RVAD	right ventricular assist device	右心室辅助装置

* R. P. Frantz: Department of Cardiovascular Diseases, Mayo Clinic, Rochester, MN, USA. e-mail: frantz.robert@mayo.edu

S. P. Gaine et al. (eds.), *The Right Heart*, https://doi.org/10.1007/978-3-030-78255-9_18

英文缩写	英文全称	中文全称
SRTR	Scientific Registry of Transplant Recipients	移植受者科学登记
TPG	transpulmonary gradient	跨肺压差
UNOS	United National Organ System	器官共享联合网络
VSD	ventricular septal defect	室间隔缺损

引言

对于正在考虑或正在进行心脏或肺移植的患者来说，右心总是令人感到恐慌。供体右心室衰竭是心脏移植中一种可怕的并发症。在晚期心力衰竭患者中，机械循环支持策略的应用在很大程度上依赖于对右心室功能的准确判断。肺动脉高压患者肺移植的时机，以及是进行肺移植还是心-肺联合移植，往往围绕着右心衰竭的程度和右心衰竭是否能够治疗成功来考虑。接受肺移植的不同类型肺高血压患者发生心力衰竭可导致肺移植失败、多器官衰竭和围手术期死亡。本章节将围绕右心室衰竭这个主题来讨论这些不同的困境。

心脏移植中供体右心室衰竭

左心室衰竭患者合并PH时预后较差[1]。一项对左心室收缩功能衰竭患者植入动态右心室压力监测器的研究表明，那些随后发生临床事件的患者的肺动脉收缩压、估测肺动脉舒张压和右心室舒张期末压更高[2]。因此，考虑心脏移植的患者通常有明显的PH和严重的右心室衰竭。在对未来心脏移植候选人评估的过程中，移植团队有责任确定移植后出现供体右心室衰竭的风险。心脏移植后右心室衰竭的危险因素有很多种，如表18.1所示。这些因素包括新移植心脏的收缩状态、供体和受体的体型差异，以及受体的前负荷和后负荷情况（术后一段时间内有明显的动态变化）。我们将重点关注心脏移植候选者右心室衰竭风险的预测。

心脏移植候选者右心室衰竭风险预测

这个过程本质上涉及一个思维过程："如果这个患者今天去手术室做心脏移植，手术后即刻的肺血流

表18.1　心脏移植后影响供体右心室衰竭的危险因素

后负荷	肺血管阻力持续增高和肺动脉顺应性受损
	肺血管病 低氧血症 酸中毒 正压通气
	左心室充盈压可能升高
	容量扩张 心肌顿抑 供体心脏舒张功能障碍（如左心室肥厚）
前负荷	前负荷不足
	出血导致血容量不足
	前负荷过大
	术中输血需求（再次手术、心室辅助装置移除、凝血障碍）
	受体血管麻痹，给予过量扩容（首选的方法是给予血管收缩剂）
	围手术期肾衰竭
收缩功能障碍	缺血时间
	供体心脏保存是否恰当
	右心室挫伤
	心肌顿抑
	供体脑死亡导致儿茶酚胺激增
	供体使用正性肌力药物
	供体与受体大小不匹配
	女性供体
	供体年龄

动力学会是什么样？"依据最初的观察结果，这个问题可能通过几个步骤来解决。第一，在移植转诊时评估初始血流动力学。第二，可能进行急性血流动力学监测，实际上是想要模拟移植后的即刻状态。第三，亚急性血流动力学监测，同时留置肺动脉导管指导治疗。这可能包括使用利尿剂、正性肌力药物、血管扩

张剂,以及必要时的主动脉内球囊反搏泵或Impella™等支持装置。所有这些都是为了优化血流动力学,以及预测移植后的状态,也有可能是为等待移植时维持患者的稳定状态。第四,可以长期植入机械循环支持装置作为"决策前过渡(bridge to decision)"。我们将逐一讨论这些内容。

■ 基线血流动力学解读

血流动力学必须由该领域专家进行测定和解读。较常见的错误包括未能发现呼吸变异等混杂因素对血流动力学波形的影响,以及未能准确测量真实的PCWP。这些错误会导致压力测量严重不准确,造成错误解读。据以往经验来看,肺动脉压力、跨肺压差(mPAP-PCWP)和肺血管阻力[(mPAP-PCWP)/心输出量]是预测移植后右心室衰竭风险时使用最广泛的参数[3]。

在2012国际心肺移植学会登记注册研究中,术前肺动脉压力和血清胆红素是移植术后1年死亡率的独立预测因素。肺动脉平均压<27 mmHg预后较好(图18.1a)。心脏移植患者的平均肺血管阻力为2.1 WU(Wood unit),第95%分位数是5.4 WU。与肺血管阻力为3～5 WU的患者相比,肺血管阻力为1～3 WU的患者生存率略高,大部分差异发生在术后早期(图18.1b)。肺血管阻力和胆红素是5年生存的预测因素(图18.1c),移植前肺血管阻力完全正常的患者预后更好[4]。移植前TPG小于9 mmHg的患者存活1年后的5年生存率更高。截止到2013年6月的数据证实了这种TPG和生存率的关系[5]。

■ 肺动脉舒张压与肺毛细血管楔压压差

利用dPAP与PCWP压差作为肺血管病变的标志,并不是一个新的概念,但近期人们讨论这个问题的热情再次升高[6]。该参数比TPG有优势,因为它在不同心排出量状态下(包括高心输出量状态)可能提供更多的信息,但是这点对心脏移植候选者意义不大,因为这些患者心输出量通常较低。然而,即使在低心输出量的情况下,如果PCWP升高,mPAP和相应的跨肺压差可能会不成比例地升高。这是因为PCWP升高会增加肺动脉硬度(顺应性降低)[7]。dPAP与PCWP压差>7 mmHg比TPG>12 mmHg更能预测左心充盈压升高患者的心力衰竭结局[8],这与它可能更能代表肺动脉病变这一

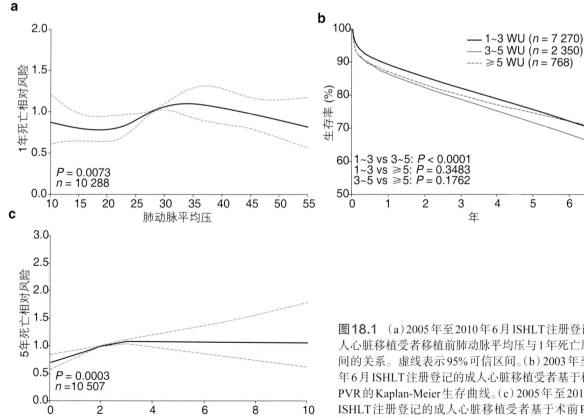

图18.1 (a)2005年至2010年6月ISHLT注册登记的成人心脏移植受者移植前肺动脉平均压与1年死亡风险之间的关系。虚线表示95%可信区间。(b)2003年至2010年6月ISHLT注册登记的成人心脏移植受者基于移植前PVR的Kaplan-Meier生存曲线。(c)2005年至2010年间ISHLT注册登记的成人心脏移植受者基于术前PVR的相对死亡率风险

概念是一致的。然而，UNOS 的数据显示心脏移植前 dPAP 升高与移植后的结局无关[9]。这可能在一定程度上反映了准确测量数据库中这些数据的难度。对心脏移植术后住院时间超过 30 天的患者的术前危险因素进行多因素分析发现，dPAP > 25 mmHg 是有显著性差异的变量之一[10]。

血流动力学的急性调节

■ 急性血管反应试验

硝普钠急性血管反应试验通常能有效降低肺动脉压力和肺毛细血管楔压，增加心输出量和改善肺血管阻力，尤其是针对左心室收缩功能衰竭的患者[1]。如果肺血管阻力能够降低到 2.5 WU 以下，移植时供体右心室衰竭的风险就会降低。

■ 亚急性肺血流动力学管理

将患者转入重症监护室，给予利尿剂和正性肌力药物，必要时放置主动脉内球囊反搏或临时左心室支持系统，如 Impellla™，有益于改善血流动力学和评估肺高血压的可逆性。对于低血压、低心输出量和（或）限制型心肌病的患者尤其如此，血管扩张剂对楔压的调节是具有挑战性的。

■ 左心室辅助装置改善肺血流动力学

当存在难以处理的肺高血压时，一种常见的做法是，放置左心室辅助装置进行支持治疗，根据治疗反应决定患者的心脏移植候选资格。通常情况下，肺动脉压力可以在 24 小时内得到改善，但是要达到逆转肺血管重构的目的，有时候可能需要几个月的时间[11]。对于左心室辅助装置（left ventricular assist device, LVAD）植入后肺血管阻力持续升高的患者，可以考虑使用肺血管扩张剂，尽管这方面的数据主要来源于病例系列报道。这样做的道理是，随着左心室负荷的解除，肺毛细血管楔压应该会恢复正常，因此这些患者实际上转变为了毛细血管前 PH 表型。PDE-5 抑制剂是最常用的，但它们可能会引起低血压，并相应地改变肾脏灌注压，增加了使用正性肌力药物或升压药物支持的需求。此外，对 INTERMACS 注册登记研究中术前接受 PDE-5 抑制剂治疗的患者进行倾向匹配分析发现，PDE-5 抑制剂无益且有害，接受 PDE-5 抑制剂治疗的患者更可能发生早期严重右心衰竭[12]。SOPRANO 旨在评估内皮素受体拮抗剂马昔腾坦治疗 LVAD 植入术后肺血管阻力 > 3 WU

和 PCWP ≤ 18 mmHg 的患者的疗效，主要终点指标为治疗 16 周时的肺血管阻力，该研究已经完成，结果预计在 2021 年发表（NCT02554903）。

■ PH 肺移植和心肺移植

考虑肺移植的 PAH 患者往往处于心脏功能不全的晚期。我们必须要考虑到这些患者年龄小，PAH 治疗已经可以实质性地改善预后、围手术期风险，以及判断患者是否真正到了肺移植比坚持药物治疗能带来更好益处的阶段。根据 ISHLT 报告显示，与接受肺移植的 COPD 患者 3 个月死亡率（9%）相比，虽然 PAH 患者年龄要小得多，但是接受肺移植后 3 个月死亡率为 23%。在 ISHLT 注册登记中，接受肺移植的 PAH 患者的中位生存期仅为 5.0 年，与大多数其他疾病相比，围手术期死亡风险更大。尽管如此，假设肺移植术后能够存活超过 1 年，那么 PAH 患者的条件生存期是最好的，与中位生存期为 6.8 年的 COPD 或 IPF 相比，PAH 患者中位生存期可长达 10.0 年[13]（图 18.2a，b）。这一鲜明的对比体现了更好地认识和管理围手术期风险的必要性。在这一章节中，我们将讨论这些特殊患者移植等待时间、围手术期决策、管理和结局的影响因素。

在美国，2005 年实施的 UNOS 肺源分配评分系统在某种程度上决定了接受移植手术的 PAH 患者是否为右心功能障碍的晚期阶段。尽管进行了最大限度的 PAH 治疗，包括静脉注射前列腺素类似物等药物，但在没有严重心力衰竭的情况下，该评分系统不会得出需要供体捐赠的评分。然而，如果 PH 患者需要高浓度氧疗的话，不管是不是典型的 PAH，系统给出的评分就会很高。LAS 的实施改善了等候名单中除 PAH 外其他所有疾病患者的死亡率[14]。此外，尽管与其他疾病相比，PAH 患者 LAS 更低，但其等候名单中患者的死亡率却更高，这表明 LAS 系统没有充分考虑到与 PAH 相关的预后因素。最近，在美国 UNOS 的 SRTR 数据库中针对等待和接受移植的 PH 患者进行的一项时间趋势分析表明，LAS 系统可以影响等待移植的 PH 患者的表型[15]。自 LAS 系统实施以来，移植名单上的 PH 患者肺功能更差、氧需求更高、6 分钟步行距离更短、保留的心输出量更好。这可能主要是因为这些指标的 LAS 评分较高，使结果向有更多肺实质性病变的患者倾斜，而这些肺实质性病变一般在 PAH 中不多见。毋庸置疑，这些患者需要移植，但那些血流动力学严重紊乱的患者却不容

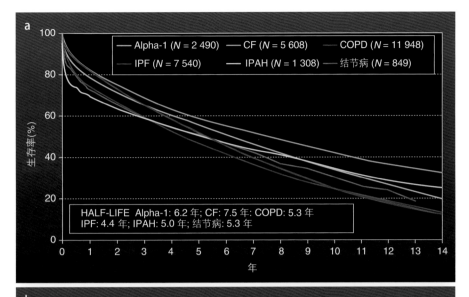

图18.2 （a）1990年1月至2010年6月期间，ISHLT注册登记报告的接受肺移植患者的Kaplan-Meier生存曲线（按照疾病诊断分类）。可以注意到PH队列的早期死亡率差别很大。（b）1990年1月至2010年6月期间，ISHLT注册登记报告的接受肺移植的患者存活1年后的Kaplan-Meier生存曲线（按照疾病诊断分类）。可以注意到PH队列的条件生存率（contingent survival）是所有疾病中最好的

易得到有助于肺移植手术的LAS评分。在美国，对于以血流动力学受损为主要病理生理学变化并正在等待移植的PAH患者，他们通常因为LAS评分太低而无法获得器官，除非获得了UNOS胸科器官分配委员会的豁免。这需要患者在接受了最大限度的药物治疗（通常包括肠外前列腺素类似物治疗）后右心房压大于15 mmHg或心指数小于1.8 L/（min·m²）。这些要求造成了等待移植期间令人担忧的死亡风险，并且可能导致围手术期风险增加，以及增加了需要ECMO作为移植桥接治疗的风险，而这种桥接治疗的疗效并不确切。

患者和医生有时倾向于尽量避免肺移植，这可能导致肺移植转诊和登记延迟。这些患者通常很年轻，希望能活几十年。考虑到肺移植受体的长期生存率仍不确定，人们往往会等到疾病发展到晚期才考虑移植，这导致移植生存率和移植后恢复变得更加困难。

双肺移植明显优于单肺移植，因此它肯定是首选。尽管如此，从历史数据来看，与其他疾病的肺移植相比，晚期PAH患者肺移植的围手术期死亡率更高[13]，这引发了关于心肺联合移植和双肺移植的相对作用的争论。传统上，PH患者通常采用心肺联合移植，这些受者的心脏再多米诺骨牌式地移植给需要心脏移植的肺血管阻力升高的患者[16, 17]。多米诺骨牌式移植中使用的这些心脏都是肥厚的，而且通常功能保留良好，但在当前的时代，PAH患者在右心室功能仍然良好的情况下接受心肺联合移植的案例似乎不太常见，因此这种多米诺骨牌式移植就不太有意义了。

尽管在注册研究和病例系列报道中，PH患者双肺

移植和心肺移植死亡率没有不同,但是患者选择(如对最严重的右心室衰竭患者进行心肺联合移植)和移植中心的专业性的不同可能掩盖这些差异。人们普遍认为,心肺联合移植的围手术期风险较小,但目前缺乏更好结局的证据,另外心肺联合供体非常稀有,双肺移植肯定仍然是PAH更常见的移植手术方式。

■ 晚期PAH患者的心脏和非心脏病理生理学

对于积极考虑移植的PH患者,通常有两种情况:第一,尽管长期使用血管扩张剂治疗,但右心室衰竭仍持续恶化;第二,代偿期患者因急性损伤而突然恶化。

针对第一种情况,患者可能在很长一段时间内适应相当低的心输出量,右心室显著扩大,通常伴有中至重度三尖瓣反流。这些患者最终运动耐力严重受限,表现为呼吸困难、胸闷、晕厥或先兆晕厥。如图18.3所示,在这种情况下,围移植期涉及患者、手术和供者特定因素之间复杂的相互影响,这些相互影响最终决定结局。典型的血流动力学包括右心房压力升高和心指数降低。体循环氧饱和度也可能较低,反映气体交换受损和(或)右心房压力升高时卵圆孔开放。由于供氧不足和灌注受损,终末器官功能可能受损。灌注受损可能是体循环低血压、低心输出量和静脉压升高的综合体现。腹水伴腹内压升高可进一步损害肾灌注。肝功能不全伴转氨酶和胆红素升高进一步加剧了病情。对于服用华法林的PH患者,凝血酶原时间不稳定是很常见的,在等待移植或移植时有出血的风险。华法林在PAH患者中已经很少被使用,因为最近的回顾性研究对其效用提出了质疑[18]。

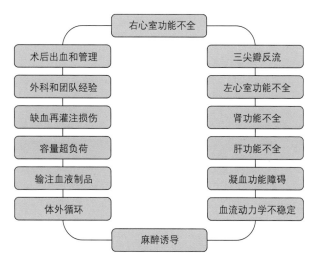

图18.3 多重因素影响肺高血压患者肺移植的结局

正性肌力药物有助于提高心输出量,但也容易诱发心律失常,米力农可能加剧低血压或前列腺素类似物相关血小板减少症。麻醉诱导可能加重低氧血症、通气不足、酸中毒和正压通气对血流动力学的影响,使诱导期风险增加[19, 20]。在供体器官运输复杂的情况下,匆忙要求建立体外循环可能会延长体外循环时间。

与无PH的肺移植相比,PH患者行肺移植时需要建立体外循环,这增加了手术难度[21]。

体外循环导致细胞因子释放,从而使移植肺的血管通透性增加,导致同种异体移植损伤、低氧血症和机械通气需求增加[22-24]。图18.4很好地说明了体外循环的广泛影响[24]。术中出血风险可能因以下情况而增加:既往血小板减少、前列腺素类药物相关的血小板功能障碍、肺血管剪切力相关的获得性血管性血友病[25]、体外循环的影响,以及与术前华法林使用和肝病有关的凝血障碍。为降低围手术期出血风险,应考虑在登记移植时停止抗凝。对于既往有心脏手术史的室间隔缺损或房间隔缺损相关的PAH患者,胸部瘢痕会进一步增加手术的复杂性、持续时间和出血风险。在术前肾功能不全的情况下,术中给予血液制品和晶体(因低血压和出血)导致容量超负荷,进一步加剧了同种异体移植物的充血和功能障碍。右心室功能严重障碍患者通常会合并上述临床情况,这就很容易理解为什么PAH患者接受移植的围手术期风险高于无凝血障碍、无肝功能不全、无右心衰竭、无肾功能不全或不需要体外循环的肺纤维化患者了。

外科专业知识在管理这样的患者时也可能发挥作用。肺移植通常不涉及体外循环,PAH的肺移植仍然相对少见。对于胸外科移植医生来说,体外循环也可能并不常见。各中心移植患者的结局不同在一定程度上反映了该中心的移植数量[13]。PAH患者对麻醉耐受性差,应谨慎麻醉诱导和避免容量超负荷,这也可能因人而异。

由于右心室-左心室相互作用、右心功能受损和持续的三尖瓣反流,容量过多导致的右心室扩张会进一步降低左心室充盈。如果移植时右心室功能保留较好(这种情况似乎越来越罕见),可能会出现右心室过度收缩,即"自杀式右心室",围手术期使用正性肌力药物会加剧这种情况的发生。

左心室在围手术期风险中也发挥着重要作用[26, 27]。假如PAH患者在移植时处于典型的极低心输出量状

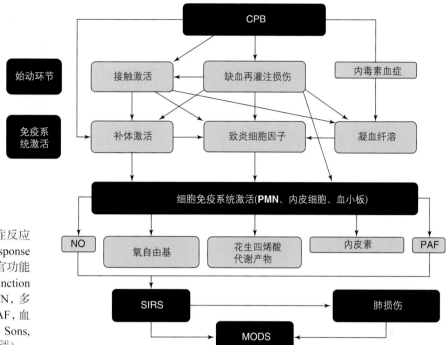

图18.4 体外循环导致全身炎症反应综合征（systemic inflammatory response syndrome, SIRS）、肺损伤和多器官功能障碍综合征（multiple-organ dysfunction syndrome, MODS）示意图。PMN，多形核白细胞；NO，一氧化氮；PAF，血小板激活因子。（经 John Wiley & Sons, Inc.授权转载自 Apostolakis et al.[24]）

态，那么左心室由于长期充盈不足而体积变小并出现舒张充盈异常[28]。如果右心室在移植术后即刻出现严重功能障碍，那么室间隔移位和心包限制可能会导致左心室难以适应体外循环撤除时左心室充盈的突然增加。这可能导致左心房压力升高，加重近期缺血的、细胞因子应激的新移植肺发生水肿的趋势。在肺移植时，监测肺毛细血管楔压或放置左心房压力监测管可能有助于避免移植后左心房压力过度升高，一旦左心房压力开始上升，可以及时进行更积极的容量管理。移植后使用ECMO辅以适当左心排气、逐步脱机，可能有助于避免左心房压力升高和异体移植肺充血（这可能会严重损害新移植肺）[29]。在使用利尿剂后尿量仍不足的情况下，持续静脉血液透析或超滤有助于容量管理。左心室收缩功能衰竭偶有发生，适当的支持措施可能会有益。表18.2总结了这些复杂的相互作用过程。

■ PAH患者肺移植的时机

理想情况下，肺移植应该在终末期右心室衰竭和终末器官功能障碍发生之前进行，这时患者仍保留不少的外周肌肉。不幸的是，这一时机的把握存在很多阻碍。在美国，最严重的阻碍是目前的LAS系统。当患者病情恶化到右心房压力升高或心脏指数严重降低这种程度时，通常采用LAS豁免。目前正在积极考虑进一步修订LAS系统。

代偿期患者突然恶化的相关因素

代偿期PAH患者在面对各种应激因素时会迅速失代偿。这些因素包括与留置管或其他因素有关的败血症、肺炎、肺出血，以及与抗凝有关的胃肠道出血、腹腔内操作和创伤。对这些不同临床情况的详细讨论不在本节范围内。尽管已经最大化血管扩张剂治疗，但晚期右心室衰竭有时可以通过使用正性肌力药物使症状减轻。多巴胺、米力农或去甲肾上腺素可能有一些益处，但有发生快速性心律失常的风险，患者通常难以耐受这种情况，而且米力农会导致低血压或加重血小板减少症。苯甲肾上腺素也有助于维持体循环血压。房间隔造口术以体循环低氧血症为代价，有时会被用作改善体循环血流量的方法，为外周组织提供更多氧气，可作为肺移植的桥接治疗[30-32]。这有助于改善左心室充盈，从而促进移植时左心室的适应。然而，房间隔造口术最好在发生终末期右心室衰竭之前进行，因为右心房压显著升高和心输出量显著降低是房间隔造口术死亡的危险因素[33]。晚期右心衰竭患者原则上可以通过机械循环支持作为恢复的桥接治疗，或者作为移植的桥接治疗[34]。这种方法是否明智，取决于非移植候选者好转的概率，以及在可接受的时间范围内匹配到器官的概率，以避免机械循环支持治疗无疾而终。理论上，可以选择的循环

表18.2　影响PH患者肺移植结局的因素

右心问题	收缩功能障碍
	三尖瓣反流
	肺动脉瓣反流
	与容量超负荷相关的右心室扩大
左心问题	长期充盈不足
	舒张功能障碍
	右心室-左心室相互作用
	心包限制
	容量超负荷
肾脏问题	过往即存在肾功能不全
	静脉压升高
	体循环低血压导致灌注压降低
	心输出量受损
	腹水伴肾静脉压迫
	缩血管药物的影响
凝血问题	术前使用华法林
	术前血小板减少症
	血小板功能障碍（前列腺素类似物、阿司匹林、体外循环）
	肝功能不全
麻醉和术中问题	诱导期血流动力学崩溃的风险
	正压通气对血流动力学的影响
	体外循环停机时体循环压力和阻力降低
	体外循环撤离后血流动力学受损相关代谢性酸中毒的可能
	房性心律失常
	外科和团队的经验
移植肺问题	体外循环继发的细胞因子效应
	与上述因素和缺血有关的血管通透性增加
	长期充盈不足的左心室突然充盈导致左心室充盈压升高的影响
	输注血液制品的影响［容量、输血相关的急性肺损伤（transfusion-related acute lung injury, TRALI）］

支持包括右心室辅助装置和ECMO。右心室辅助装置通常不成功，因为高流量血液突然进入PH患者肺血管床会引起肺内出血或肺水肿。开发更容易调控流量的右心室辅助装置将是一个有用的进展，但肺血管阻力的显著升高会妨碍这种方法的成功。目前已有使用诸如HeartWare™等设备成功桥接治疗双心室衰竭患者的病例报道[35]。ECMO技术的进步为严重PAH患者带来了新的机遇和挑战。经右侧颈内静脉置管的静脉-静脉ECMO可减轻肺炎、肺内出血、ARDS或其他形式的急性肺损伤导致的低氧血症。血流动力不稳定在PAH中较为常见，在这种情况下，可以采用静脉-动脉ECMO，有多种支持系统和插管部位可以选择[36]。在预计支持时间会延长的情况下，避免股动静脉插管是很重要的，因为制动和管路相关感染会迅速导致心功能无法维持。经右侧颈内静脉插管和右侧锁骨下或腋动脉插管均可行，通常采用烟囱样人工血管插入动脉内。这样一来患者无需制动，这种方法已被成功地用于各种情况下的移植或恢复的桥接治疗。但是，损伤臂丛神经的风险很大，有可能对上肢造成长期影响。

让动脉回流至主动脉的中心插管，以及氧合器和离心泵的使用使得患者在移植前自行活动和成功桥接治疗成为可能[37]。但这可能导致左心室充盈不足，影响移植时左心室的调节。肺移植后使用ECMO支持几天，逐渐减少ECMO流量，有利于左心室适应心输出量的正常化[29]。另一种选择是Novalung™系统，该系统将肺动脉连接到左心房，并利用患者自己的右心室作为泵，这是非常成功的[38-41]。右心室负荷降低后，其功能和几何形状都将得到改善，这是移植时的一个潜在优势。该系统的另一个优点是无需离心泵，并使左心室能够适应至少略微更高的心输出量，有助于围手术期血流动力学的稳定。Quadrox™系统也是采用这种方式，可用于治疗新生儿[42]。

根据肺移植后的存活概率和移植等待时间（不太长）决定是否适合使用支持系统作为桥接治疗[43]。目前使用的支持系统不影响患者活动，可以支持治疗几个月，但这是一项巨大的资源投入，充满了各种风险，比如败血症、出血、凝血问题（比如支持系统相关者或者长期使用肝素导致的血小板减少），这会让所有相关人员如履薄冰。

小结

PH在晚期心力衰竭患者中极为常见，对预后和管理具有重大意义。考虑心脏移植的患者需要对PH的可逆性进行仔细评估。逐步、一致的方法将优化评估术后右心室衰竭风险的能力，并采取措施降低该风险。

PH肺移植患者比大多数其他疾病肺移植候选者更复杂，这与本文中描述的大量问题有关。成功的移植需要一个协作良好的专业团队，该团队能够确定合适的移植时机，主动地为患者进行移植准备（根据需要使用正性肌力药物、房间隔造口术或ECMO桥接移植、最佳麻醉支持），娴熟的外科团队能够完全适应体外循环和复杂的血流动力学管理。术后谨慎的精细管理可能是有用的，包括机械通气、容量、肾脏、凝血和血流动力学管理，以及在移植后的几天内可使用ECMO使心脏适应。在技术熟练的专业团队中，PH患者可以很好地完成肺移植手术，一旦渡过围手术期，PH肺移植是所有疾病中中期和长期预后最好的。

肺高血压致右心衰竭与心律失常

Arrhythmias in Right-Heart Failure due to Pulmonary Hypertension

Michele D'Alto and Andrea Farro*

缩略词表

英文缩写	英文全称	中文全称
$^{123}I-MIBG$	iodine-123-metaiodobenzylguanidine	碘−123−间碘苄胍
6MWD	six-minute walk distance	6分钟步行距离
AF	atrial fibrillation	心房颤动
AFl	atrial flutter	心房扑动
APD	action potential duration	动作电位时程
AVNRT	atrioventricular nodal reentry tachycardia	房室结内折返性心动过速
CPR	cardiopulmonary resuscitation	心肺复苏
CTEPH	chronic thromboembolic pulmonary hypertension	慢性血栓栓塞性肺高血压
CTI	cavo-tricuspid isthmus	下腔静脉−三尖瓣环峡部
ECG	electrocardiogram	心电图
HRV	heart rate variability	心率变异性
I_{to}	transient outward potassium current	瞬时外向钾电流
LV	left ventricle	左心室
NCX	Na^+-Ca^{2+} exchanger	Na^+−Ca^{2+}交换体
PAH	pulmonary arterial hypertension	肺动脉高压
QTc	corrected QT interval	校正QT间期
RV	right ventricle	右心室
SCD	sudden cardiac death	心源性猝死
SR	sinus rhythm	窦性心律

* M. D'Alto · A. Farro: Department of Cardiology, Monaldi Hospital—University "L. Vanvitelli", Naples, Italy

© The Author(s), under exclusive license to Springer Nature Switzerland AG 2021

S. P. Gaine et al. (eds.), *The Right Heart*, https://doi.org/10.1007/978-3-030-78255-9_19

英文缩写	英文全称	中文全称
SSc	systemic sclerosis	系统性硬化病
SVT	supraventricular tachycardia	室上性心动过速
VF	ventricular fibrillation	心室颤动
VT	ventricular tachycardia	室性心律失常

引言

"肺心病"一词通常指的是与各种慢性呼吸系统疾病相关的右心室肥大和(或)扩张性重构[1]。右心衰竭发生在许多与肺循环功能障碍相关的疾病中[2-4],包括PAH[2]和慢性肺疾病,如慢性阻塞性肺疾病[5, 6]。特别是,右心室衰竭伴有右心室电重构,与较高的心律失常风险相关,是PAH患者死亡的主要原因[2, 7-10]。

病理生理学

长期压力和容量超负荷引起的右心房和右心室重构是导致右心衰竭患者发生心律失常的基础。潜在心脏疾病导致的电生理变化使右心衰竭患者容易发生心律失常。这些变化包括钙调控改变、细胞外基质和离子通道重构、瘢痕和纤维化、交感神经和肾素-血管紧张素-醛固酮系统激活、扩张和牵拉及心脏延迟复极,所有这些都会导致QT离散度增加[11]。此外,心力衰竭导致的血液供应不足也可能影响心脏,导致急性心肌缺血,这本身就可以引起心律失常[12]。

自主神经活动的调节在心律失常易感性中发挥关键作用。Folino等评估了9例PAH患者的心律失常特征及其与自主神经特征、超声心动图指标和肺功能的相关性[9]。PAH患者交感神经活性增加(心率变异性下降),与超声心动图上右心室收缩压较高有关。肾上腺素受体活性较高及血氧饱和度较低的患者更容易出现室性早搏。而且,活动时有晕厥发作的患者迷走神经活性相对较高,存在有效的血氧调节机制。除心率变异性降低外,右心室血浆去甲肾上腺素水平升高和β肾上腺素受体选择性下调也是PAH患者交感神经活动增加影响右心室的指标。交感神经活动增强与右心衰竭严重程度呈正相关[13]。因此,

肺动脉压升高和心输出量减少可能会引起自主神经活动变化,从而导致交感神经张力增加,促进心律失常的发生[14]。

^{123}I-MIBG心肌成像单光子发射计算机断层扫描(single-photon emission computed tomography, SPECT)用于评估心脏交感神经活性。[123]I-MIBG摄取与去甲肾上腺素正常摄取的机制相同。因此,通过比较30 min和3 h ^{123}I-MIBG扫描活性,可以评估[123]I-MIBG清除率,这是一种测量交感神经元内去甲肾上腺素水平的方法。当交感神经系统被激活时,去甲肾上腺素摄取减少,[123]I-MIBG活性降低。肺动脉平均压增加与右心室[123]I-MIBG活性下降有关,表明右心室交感神经活动增加。[123]I-MIBG活性下降的PAH患者生存率较低[15-17]。

心脏复极延迟是另一个参与右心室电重构的重要因素,可导致QT离散度增加。后者已被证明是心律失常的先兆和全因死亡预测因素[18]。在一项对201例PAH患者的研究中,心率校正的平均QT(QTc)和QT离散度与肺动脉平均压呈正相关,在严重PAH患者中显著增加[19]。

最后,右心室心肌缺血已经被认为是PAH患者发生室性心律失常的一种机制。这可能是由多种因素引起的,包括心外膜冠状动脉主要分支受累引起的心内膜下心肌缺血(右心室收缩压升高导致右冠状动脉灌注压下降[20]、左冠状动脉主干受压[21]、心肌内小动脉受损、血管生成基因表达下降相关的血管生成受损伴毛细血管稀疏[22-24])、灌注压梯度降低和右心室压力超负荷导致的心肌氧需求增加[12, 14]。

继发的缺血相关代谢异常可能会使适应不良的右心室形成缺血恶性循环[24]。

衰竭心室心肌细胞的电解剖重构在致命性心律失常中发挥关键作用。这已在左心室衰竭中被深入研究[25-30]。心室APD延长是心力衰竭的特点。在心力衰竭患者和动物模型中的研究一致表明,I_{to}功

能性下调[31, 32]、内向钙电流功能性上调和钙电流失活[33, 34]或晚钠电流增加[35, 36]，这些因素导致APD延长。APD延长可能使Ca^{2+}通道开放时间延长，从而有助于保持收缩力。然而，这也增加了Ca^{2+}超载的风险，可能导致异常触发活动和异常信号事件。虽然心力衰竭时所有心肌细胞层的APD显著延长，但这种延长通常是不均匀的。在压力超负荷心力衰竭小鼠模型中，Wang等[37]发现心外膜下心肌细胞瞬时外向钾电流比心内膜下减少得更多，所以心外膜下心肌APD比心内膜下延长时间更长。不同类型细胞间跨心室壁复极离散和不均匀延长是单向阻滞、折返和致心律失常的电生理机制。

NCX是一种膜表面蛋白，转运1个Ca^{2+}交换3个Na^+。当Na^+被运输到细胞内而Ca^{2+}被排出时，其活性被称为"正向"；当离子被运输到相反方向时，其活性被称为"反向"。大多数来自人体肥大和衰竭心脏的研究已经证明，为了保证舒张期细胞内Ca^{2+}的排出，NCX的表达在mRNA和蛋白质水平均增加[38~41]。与此同时，NCX活性增加有利于钙离子转运出细胞，而不是转运回细胞内存储，这可能会损害收缩功能。

I_{to}是动作电位早期复极的主要决定因素，在调节动作电位平台期和整个复极化过程中也发挥关键作用。事实上，许多心脏病中观察到的动作电位形态改变都与I_{to}下调有关[42~44]。

此外，APD延长和细胞内异常Ca^{2+}调控使局灶活动和自律性异常增加。另外，心室壁内APD不均匀延长增加了复极离散，这是一种引起折返的既定机制。最后，心力衰竭时I_{to}跨室壁空间改变使细胞耦合电流异常。

综上所述，这些变化以及缝隙连接和组织排列的改变导致电传导性和传导顺序显著异常，这是心力衰竭患者易发生室性心律失常和SCD的重要机制。

因此，右心衰竭引起不止一种电生理改变。

右心衰竭时，心律失常的发生涉及三种可能的电生理机制：① 自律性增加，② 触发活动，③ 解剖阻滞导致的折返现象。自律性是心脏细胞在没有外部电刺激的情况下舒张期自动除极并引发电冲动的特性[45]。触发活动指起源于心脏肌纤维，与后除极有关的冲动。这些是随动作电位上升而出现的膜电位振荡[45, 46]。折返的基础是单向传导阻滞、不可兴奋组织形成的中心区域[波前（wave front）围绕该

中心区域扩布]，以及波前扩布前方存在可兴奋组织（可兴奋间隙），传导减慢或不应期缩短可分别或共同促进可兴奋组织形成[46]。

人们对PAH和（或）右心衰竭患者心律失常的认识由来已久。1962年，James对3例严重PAH合并晕厥的猝死患者进行尸检，首次报道了窦房结和房室结动脉病变[47]。1979年，Kanemoto和Sasamoto分析了101例PAH患者的171份心电图[48]，发现27%的患者存在心律失常。心律失常的主要类型是窦性心动过速、窦性心动过缓、一度房室传导阻滞，这些占总数的70%，而室性心律失常非常少见。

PAH的主要死亡原因是右心衰竭，但大约50%的患者死于其他原因，PAH是一个参与因素[49-51]。心律失常是PAH严重的终末期并发症，反映了右心对后负荷增加的不良适应。

室上性心律失常

基线特征常常无法预测哪些PAH患者会发生SVT[52]。然而，与发生SVT最相关的因素包括反应整体心脏功能不全的血清学（NT-proBNP）或血流动力学（右心房压、心指数）指标。RV衰竭和SVT，尤其是心房扑动（图19.1）和心房颤动，形成恶性循环。从一方面来看，SVT主要是慢性压力超负荷和自主神经张力异常引起的右心房结构改变所致。事实上，它们更常出现在右心衰竭或PAH晚期。另一方面，SVT可能会损害心脏功能并使PAH预后恶化。实际上，恢复窦性心律可以使临床状态快速并显著改善，这表明SVT在促进和（或）恶化RV衰竭中存在一定程度的因果效应。这种临床恶化似乎与心房射血机制丧失和（或）心室功能不全时快速心率导致舒张期充盈时间受损造成的血流动力学紊乱有关。尤其是AFl，还有AF，几乎无一例外地会导致进一步的临床恶化[53]。在这些患者中，SVT是一个相关因素，RV功能是临床稳定和结局的主要决定因素。关于SVT发病率及其临床影响的数据来自少数回顾性研究。

在一项连续纳入231例PAH或无法手术的CTEPH患者的单中心回顾性研究中，Tongers等[54]观察到SVT的累积发病率为11.7%（每年每人发病风险为2.8%），包括AFl、AF和房室结折返性心动过速（atrioventricular nodal reentry tachycardia，AVNRT）。SVT发作（84%）几乎总会导致显著的临床恶化和

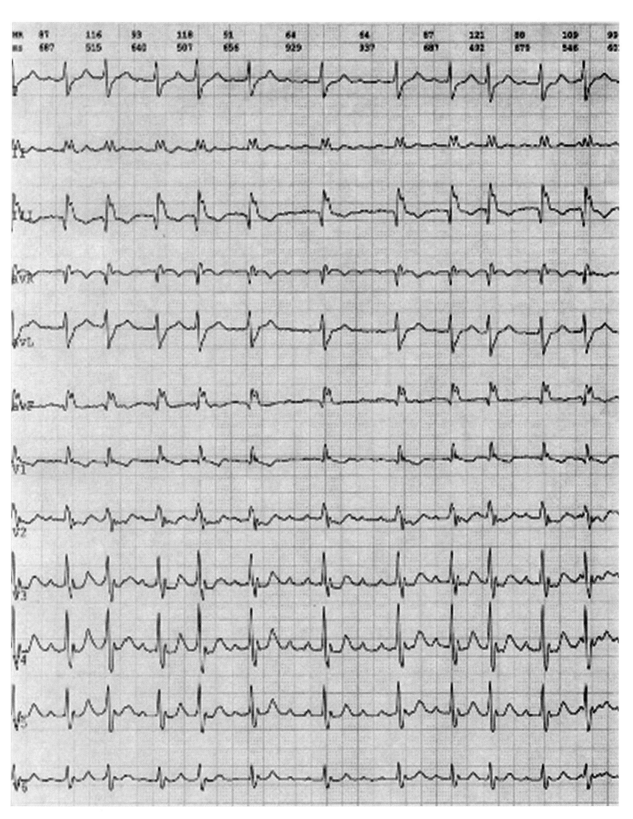

图19.1 右心房折返环内顺时针折返导致的不典型心房扑动

RV衰竭。患者的临床结局与SVT类型和能否转复SR密切相关。转复窦性心律后,患者累积死亡率下降(所有AVNRT和AFl病例)。然而,绝大多数永久性AF患者(9/11)在随访1年后死于右心衰竭。这项研究中,从诊断PH到发生SVT的平均时间为3.5年,提示这些心律失常多是长期PH的表现。

另一项纳入281例PAH患者的单中心回顾性研究中[55],从诊断PAH到SVT发作的平均时间为(60.3±55.9)个月。与Tongers的研究一致[54],SVT的累积发生率为10%。各类心律失常的分布为AF 42.8%、"不典型"AFl 25%、"典型"AFl 17.8%和AVNRT 14.2%。与AVNRT相比,AF和AFl发生在年龄较大的患者中。大多数SVT发作(82%)都有症状并伴有临床恶化或RV衰竭。尤其是SVT发作后,平均6MWD缩短[分别为发作前(423.7±74.6)m,发作后(252.1±145.8)m;P<0.001]。AFl患者6MWD缩短最明显。维持窦性心律使平均6MWD增加至(196±163)m,可改善所有患者的临床预后。第一次SVT发作后,尽管恢复了窦性心律或心室率得到了充分的控制,但由于进行性临床恶化或右心衰竭,46.4%的患者需要增加专门针对PAH的治疗。SVT发病到死亡或移植的平均时间为17.8个月。

Olsson等开展了一项为期5年的前瞻性研究[56],纳入157例PAH患者和82例无法手术的CTEPH患者,观察到新发心房扑动和心房颤动的累积发生率为25.1%(95%置信区间,13.8%~35.4%)。这些心律失常的发生通常伴临床症状恶化(80%)和右心衰竭体征(30%)。88%(21/24)的初发AFl患者和67%(16/24)的初发AF患者成功转复为稳定的窦性心律。与恢复窦性节律的患者相比,新发AFl和AF是死亡的独立危险因素(P = 0.04,Cox回归分析),持续性房颤患者的死亡率更高(预估1、2和3年生存率分别为64%、55%和27%比97%、80%和57%;P = 0.01,log-rank分析)。

Medi等比较了8例长期存在PAH的患者和16例对照组的心房电重构和结构重构[57]。PAH患者校正窦房结恢复时间延长,心房有效不应期无明显变化,更容易诱发心房颤动。PAH患者可见心房组织电压下降、低电压区范围增加,以及存在电静止区。与对照组相比,PAH患者传导速度减慢,碎裂心电图和双电位更普遍。综合这些数据,他们得出结论:PAH与右心房电解剖重构有关,其特征是总体传导减慢伴明显的局部异常、心房组织电压下降及存在电静止区。这些变化为了解PAH的独立作用提供了重要的视角,是相关临床疾病导致AF的基础。

在一项为期6年、纳入了280例特性PAH患者的前瞻性、多中心研究中[58],SVT累积发生率为15.8%。最常见的类型是心房颤动(n = 16)和心房扑动(n=13),其次是房性心动过速(n=11)。SVT对特性PAH患者的预后有临床意义。事实上,大多数SVT与临床恶化和右心衰竭有关。多数患者成功恢复窦性心律后临床症状好转。逐步向前cox回归分析显示,SVT预示着更高的死亡风险(风险比为4.757,95%可信区间为2.695~8.397;P<0.001)。Kaplan-Meier生存曲线显示,SVT(主要是永久性SVT)患者生存率较低(P=0.008)。

最近的数据进一步验证了这一概念,即新发SVT表明患者临床恶化,预示不良结局。Cannillo等人[59]观察到22%(17/77)的PAH患者在35个月的中位随访期内新发SVT。随访期间,SVT的发生与预后指标恶化有关,如WHO功能分级(P=0.005)和NT-proBNP(P=0.018)增加,6MWD(P=0.048)、TAPSE(P=0.041)、肺一氧化碳弥散能力(P=0.025)降低。主要复合终点(全因死亡率和住院)在SVT中为76%,而在无SVT中为37%(P=0.004)。SVT组中,有53%的患者在随访期间死亡,而无SVT组的死亡率为13%(P=0.001)。在多变量分析中,SVT的发生与全因死亡率和住院风险增加独立相关(风险比为2.13,95%可信区间为1.07~4.34;P=0.031)。

HRV是评价心脏自主神经功能障碍的有效方法。HRV降低预示心律失常的发生,特别是在左心室疾病中。Witte等[60]通过24小时动态心电图对64例不同类型PH患者(25例PAH、11例CTEPH和28例肺部疾病导致的PH)心率变异性的临床相关性进行了分析。与健康对照组相比,PAH患者的心率变异性显著下降,室性心律失常负荷增加,提示发生恶性心律失常事件的风险较高。不同的是,在CTEPH患者中,只有室性早搏的数量与对照组不同。

对167例不同类型PH患者(第一类,59例;第二类,28例;第三类,39例;第四类,41例)的回顾性分析显示[61],30例(18%)患者在基线评估时有心房颤动,13例(8%)在长期随访期间发生新发心房颤动。基线心房颤动患者心房内径增大,同时右心房压力增高。整个PH人群中,心房颤动预示预后不良。事实上，随访期间，窦性心律患者平均生存时间为（79±5）个月，基线心房颤动患者为（64±13）个月，新发心房颤动患者为（59±9）个月。P波时限＞110 ms的患者生存时间较短。

最近，在一项前瞻性队列研究中[62]，Mercurio等收集了317例患者的基线数据（201例SSc相关的PAH和116例特发性PAH），这些患者来源于Johns Hopkins肺高血压注册登记研究。作者发现，42例患者在随访期间发生了SVT，其中心房颤动19例、心房扑动-心房颤动10例、心房扑动9例和房性心动过速4例，累积发生率为13.2%。SVT患者右心房压、肺动脉楔压（二者$P<0.005$）、NT-proBNP水平（$P<0.05$）和甲状腺疾病（指甲状腺功能减退或甲状腺功能亢进或放射性甲状腺结节）患病率（$P<0.005$）更高。与甲状腺功能障碍无关的SVT患者预后最差。这些结果表明，与甲状腺功能障碍相关的SVT可能是相对良性的，而与甲状腺功能障碍无关的SVT表明疾病处于较晚期，可能对PAH患者的预后产生不良影响。此外，合并SVT的SSc-PAH患者预后最差，而合并SVT的特发性PAH患者和不伴SVT的SSc-PAH患者长期死亡率相似。

治疗

鉴于SVT对血流动力学的不利影响，恢复和维持窦性心律在PAH患者的管理中至关重要[53]。

许多研究报道了不同的治疗策略，显现了真实世界中方法和结局的异质性（不同药物，最终使用导管消融，不同成功率）[52]。已有多种药物用于治疗PAH患者的SVT，但其疗效受到以下因素的限制，基础疾病的严重程度（长期压力和容量超负荷导致右心电-解剖重构伴室壁牵张增加、纤维化、延迟心脏复极、缺血和交感神经活动增加）、潜在的不良反应及抗心律失常药物和特异性PAH药物之间可能存在的药物相互作用。

与左心疾病（如高血压、二尖瓣或主动脉瓣疾病、左心室收缩或舒张期功能不全）相关的心房颤动相似，必须优化"非抗心律失常"治疗。这意味着基础治疗（如，必要时使用华法林、利尿剂、地高辛）和PAH特异性治疗（内皮素受体拮抗剂、5型磷酸二酯酶抑制剂、可溶性鸟苷酸环化酶激动剂和前列环素类似物），必须单独调整和个体化。优化PAH特异性

治疗后，SVT的治疗选择可能包括心率控制（即地高辛、钙通道阻滞剂）或节律控制（即抗心律失常药物或非药物治疗）。

所有心房颤动或心房扑动患者都应考虑抗凝治疗的必要性[63]。

在2015年ESC/ERS关于PH的指南中[53]，对特发性、遗传性或食欲抑制剂相关PAH患者给出了较弱的抗凝推荐（推荐级别Ⅱb，证据等级C），并认为口服抗凝治疗对以上因素导致的PAH患者有害。关于抗凝治疗在PAH中的作用，注册登记和随机对照试验（randomized controlled trial, RCT）数据似乎不一致且不确定[64-66]。对永久性心房颤动或心房扑动患者，指南应该推荐采用更充分、更有效的抗凝治疗方案。最后，目前的危险分层模型（如CHA_2DS_2-VASc评分）是否也适用PAH患者还不清楚[67]。

关于心房颤动患者应用房室结抑制药物，AFFIRM试验研究[68]将4 060例卒中或死亡高危的心房颤动患者随机分为心率控制组和节律控制组。在心率控制组，允许使用不同的治疗方法来充分控制心率，包括地高辛、β受体阻滞剂、钙通道阻滞剂（维拉帕米和地尔硫䓬）或这些药物联合。在节律控制组中，抗心律失常药物包括胺碘酮、异丙吡胺、氟卡胺、莫里西嗪、普鲁卡因胺、普罗帕酮、奎尼丁、索他洛尔或这些药物联合。心率控制与节律控制的策略是随机分配的，而特定药物的选择由两组医师自行决定。在平均3.5年的随访期中，节律控制组有356例死亡（23.8%），而心率控制组有310例死亡（21.3%）；心率控制组的死亡率有下降趋势，但无显著性（$P=0.08$）。来自AFFIRM试验的两篇报道[69, 70]研究了房颤患者使用地高辛与死亡率的关系，得出了相互矛盾的结论。一篇报道称地高辛与全因死亡率显著增加有关[59]，另一篇报道称地高辛与死亡率没有关联[70]。有几个因素导致这些不同的结论。这两项研究都是非随机的观察性设计，即使是最复杂的统计方法，如倾向匹配分析，也不能取代随机化，这些结果应该被认为是"产生假设（hypothesis generating）"[71]。

地高辛传统上广泛用于慢性阻塞性肺疾病的治疗，也用于窦性心律患者[72, 73]。一项单中心开放研究[39]表明，地高辛只有在LV功能下降时才能改善心室功能，尽管心室功能有所改善，但地高辛不能改善肺功能、心肺运动反应或一般状况。此外，地高辛在肺高血压合并心房颤动或心房扑动患者中的作用目

前还不明确。目前关于肺高血压的指南建议[53]，在出现房性快速性心动过速的PAH患者中可考虑使用地高辛来减慢心室率。

钙通道阻滞剂通常作为PAH治疗方案的一部分，用于"肺血管反应试验阳性"患者。使用维拉帕米或地尔硫卓治疗心律失常可能有争议，因为这些药物对"肺血管反应试验阴性"患者的作用尚不清楚，而且它们有负性肌力作用。因此，目前尚无法给出具体建议。

β受体阻滞剂常用于门脉高压患者，以降低曲张静脉出血的风险，但会导致门脉高压相关性PAH患者血流动力学恶化和运动能力下降[74]。因此，由于β受体阻滞剂的负性肌力作用，目前不推荐用于治疗PAH患者的SVT[53]。

由于副作用大和缺乏证据支持，抗心律失常药物在PAH人群中的使用有限。例如，对于患有结构性心脏病和（或）心力衰竭的患者，不推荐使用ⅠC类抗心律失常药物（即钠通道阻滞剂，如普罗帕酮和氟卡胺），因为这会增加过早死亡风险[75]。

Ⅲ类抗心律失常药物索他洛尔可以延长QT间期，并由于其为β受体阻滞剂而具有负性肌力作用。

在没有更有效的药物选择时，需要使用无负性肌力作用的抗心律失常药物来恢复窦性心律，这使得胺碘酮成为在紧急情况下控制血流动力学不稳定的心律失常的理想药物。然而，考虑到其潜在严重副作用，如肺炎或纤维化，以及它与PAH特异性药物的潜在相互作用，长期预防性使用胺碘酮在维持窦性心律中的作用仍不确定。此外，胺碘酮是一种CYP2C9抑制剂，可能导致血浆波生坦水平显著升高[53]。

新的抗心律失常药物，如伊伐布雷定和决奈达隆的安全性和有效性尚未得到充分证实。

对SVT，尤其是对AVNRT[54,55]和心房扑动[54,55,76-78]（图19.2～图19.4），经皮导管消融是一种可靠的替代方法。一项对22例PAH或CTEPH合并心房扑动患者的回顾性分析表明[76]，CTI消融可以成功进行，且没有并发症，可以显著改善临床功能分级。此外，导管消融后超声心动图指标没有改变，表明临床症状的即刻改善是继发于窦性心律的恢复而不是心脏重构。在一项单中心回顾性研究中[77]，38例CTI依赖型PAH心房扑动患者接受了消融治疗，所有患者都实现了CTI双向阻滞。然而，与非PAH患者相比，严重PAH患者手术时间和消融时间更长，

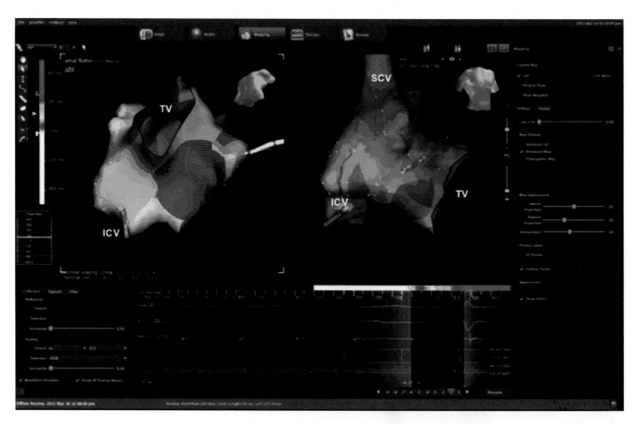

图19.2 典型右心房AFI的电解剖重建。SCV，上腔静脉；ICV，下腔静脉；TV，三尖瓣

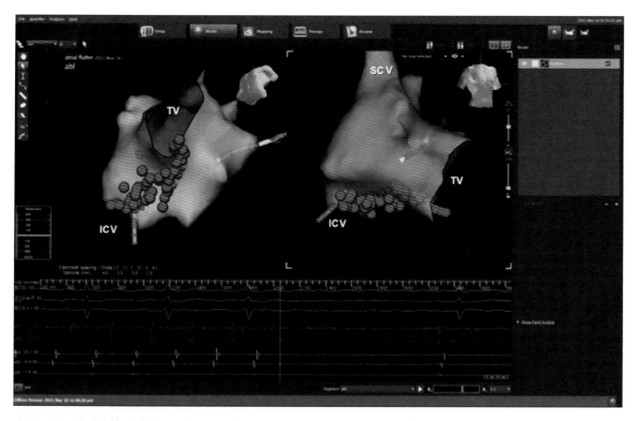

图19.3 典型右心房AFl消融线。SCV,上腔静脉;ICV,下腔静脉;TV,三尖瓣

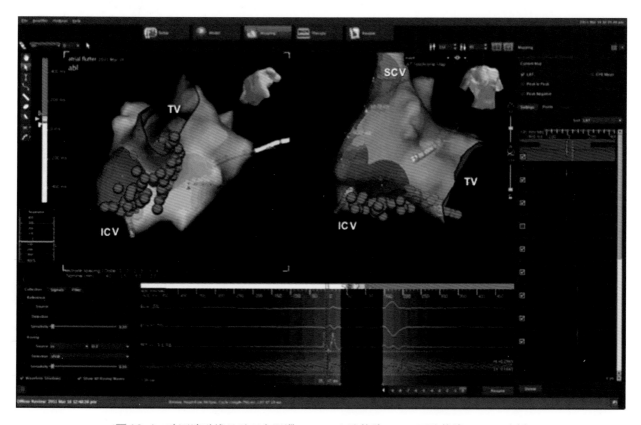

图19.4 验证消融线显示双向阻滞。SCV,上腔静脉;ICV,下腔静脉;TV,三尖瓣

累积消融病变数量更大。最后，在另一项单中心回顾性研究中，对12例药物治疗无效的PAH心房扑动患者进行了导管消融治疗。86%的手术获得即刻成功。经导管消融后，超声心动图估测肺动脉收缩压从（114±44）mmHg降至（82±38）mmHg（$P=0.004$）；BNP水平从（787±832）pg/mL降至（522±745）pg/mL（$P=0.02$）。3个月随访时，80%的患者没有心房扑动；1年随访时，75%的患者没有心房扑动。

因此，根据有限数据[54, 55, 76-78]，导管消融治疗心房扑动或AVNRT在PAH患者中是可行、安全和有效的。

室性心律失常

QRS波群时限延长（> 120 ms）在左心衰竭患者中很常见，与窄QRS波群患者相比，这些患者的心肌病变更严重、LV功能和预后更差、全因死亡率更高[79-82]。QRS时限延长导致心室收缩失同步，进一步降低了左心心输出量。

与左心疾病患者相比，PAH患者中室性心律失常不常见（图19.5）。虽然既往的研究已经显示PAH患者也存在心室间失同步[83]，但目前关于特发性PAH患者QRS波群时限延长的发生率的数据有限。在一项连续纳入212例特发性PAH患者的回顾性研究中[84]，发现35例患者（16.5%）QRS波群时限延长（> 120 ms）。QRS时限与右心房和右心室大小呈正

相关，提示右心室超负荷在其致病机制中可能起作用。有趣的是，与QRS时限正常患者相比，QRS时限延长患者的WHO功能分级和6MWD更差，同时血尿酸水平更高（$P < 0.05$）。此外，QRS时限延长是死亡的独立预测因子，使死亡风险增加2.5倍（$P=0.024$）。因此，QRS时限 > 120 ms 是特发性PAH患者不良结局的一项新预测指标，QRS时限延长的筛查应作为特发性PAH患者危险分层和治疗的常规评估指标。

一项在雄性Wistar大鼠中用野百合碱诱导RV肥大或衰竭的实验中，探讨了心室电解剖重构，以及心律失常的可能机制[85]。衰竭心脏心肌纤维排列更加紊乱，这与APD相关。衰竭心肌细胞肌浆网Ca^{2+}-ATP酶活性降低，肌浆网Ca^{2+}释放比例增加，Ca^{2+}渗漏（spark leak）增加。此外，在肥大的心脏和心肌细胞中，功能不全性适应在电交替前发生。作者的结论是，心脏电和结构异质性增加以及肌浆网Ca^{2+}处理功能障碍使发生电交替的可能性增加，电交替是SCD的一个促心律失常预测因素。这些机制是压力增高和衰竭右心室心律失常治疗的潜在靶点。

PH和PAH在临床上进行性恶化并伴有急性心力衰竭发作[53]。RV衰竭和SCD是PAH最常见的死亡原因。

如今，RV衰竭（36%）和SCD（28%）共同构成了PAH患者死亡的主要原因[86, 87]。然而，与晚期的左心疾病患者相比，VT和VF等致命性心律失常在PAH患者中相对少见。相反，PAH患者通常表现为

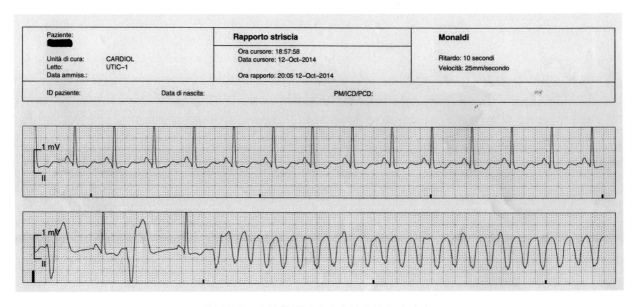

图19.5　室性早搏诱发致命性室性心动过速

无脉性电活动导致的心动过缓。决定PAH患者预后的主要因素是RV功能，严重缺氧的患者更容易发生SCD[88]。也应该考虑不常见的"非心律失常性"SCD病因，包括罕见的肺动脉夹层或破裂[89]，或者扩张的肺动脉外源性压迫冠状动脉左主干[90-92]。

一项研究[51]评估了2008年6月至2012年5月期间死亡的84例PAH患者［平均年龄（58±14）岁，73%为女性］，37例（44%）患者的直接死亡原因是PAH（由于右心衰竭或心源性猝死），另有37例（44%）患者的直接死亡原因PAH。此外，50%的PAH患者和75.5%死于右心衰竭的患者接受了肠外前列环素类似物治疗，不到一半的患者有医疗照护事前指示（advanced healthcare directives）。

最近，一项回顾性研究[93]分析了55例PAH和23例CTEPH患者的24小时Holter心电图数据，对其中的非持续性室性心动过速及其与预后的相关性进行了研究。21例患者在随访期间死亡。非持续性VT患者TAPSE较低（P=0.001）。然而，非持续性室性心动过速与持续性室性心动过速患者的平均生存时间没有差异［（146±21）个月，（155±8）个月；P=0.690］。年龄、性别、6MWD或高血压对心律失常与生存的相关性没有影响。

有一项关于PAH患者心肺复苏频率和结局的多中心回顾性研究[50]，该研究纳入了1997年至2000年期间在欧洲和美国等17个转诊中心接受治疗的总共3 130例PAH患者。在三年里，513例（16%）患者循环骤停，其中对132例（26%）进行了心肺复苏。尽管96%的心肺复苏患者在院内（74%在重症监护病房或同等级别条件的病房），尽管在晕倒和开始心肺复苏之间仅有极小延迟，仍有104例患者（79%）没有复苏成功。只有8例患者（6%）存活超过90天。心肺复苏时的初始心电图显示心动过缓58例（45%）、电机械分离37例（28%）、心脏停搏19例（15%）、室性心动过速10例（8%）和其他节律6例（4%）。两例初始心电图节律未知。80例患者（61%）有心肺复苏前3个月内的右心导管检查资料。血流动力学指标证实了这些患者存在严重的PAH，但在存活者和非存活者之间没有任何显著性差异。除一例患者外，所有长期存活的患者都有可识别的循环骤停的原因，这些原因可以迅速逆转。此外，该研究中有大约50%的患者的死因是合并疾病。这些合并症通常是轻微异常，如呼吸道或胃肠道感染，这强调了一个概念，即PAH患

者临床上很脆弱，对伴发疾病很少或几乎没有代偿能力。作者推测，PAH患者心肺复苏效果不佳可能与潜在的血流动力学状况有关。事实上，研究人群的平均肺血管阻力为1 694 dynes·s·cm^{-5}，是正常上限200 dynes·s·cm^{-5}的8倍以上。在这种情况下，通过胸外按压实现有效的肺血流和左心室充盈是极其困难的。这些数据表明，除非能够纠正心肺失代偿的原因，否则对循环骤停的PAH患者进行心肺复苏很少成功的。

基于这些病理生理学考虑，改善PAH患者心肺复苏效果的措施应着眼于优化PAH特异性治疗，降低肺血管阻力。上述研究中，三次成功的心肺复苏都使用了静脉推注前列环素类似物伊洛前列素，这点值得关注。

与晚期左心疾病患者相比，PAH患者发生心脏骤停时室上性心动过速或心室颤动发生率较低，植入型心律转复除颤器在PAH患者中的临床作用尚不清楚。此外，这种终末期心律失常的患者在PAH中相对较少，难以进行系统研究追踪。

目前，尚无前瞻性临床试验确定SCD在PAH不同亚组的真实发生率。预防性抗心律失常治疗不适用于PAH患者心源性猝死的一级预防[94]。在没有临床试验显示预防性抗心律失常治疗对这些患者有益的情况下，考虑到抗心律失常药物的利弊（抗心律失常的益处与潜在致心律失常风险和副作用），对非持续性室速等无症状性心律失常，可能需要基于临床判断的"个体化治疗"。如果PAH患者出现室上性心动过速或心室颤动导致的晕厥或心脏骤停，应该考虑植入心律转复除颤器。

起搏对PAH患者合并相对心动过缓的作用尚不明确，突显了临床治疗PAH患者心脏骤停本身存在困难。

目前，还没有足够的数据支持心脏再同步化治疗在这种情况下的作用。从病理生理学的角度来看，我们知道右心室压力超负荷可引起电生理重构、传导减慢和APD延长，从而导致左、右心室失同步。此外，在CTEPH和PAH患者中，左心室至右心室的收缩达峰时间延迟导致心输出量降低。

PAH患者右心衰竭与心室机械失同步有关，这导致RV功能受损，并通过舒张期心室间不良的相互作用导致LV功能受损。然而，目前还没有通过起搏恢复同步性的治疗，心脏再同步化治疗在这些患者中

的作用仍不明确。

Handoko等[95]在注射野百合碱诱导大鼠PAH和右心衰竭的实验模型中发现,通过右心室起搏预先激动右心室游离壁可改善RV功能,减少舒张期不良相互作用对左心室的影响。

Hardziyenka等[96]在26例CTEPH患者肺动脉内膜剥脱术中,在右心室游离壁和左心室侧壁的心外膜上放置多导电极进行心外膜标测,并将这些结果与临床、血流动力学和超声心动图指标进行了比较。他们发现,CTEPH患者右心室游离壁舒张期松弛的开始时间较左心室侧壁延迟(心室间舒张延迟)(38 ± 31) ms,而对照组为(-12 ± 13) ms$(P < 0.001)$,因为在CTEPH患者中,右心室完成电激动的时间比左心室晚$[(65 \pm 20)$ ms和(44 ± 7) ms,$P < 0.001]$,通过激动-恢复间期测量评估心外膜APD持续时间,右心室游离壁比左心室侧壁长$[(253 \pm 29)$ ms和(240 ± 22) ms,$P < 0.001]$。他们的结论是,右心室电生理变化的叠加效应,特别是传导减慢和APD延长(通过心外膜激动-恢复间期评估),可能导致CTEPH患者的心室间舒张延迟。

同一课题组[97]评估了14例右心衰竭和心室显著失同步(舒张期开始时右心室至左心室延迟$\geqslant 60$ ms)的CTEPH患者,显示再同步化治疗可立即降低心室非同步化,增强右心室收缩力、左心室舒张期充盈和每搏输出量。这些发现为进一步研究心脏再同步化治疗和心室起搏作为肺动脉高压继发右心衰竭的一种新治疗方法提供了有力的理论依据。

治疗PAH快速性心律失常的方法如图19.6所示。

小结

长期压力和容量超负荷引起自主神经改变、复极异常、缺血和瘢痕,导致右心室和右心房发生电-解剖重构,这可能是PAH和右心衰竭患者心律失常发生增加的潜在基础。

SVT,即心房扑动和心房颤动,是PAH患者常见的心律失常,通常与心力衰竭恶化和临床状态下降有关。考虑到抗心律失常药物潜在的显著副作用,经皮导管消融在这一患者群体中是一种安全可靠的替代方法。室性心动过速不太常见,然而,心动过缓是一种危险体征,在心肺骤停时经常观察到缓慢性心律失常。起搏治疗PAH患者伴发的心动过缓的作用尚不明确,这突出了临床治疗PAH患者心脏骤停的难度。最后,心脏再同步化治疗在这些患者中的确切作用仍有待阐明。

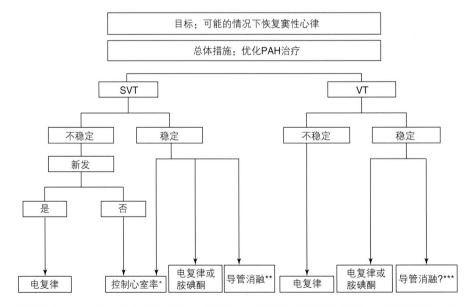

图19.6 PAH快速性心律失常的治疗流程。*更适用于持续性房颤;**更适用于心房扑动;***随访时考虑

房间隔造口术
Atrial Septostomy

Adam Torbicki, Marcin Kurzyna, and Julio Sandoval *

引言

如果右心室衰竭（right ventricular failure，RVF）是由后负荷增加引起的，那很显然，降低肺血管阻力是RVF的治疗目标。然而，通过将血液重新分配到充盈不足的左侧心腔或直接进入主动脉来尝试减少右心负荷，也会有潜在的临床获益。房间隔造口术（atrial septostomy，AS）和主-肺动脉分流术（Potts分流术）是临床公认的术式，但以降低体循环氧饱和度为代价。静脉-动脉体外膜氧合（venous-arterial extracorporeal membrane oxygenators，VA-ECMO）是一种更工具化但更符合生理的治疗手段，可以使分流的血液中氧含量更高。本章节旨在介绍当前肺高血压（pulmonary hypertension，PH）管理模式背景下AS的生理学基础和临床价值。

基本原理

肺动脉高压（pulmonary arterial hypertension，PAH）和慢性血栓栓塞性PH（chronic thromboembolic pulmonary hypertension，CTEPH）是两种以右心室后负荷进行性增加为特征的肺血管病（pulmonary vascular disease，PVD），右心室（right ventricle，RV）收缩功能衰竭是其死亡的主要原因。确切证据表明，PAH中反映右心室收缩性的绝对RV弹性增加。然而，PVD的进展通常很快，无法及时通过RV功能重构来代偿。此外，虽然最初有益的RV室壁拉伸使得RV功能代偿性增加（称为Frank-Starling效应），但这引发了一系列不利的形态和功能变化，从而形成恶性循环，导致RV-肺动脉失耦联。这反过来又会导致进行性功能恶化，最终导致死亡。事实上，心脏指数（cardiac index，CI）低于2.0 L/（min·m²）和（或）平均右心房压（right atrial pressure，RAP）高于20 mmHg的PAH或CTEPH合并慢性RVF患者的自然病程不容乐观[1]。此外，任何导致慢性RV功能不全恶化的"二次打击"都会危及生命，尽管进行了高级ICU管理，院内死亡率仍高达25%～60%。总而言之，PAH和无法手术的CTEPH患者年死亡率为10%，约3/4的死亡是由RV衰竭造成的。

这些都清楚地表明，我们迫切需要能有效、安全地预防终末期RVF的方法，如有必要，使用适合临床应用的介入方法。

* A. Torbicki · M. Kurzyna: Department of Pulmonary Hypertension and Thromboembolic Diseases, Center of Postgraduate Medical Education, ECZ-Otwock, Otwock, Poland. e-mail: adam.torbicki@ecz-otwock.pl; marcin. kurzyna@ecz-otwock.pl

J. Sandoval: National Institute of Cardiology of Mexico, Mexico, DF, Mexico

S. P. Gaine et al. (eds.), *The Right Heart*, https://doi.org/10.1007/978-3-030-78255-9_20

理论基础

基于对两个PAH亚组（特发性PAH和先天性分流导致的艾森门格综合征）患者预后的比较，AS被认为是治疗PH继发性RVF的一种治疗方法。

尽管两者的肺动脉压力和阻力升高情况相似，但艾森门格综合征患者的预期寿命远优于特发性PAH患者[2,3]（图20.1）。不仅总死亡率较低，而且30%～55%的死亡是由于猝死，而不是终末期RV衰竭[4-6]。

事实上，在大多数艾森门格综合征患者中，RV功

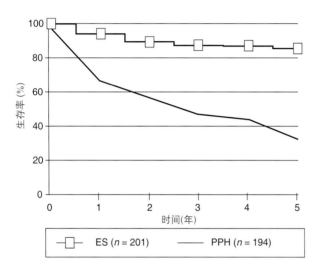

图20.1 特发性PAH与艾森门格综合征患者生存率的比较。ES，艾森门格综合征；PPH，特发性PAH。（基于参考文献[2]中的数据）

能和体循环灌注得以保留，右心导管检查时RAP和心输出量接近正常（图20.2）。如果能够理解这种心血管系统对极度升高的RV后负荷的适应机制，可能会为其他类型PAH患者提供新的治疗方法。

目前提出的几种适应机制包括：① 保留RV心肌细胞的"胚胎"表型，② 适度的RV肥大，③ 保留的、更密集的RV冠状动脉网，④ 通过持续存在的缺损反向分流进入体循环。其中，最后一条可以用于治疗非艾森门格综合征的PAH患者。实际上，在心房之间造口形成分流的技术（心房间分流术）自Rashkind时代就已经开始使用了，尽管是用于治疗其他类型疾病。

在房间隔水平将血液从右心分流至左心可能通过改善左心室充盈、减轻右心室压迫来减轻其衰竭程度，从而增加体循环心输出量，并进一步改善右心室冠状动脉灌注、减少RV重塑和功能性三尖瓣反流，以及减少肾脏淤血并改善灌注等（图20.3）。

这样做的代价是体循环氧饱和度降低，特别是在运动时，但对组织氧供和氧利用的净效应尚不明确。

更重要的是，对于有先天性心脏病并稳定发展为艾森门格综合征的患者，如果不伴有其他适应机制，单靠AS是否能够，以及在多大程度上能改善PAH患者的临床结局尚不清楚。根据Rozkovec等的报道，卵圆孔未闭的发生率在PAH的长期幸存者中较高，这一证据表明，即使卵圆孔在成年PAH发生后才出现功能性开放，这种单纯的心房水平的分流也可能有益[8]（表20.1）。

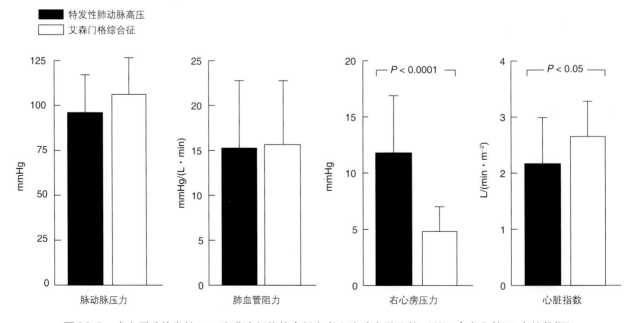

图20.2 成人严重特发性PAH和艾森门格综合征患者血流动力学比较。（基于参考文献[2]中的数据）

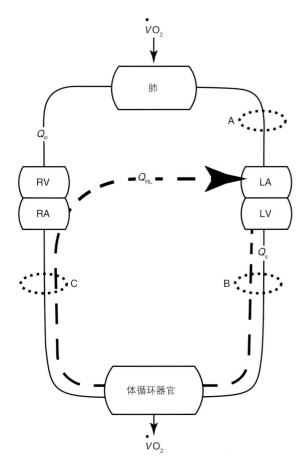

图20.3　房间隔造口右向左分流的循环示意图。LA，左心房；RA，右心房；RV，右心室；Q_s，体循环血流量；Q_p，肺循环血流量；Q_{RL}，通过房间隔造口的右向左分流量；$\dot{V}O_2$，机体总耗氧量。有效Q_p（位置A）决定二氧化碳排出和氧气输送，营养物质的输送（位置B）和废物的排出（位置C）由体循环血流量决定。部分静脉回流绕过肺循环经房间隔造口直接进入左心房。（经美国生理学会授权改编自Koeken et al.[7]）

表20.1　预测原发性PH预期寿命的因素，其中包括卵圆孔未闭

	生存率		
	＜5年（$n=$）	＞5年（$n=$）	P
家族性	1	1	NS
CTD	3	0	NS
妊娠	0	5	＜0.02
卵圆孔未闭	0	4	＜0.05
任何RHF	18	10	＜0.05

根据Rozkovec等的报道[8]。（经BMJ出版社授权转载自Rozkovec A, Montanes P, Oakley CM. Factors that infuence the outcome of primary pulmonary hypertension. Br Heart J 1986; 55: 449-58）CTD，结缔组织病；妊娠，妊娠期间或妊娠后诊断的疾病；RHF，右心衰竭

计算机模型

　　随着先进的计算机硬件和软件的日益普及，对复杂血流动力学干预（如慢性PH的AS）效果的数学建模越来越有吸引力。在Koeken等最近的一项试验中，荷兰一个由生物医学工程师组成的研究小组利用心血管系统的多维度计算模型评估了AS的作用[7]。他们认为，如果在运动过程中出现净右向左分流，AS可改善严重PH患者的右心衰竭症状。虽然他们的模型证实了AS可改善左心室充盈和每搏输出量并稳定体循环血压（图20.4），但未发现对外周组织氧供的预期有益效果。计算机建模证实AS术后体循环氧供增加，表明临床观察到的房间隔造口

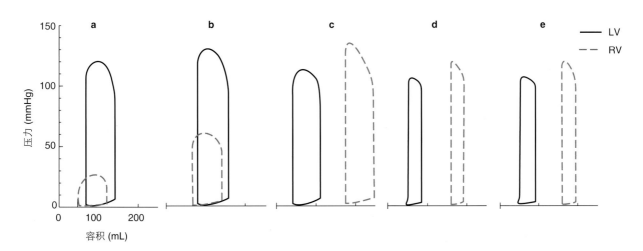

图20.4　右心室（虚线）和左心室（实线）的压力-容积环。a，正常；b，代偿性PH；c，失代偿性PH；d，严重失代偿性PH伴心输出量减少；e，同d，AS（直径14 mm）术后，与d相比左心室每搏输出量增加。（经美国生理学会授权改编自Koeken et al.[7]）

的有益作用更可能是与血流改善有关，而不是与灌注组织的氧供有关[9]。

实验模型

AS可能有利于慢性PH的实验证据可以追溯到Austen等的工作[10]（图20.5）。他们通过肺动脉环束术构建了犬慢性RV压力超负荷模型，对10只犬进行了第二次手术治疗。其中5只构建了房间隔缺损（atrial septal defect, ASD）模型，其余5只接受了假手术。有ASD的犬能够在跑步机上进行中高强度运动，而接受假手术的犬则无法耐受。

另有研究人员也在犬类模型中得到了类似的有益效果[11, 12]。

Zierer等重新评估了心房间分流对右心房和右心室力学的影响[11]。肺动脉环束后，他们使用8 mm的套管连接左、右心房。该模型可通过控制分流管的关闭和开放来评估AS对血流动力学的潜在影响。此外，通过改变上腔静脉的回流状态，他们比较了分流管"低分流"（总心输出量的15%）和"高分流"（总心输出量的30%）两种情形。对心室和心房压力-容积环的综合分析表明，"房间隔造口"后右心室和右心房的收缩力没有改变。右心房的顺应性发生了一些变化，特别是在"低分流"时明显增加。这个腔室储存作用和通道作用

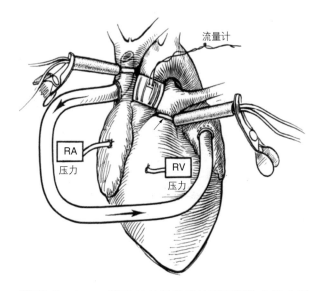

图20.5 Austen等于1964年发表的用于评估心房水平右向左分流的急性效应的动物模型。RA，右心房；RV，右心室。箭形表示肺动脉环束，用于引起慢性右心室后负荷增加

的功能比也发生了显著变化。虽然该实验证实了AS术后心输出量和体循环氧供增加，但只有当右向左分流大约为心输出量的15%时才存在这种效应。在较高分流量时，对体循环氧供的有益作用便不复存在了。

Weimar等也发现了类似的结果[12]，即心房水平的右向左分流量占基线心输出量的11%，是严重RV压力超负荷的最佳治疗目标。他们认为AS对于中度RV压力超负荷无显著血流动力学获益。然而，与先前讨论的模型相比，Weimar等使用的是急性肺动脉环束模型，因此结果和结论可能不能完全代表慢性PH。

临床证据

与PAH药物治疗的数据相比，AS对RV后负荷增加引起的右心室功能障碍患者的血流动力学影响的证据有限。这是由于迄今为止接受AS的患者数量相对较少及试验设计导致的数据质量不佳所致，且这些证据最多不过是来自短篇病例系列报道。目前，已发表的系列文章共有300多例患者、大约350次手术的数据[13-32]。目前尚无任何评估AS长期疗效的随机试验。一些研究将患者结局与同一临床团队早期随访的、相匹配的历史对照进行比较。随着时间的推移，医疗保健和PAH药物治疗可及性的动态变化使这种比较的可信度降低。

然而，结合已发表的证据和临床观察，我们可以对AS的血流动力学效应、临床获益和安全性进行分析。为了得出普遍适用的结论，我们排除了单个病例报道，这些报道更易受到发表偏倚的影响。

房间隔造口术患者的特征

在304例至少接受过一次AS的患者中，有76例为儿童，201例（71.6%）为女性，277例（91%）为PAH患者。所有患者均为WHO功能分级Ⅲ～Ⅳ级，近50%有晕厥病史[13-32]。

绝大多数病例使用球囊房间隔造口术（balloon atrial septostomy, BAS）（详见下文）。79例次使用切割球囊房间隔造口术作为主要或辅助术式，几乎全部（41/42）为幼儿，其中32例次在2000年之前完成，其他均在2000年之后完成。

房间隔造口术的安全性及其对临床和血流动力学的影响

术后24小时内有24例死亡,围术期死亡率为6.8%。1个月累积死亡率为10.8%。11.5%(35/304)的患者接受了移植治疗。

104例患者有完整血流动力学数据,我们对其手术资料进行分析并评估了AS对血流动力学的影响。为了对不同阶段右心室功能障碍的AS适应证提供实用性指导,我们根据术前平均右心房压进行分组,其结果如表20.2所示。

基于此分析,无论RAP的基线水平如何,AS似乎能即刻改善左心充盈和体循环血流量。在基线RAP升高的患者中,观察到术后即刻RAP显著降低。这些有益效果的代价是体循环氧饱和度的下降,在基线RAP > 20 mmHg的患者中最为显著(表20.3)。尽管体循环心指数显著升高[从1.6 L/(min·m²)升高至2.2 L/(min·m²),即37%],但该亚组围术期的死亡率非常高,26次手术后有11例死亡(42%),而RAP

低于20 mmHg的患者中有2例(2.5%)出现围术期死亡(表20.3)。

Khan等最近发表的系统综述和荟萃分析证实了AS的急性血流动力学效应[33]。该综述纳入了16项研究,包括204例患者(平均年龄35.8岁;73.1%为女性)。荟萃分析显示,BAS术后,两个与PAH生存相关的血流动力学参数出现显著、有益的变化,即RAP降低[−2.77 mmHg; 95%CI, (3.50, −2.04); $P < 0.001$]和心指数增加[0.62 L/(min·m²); 95%CI, (0.48, 0.75); $P < 0.001$],同时动脉血氧饱和度显著降低[−8.45%; 95%CI, (−9.93, −6.97); $P < 0.001$]。在该分析中,手术相关(48小时)、短期(< 30天)和长期(> 30天)的合并死亡率分别为4.8%(1.7%~9.0%)、14.6%(8.6%~21.5%)和37.7%(27.9%~47.9%)。23.8%的病例因弹性回缩而发生造口自发闭合。作者得出结论,该分析表明,BAS在晚期PAH中相对安全,可带来有益的血流动力学效应。术后和短期生存率相对较高,但长期预后不理想,提示BAS适合作为肺移植的桥接治疗。

表20.2 房间隔造口术对术前不同右心房压力水平患者的血流动力学影响[13–32]

变　量	基线 RAP < 10 mmHg (N=27)		P<	基线 RAP 10~20 mmHg (N=51)		P<	基线 RAP > 20 mmHg (N=26)		P<
	术前	术后		术前	术后		术前	术后	
RAP(mmHg)	5.8 ± 1.96	5.48 ± 3.1	NS	14.1 ± 3.2	11.4 ± 3.8	0.001	25.8 ± 4.9	19.2 ± 4.4	0.001
LAP(mmHg)	4.9 ± 2.47	6.5 ± 2.5	0.05	5.3 ± 3.6	7.9 ± 4.2	0.001	7.9 ± 3	10.4 ± 3.7	0.02
R−L,压差(mmHg)	1.17 ± 3.2	−1.32 ± 3.2	0.02	8.4 ± 4.1	3.3 ± 5.5	0.001	17.3 ± 5	7.7 ± 5.3	0.001
平均 PAP(mmHg)	62.8 ± 17	64 ± 19.6	NS	64.9 ± 16.7	65.6 ± 16.7	NS	64.8 ± 23	69.9 ± 24.7	NS
心脏指数[L/(min·m²)]	2.37 ± 0.61	2.80 ± 0.7	0.001	2.10 ± 0.70	2.7 ± 0.9	0.001	1.6 ± 0.5	2.2 ± 0.6	0.001
SaO₂%	93.5 ± 4.1	87.2 ± 7.4	0.001	92.9 ± 4.1	82.8 ± 7.4	0.001	92.2 ± 4.5	78.3 ± 9.7	0.001

RAP,平均右心房压;LAP,平均左心房压;R−L,右向左;SaO₂,动脉血氧饱和度

表20.3 术前不同右心房压患者的临床特征和手术相关死亡率

	基线 RAP < 10 mmHg (N=27)	基线 RAP 10~20 mmHg (N=51)	基线 RAP > 20 mmHg (N=26)
年龄(岁)	23 ± 14	28 ± 14	27.5 ± 12
晕厥(%)	73.9	66.7	36
RVF(%)	34.7	73.8	88
手术相关的1个月死亡率	0/27(0%)	2/51(4%)	11/26(42.3%)

RAP,平均右心房压;RVF,右心室心力衰竭

目前几乎没有任何关于运动状态下AS对血流动力学影响的资料。尽管许多病例系列报道表明AS术后运动耐量增加[19, 24, 31]，尤其是6分钟步行距离增加，但很难判断心理因素对房间隔造口患者的影响。由于造瘘口常易收缩或闭合，很难评估其对运动能力的长期影响（图20.6）。

最近，一项迄今为止规模最大的病例系列研究纳入了68例AS患者，该研究通过支架防止弹性回缩，瘘口长期通畅性良好[34]（图20.7）。结合早期的39例报道，累计107例支架AS病例表明，这种策略从长远来看比过大的房间隔造口或闭塞后重复造口更安全，具有更好的血流动力学和临床结局。许多旨在进一步提高BAS造口长期通畅性的研究正在进行中，如通过冷冻成形术冷冻新形成的心房缺损边缘（PROPHET试验: https://clinicaltrials.gov/ct2/show/NCT03022851）。

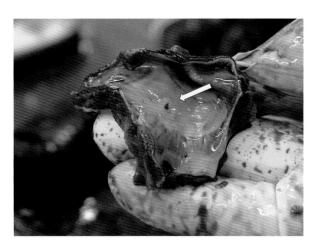

图20.6　尸检所见房间隔处残留的、无血流动力学效应的孔（箭形）（初次成功的房间隔造口术后6个月）

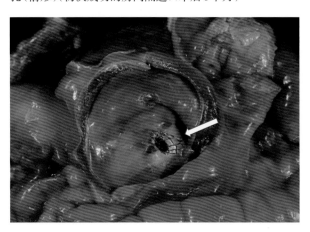

图20.7　房间隔造口5年后尸检发现支架保护的房间隔造口完全通畅。（授权转载自Ref.[34]）

房间隔造口术对右心室功能的晚期影响

对于AS术前右心室前负荷严重增加的患者，造口后左心室充盈改善、右心室前负荷降低，右心室功能进一步改善，有望逆转其重构。事实上，左心室充盈改善可通过室间隔的直接支持作用改善右心室收缩功能。此外，降低RV室壁张力可减少RV心肌需氧量和潜在的缺血，尤其是在运动过程中。AS术后血浆BNP水平的降低提示舒张期室壁牵张减小和右心室后负荷降低[29]。此外，有一些研究报道AS术后血流动力学（RAP和CI）的改善在长期随访时甚至比术后即刻更为显著[15, 28]。超声心动图随访显示，AS术后6个月内右心房和右心室缩小，表明该干预措施对右心重构具有持续的有益作用[35]。

这种作用也可能是通过恢复更多生理性自主神经系统平衡而诱导的。交感神经过度兴奋已被证明是PAH患者RV衰竭的病理生理机制之一。Ciarka及其同事发现，起初增高的心肌交感神经活性在术后显著下降[27]。交感神经活性降低可减少心肌需氧量、心肌缺血和心律失常。值得注意的是，AS术后，尽管体循环血氧饱和度显著下降，但心率并未增加。

对血气和氧气运输的影响

AS对体循环氧气运输（systemic oxygen transport, SOT）及其组织输送的影响尚不清楚。有临床研究表明，尽管SaO_2%下降，但心指数增加导致SOT增加[36]。但这似乎不太可能，且在最近为解决该问题而开发的计算模型中也没有得到证实[7, 9]。即使氧气输送量相同，外周组织灌注增加是否能改善局部氧利用仍不清楚。

Kurzyna等认为急性体循环氧饱和度下降会对肺循环血流动力学产生潜在的不利影响。在AS成功后的1小时内，尽管最初SaO_2稳定且控制良好，但他们注意到氧饱和度出乎意料地"二次"显著下降[26]。这种现象见于没有接受长期靶向治疗的患者，可通过吸入前列腺素类似物（伊洛前列素）有效逆转。作者将该观察结果与部分患者在AS术后不久出现的PVR增加联系起来[26]。这种情况下，PVR增加又与进入肺动脉床的混合静脉血氧饱和度下降（这是全身SaO_2急剧降低的直接结果）的程度相关。有人提出，尽管肺泡氧正常，但是SvO_2急剧降低可能导致肺小动脉低氧性收缩，但该观点尚未得到证实。我们通常认为是肺泡缺氧而不是低氧血症导致肺血管收缩，所以上述结论令人惊讶。有趣的是，104例患者的血流动力学数据确实表明AS术后肺动脉压力（pulmonary artery pressure, PAP）呈升高趋势（表20.2）。对该趋势的一种解释是，左心室充盈较前改善，通过室间隔的作用使右心室输出量增加所致。鉴于强效血管扩张剂可保护患者免受潜在肺动脉缺氧或低氧血症导致的血管收缩的影响，这种AS的潜在副作用的临床意义显得不再重要[32]。

房间隔造口术的风险和局限性

AS并非一项简单的手术。穿刺房间隔行二尖瓣环成形术或消融术与AS治疗严重PH存在重要区别。心脏重构，特别是房间隔和左心房游离壁之间距离缩短，以及升主动脉走行的扭曲变化，增加了穿孔的风险，可能会导致直接的致命后果。在一些经验丰富的中心，仅用X射线透视来指导手术。然而，当经验不足时，需要更全面的成像技术来指导手术过程。同时使用X射线透视和经食管超声心动图检查（trans-esophageal echocardiography, TEE）可能是最佳选择。然而，长时间插入经食管超声探头需要全身麻醉，对严重PH患者来说存在一定的风险。麻醉师、介

入医师和PAH专家之间的良好合作是避免问题的关键。经胸超声心动图在手术过程中提供了一些帮助，但信息量远不如TEE。心腔内超声是一种可接受的替代方法（图20.8），虽然没有TEE用途广泛，但无需麻醉即可进行，不会给患者带来不适。

一旦房间隔穿刺成功，下一个重要步骤是选择最佳造瘘口尺寸。切割球囊技术很难做到这一点，因为它有造成房间隔撕裂的风险，可能导致分流过大引起无法控制的、威胁生命的低氧血症，所以该技术已逐渐被摒弃。现在大多数成熟的中心都采用逐级球囊扩张技术，它可精确地控制造口的大小。

以墨西哥心脏研究所为例，采用的手术操作步骤如下：同时记录右心和左心的基线压力，将猪尾导管置入主动脉瓣正上方的升主动脉，作为降低主动脉穿孔风险的附加标记。通过Fick法计算心输出量。采用标准化技术行房间隔穿刺后，使用球囊逐级扩张、小心造口，从直径4 mm开始，然后酌情扩张至6 mm、8 mm、12 mm或16 mm。在每个步骤之间观察3分钟，待血流动力学稳定后，记录左心室舒张期末压力（left ventricular end-diastolic pressure, LVEDP）和SaO$_2$。造口的最终大小因人而异，并根据首次出现的以下任何一种情况的时间决定：LVEDP增加≥18 mmHg，SaO$_2$降低至80%，或者SaO$_2$较基线下降10%。术后第一个48小时，患者在重症监护室接受观

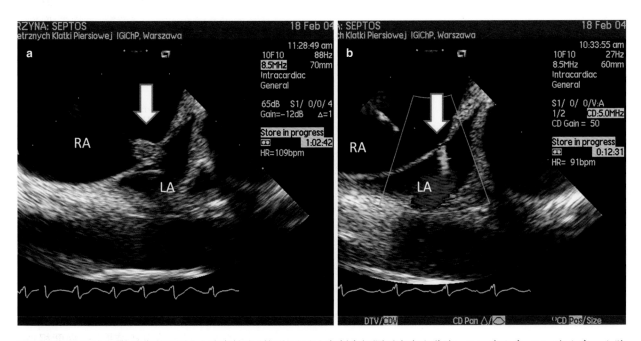

图20.8 心腔内超声心动图监测（a）球囊扩张（箭形）和（b）穿刺房间隔后右向左分流。RA，右心房；LA，左心房。心腔内超声心动图传感器经颈静脉置入，放置于高位右心房

察，持续吸氧并适当抗凝。随后，在门诊对所有患者进行随访，特别注意保持正确的口服抗凝治疗和合适的血红蛋白水平[32]。

逐级球囊扩张的方法较安全，但因需使用许多球囊，操作繁琐，且耗时、昂贵。此外，球囊扩张不能防止弹性回缩和闭合（图20.6）。因此，一些团队会预先设定造口大小，通过使用蝶形支架[37, 38]或带孔封堵装置[25]防止闭合。然而，随访显示，尽管进行了长期抗凝或抗血小板治疗，9例患者中仍有4例出现装置闭塞现象[30]，故而使该技术饱受质疑。蝶形支架似乎更有效，但在手术过程中必须由术者现场准备并放置在造口球囊上。这大大增加了手术时间，且需要专门人员和长时间的血流动力学监测。最近，冷冻消融房间隔造口的新概念也被应用，首次造口闭合后采用该技术行二次造口，术后取得了良好的远期效果（J. Sandoval，个人交流，2014年）。根据我们的经验，较小的造口往往会自行闭合，提示房间隔造口应该做得更大、更早（在RAP轻度升高的患者中）。

如果脉搏血氧测量显示SaO₂逐渐恢复至基线值，则应怀疑房间隔造口闭合。在这种情况下，尝试先将导丝或导管穿过尚开放的造口可避免穿刺风险，但该操作仅限于球囊扩张术。然而，找到残留孔可能非常困难，通常需要再次穿刺。

PH患者的房间隔造口术

基于现有证据，以及我们关于AS疗效和安全性的个人经验，该手术似乎在PAH和右心室功能不全患者的管理中可占有一席之地，甚至有潜力发挥更突出的作用。这是通过以下几个方面判断的。

- 病理生理学上有一定合理性。
- 来自实验模型和计算模型的证据与临床结果一致。
- 确切数据表明，左心室前负荷改善可以使体循环心输出量增加，引起临床改善。
- 体循环氧饱和度下降未引起显著的临床后果。
- 对围手术期风险和最佳患者选择有了更好的理解。

具有这些特征的患者可考虑进行AS，特别是现代医学治疗控制欠佳的患者。晕厥和体液潴留可以通过AS得以缓解，并可争取时间以增加列入肺移植名单的可能。如果考虑对患者进行AS，最重要的是

不要错过最佳时机（仍保留可接受的氧饱和度，RAP水平无禁忌）。

AS可能对那些难以获得肺移植项目或昂贵的双联和三联靶向治疗的国家或中心特别有用。

迫切需要采取以下行动。

- 确定和实施最佳方案防止房间隔造口再闭合。
- 指定转诊至具有适当经验和观点的AS团队，这样可以在恰当的质量监控下创造一个安全高效的工作环境。
- 准备一个合理设计的交互式登记研究，提供标准化的管理建议，并收集证据，以便将结果用于患者选择和介入方法的后期优化。如果扩展到未进行AS的中心，该登记研究也可匹配接受或未接受房间隔造口术的患者，比较其长期结局。

为了优化AS的风险-获益比，并将该手术作为一种预防措施以延缓在肺血管病变进展情况下的RVF，我们仍然需要新的数据。尚缺乏前瞻性试验验证房间隔造口术在中度右心室高压情况下是否有效。最近的一项临床回顾性研究提出了这种早期干预策略，但似乎没有得到实验数据的支持[12, 32]。

鉴于PAH现代药物治疗在疗效和安全性评估方面取得的巨大成就，以及肺移植项目中供体可及性方面持续存在的问题，照护PH患者的社区和患者自身必须调动资源和积极性来策划一项具有里程碑意义的试验，通过该试验确定房间隔造口在未来管理策略中的最佳地位。希望在不久的将来，企业也能加入新技术的发展中，共同研发调控分流比例和防止造口再闭合的远程控制设备。最近在另一种更普遍的适应证中使用房间隔造口的高涨热情可能促进了这一点，间接证实了创建和调节房内分流的临床益处。

房间隔造口术加专用装置治疗射血分数保留的心力衰竭

在过去的几年里，鉴于第二类PH缺乏有效的治疗方法，人们开始对AS联合专门装置治疗射血分数保留的心力衰竭产生了兴趣。左心房充盈压升高导致肺淤血是失代偿性心力衰竭的共同最终途径。这为建立左向右分流以降低左心房压力、缓解左心房容量超负荷从而改善症状（特别是在运动期间）和功能分级、减少再住院奠定了基础[39~43]。基本原理基于以下临床观察：① 二尖瓣狭窄合并房间隔缺损

（Lutembacher综合征）的罕见患者比单纯二尖瓣狭窄的患者表现更好且症状更少，这可能是因为分流导致了左心房压力降低[39-42]；② 有报道表明，先天性房间隔缺损闭合后左心房压力升高并发生急性肺水肿，尤其是在过往患有或存在未被识别的左心功能不全的患者中[44]；③ 对于无法脱离体外膜氧合的顽固性肺水肿患者，BAS或经间隔插管可促进心室恢复[45]；④ 有报道称经皮二尖瓣修复（经22F指引导管使用MitraClip装置）后的残留通道可减轻左心房的容积和压力[46]。

在射血分数保留的心力衰竭患者中，房间隔造口联合分流器置入可能优于单纯的房间隔球囊扩张术[41]。用于此目的的器械包括心房间分流器（IASD®, Corvia Medical Inc., Tewksbury, MA, USA）、V-Wave装置（V-Wave, Caesarea, Israel）、第二代（无瓣膜）V-Wave装置（V-Wave, Caesarea, Israel）和ROOT装置（Edwards Lifesciences）[43]。除了应用在PAH患者[47]之外，心房流量调节器（Occlutech）的未来应用还可能扩展到其他心力衰竭人群。植入该装置可通过开窗进行左心减压。但是，仍需进一步临床试验证实。

心房间分流的现有证据（单独或联合专用装置）均是基于观察性研究和小型随机试验，这些研究证实了其在PH和左心衰竭患者中的可行性、安全性和初步疗效[43]。这些数据似乎不足以改变当前的临床实践，但对于根据指南进行最佳药物治疗后仍有症状的PH或左心衰竭患者，心房间分流术可作为一种姑息性治疗方法。几项正在进行的随机试验将为该治疗方法在心力衰竭患者中的作用提供确切的证据[43]。如果这些试验结果提示临床结局改善，则器械介导的左向右心房分流可能成为治疗该人群的一种重要新方法。

必须强调的是，建立心房交通是一种姑息性而非治愈性的方法。限制性分流的特点使这种机械治疗措施成为一种有用的、低风险的治疗方法，但应避免过大的心房交通（会导致心房间压力完全一致）[41]。总体而言，心力衰竭患者的分流器尺寸在5～8 mm之间。验证的心血管模拟模型显示，8～9 mm的分流不会增加右心房和肺动脉压力[48]。然而，需要进一步研究明确左心衰竭患者的最佳分流尺寸。此外，由于左向右分流形成，所以应排除有明显右心功能障碍或显著PAH（肺动脉收缩压＞60 mmHg）的患者[39,49]，但收缩功能保留的左心衰竭引起的轻度毛细血管后PH患者可能从动态调节双心室充盈的双向心房间分流中获益。

第五部分

未来展望

Future Perspectives

肺高血压与靶向右心治疗

Treating the Right Ventricle Directly in Pulmonary Hypertension

Norbert F. Voelkel, Dietmar Schranz, Liza Botros, and Harm Jan Bogaard *

之所以对右心室（right ventricle, RV）衰竭的根本原因进行评估，仅仅在于一个公认的事实，即严重慢性肺高血压（pulmonary hypertension, PH）患者死于右心衰竭。在过去的二十年里，我们已经见证了PH研究的几次范式转移（paradigm shift）。当研究者认识到肺血管张力和血管收缩不足以解释严重形式的肺高血压的病理生物学时，第一个转移发生了。最近的一个转移是，研究人员开始将右心室视为PH病理生物学中一个特定的参与者，并且是受损的肺循环-右心衰竭轴的一部分，两者均被认为是治疗靶点[1]。

引言

人们普遍认为，肺动脉压力的显著降低将使右心室（"压力下的RV"）负荷降低[2]。遗憾的是，目前还无法让所有患者实现肺动脉压力"显著"降低，正如Van de Veerdonk等所表明的那样[3]，治疗期间右心室射血分数不能改善的患者病情恶化，且预后不良。最近的大型队列研究聚焦在"风险评估"，而且已经开发和发布了"风险计算器"[4, 5]。

另一方面，也有部分严重肺动脉高压（pulmonary arterial hypertension, PAH）患者在相当长的一段时间内保持良好功能。这些患者NYHA功能分级Ⅰ级。而且，早期有原发性肺高血压（primary PH）患者长期存活的报道，当时还没有PH靶向治疗[6]（图21.1）。

综上所述，我们可以将"高危"患者的问题归结为右心室不能成功地调整到高压右心室的问题，并且能解释那些能跑5公里比赛、功能分级Ⅰ级的患者为什么如此"幸运"，因为他们有一颗强壮的、适当肥大并且血运良好的RV。

虽然NYHA功能分级Ⅰ级患者右心室代偿功能惊人的秘密尚未解开，但目前支持并改善右心室功能的目标可以通过几种不同的方式实现。

一些肺血管扩张药物除了扩张肺血管外，也可以直接影响右心室功能；一些非血管扩张药物也可以影响右心室功能；有些操作性治疗方案同样能影响右心室功能，如通过经导管和外科手术制造分流，降低右心室室壁应力，以此来治疗右心室衰竭。

曾经有（现在仍然有）怀疑论者和自称不相信的人，但恰恰是这个首次针对严重PAH的治疗打破了传统认识，因为——正如我们所相信的那样——持续输注强效血管扩张剂前列环素对心脏及体循

* N. F. Voelkel · L. Botros · H. J. Bogaard: Pulmonary Department, University of Amsterdam Medical Centers, Vrije Universiteit, Amsterdam, The Netherlands

D. Schranz: Pediatric Heart Center, Johann Wolfgang Goethe University, Frankfurt, Germany

S. P. Gaine et al. (eds.), *The Right Heart*, https://doi.org/10.1007/978-3-030-78255-9_21

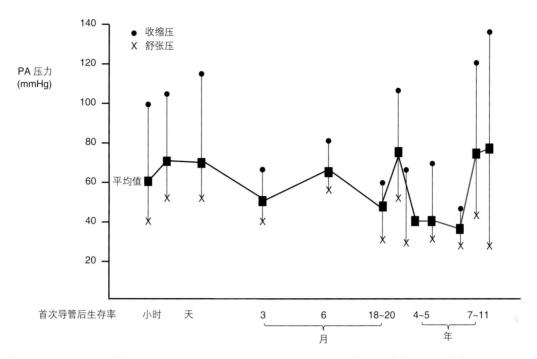

图21.1 首次右心导管检查时肺高血压的程度与随后生存的时间无关。(经作者允许重制自 Voelkel & Reeves 1979[6])

环产生了直接影响,对两者的作用都远远超过了肺血管系统。在这么多年之后,我们有必要重温1984年由 Tim Higenbottam 和他的同事们在《柳叶刀》杂志上发表的开创性报道,他们首次成功救治了一名濒临死亡的27岁特发性肺动脉高压(idiopathic pulmonary arterial hypertension, IPAH)女性[7]。Tim 在报道中写道:

当患者吸入空气时,通过漂浮球囊导管估测的肺血管阻力(pulmonary vascular resistance, PVR)在25～30 WU(Wood unit)之间,然后开始静脉输注依前列醇,并增加到4 ng/(kg·min)。PVR降至15 WU,氧合立即改善。经热稀释法测定的肺血流量从3.0 L/min增加到4.1 L/min。

在1984年,甚至直到今天,这一发现都被解释为:强大的肺血管扩张剂前列环素(PGI2)使收缩的肺小动脉舒张,使更多的血液流经肺血管,而血管对血流阻力的下降使心输出量增加。这一解释完全符合欧姆定律,但仍有不足之处,因为都没有考虑到前列环素也可能直接作用于心肌——可能是左、右两个心室的心肌。

我们认为,不考虑对心脏的直接影响是狭隘的。

这种教条的解释在当时阻碍了对"前列环素诱导心肌功能部分恢复"这一假说的探索。这一假说本应被接受。

原因如下。

在导管室中,临床医生已经观察到,一些不幸的严重PAH患者增加前列环素剂量后心排出量并没有相应增加。这些患者是高危患者,任何治疗都不能增加他们的RVEF[3],很难成功救治。在这些患者中,人们发现肺动脉压力的降低不伴有心输出量的增加。我们认为,这些患者的心肌收缩系统对前列环素及其增加细胞内cAMP的作用已经失去反应,或者收缩系统已经发生了不可修复的损害。

从那时起,关于RV衰竭的概念不断发展。现在我们接受了心肌及其收缩力和心肌代谢——虽然不是完全独立于"受损的肺循环"——是PAH患者整体预后的非常重要的决定因素。

曾经一位年轻女性患者因IPAH终末期右心衰竭导致的腹水和全身浮肿入院,我们观察到了持续输注依前列醇如何在1周内使其明显缓解。该患者的治疗受到了 Tim Higenbottam 病例报道的启发[7],我们从英格兰通过 Burroughs Wellcome 公司将前列环素快速运输过来,获得了科罗拉多大学机构审查委员会的同情用药批准(compassionate approval),这才使得这次尝试成为可能。

这种临床快速改善很难用前列环素改善肺小动脉重构或直接的抗炎作用（在肺血管水平）来解释。

这名濒临死亡的患者经依前列醇持续治疗1周后能够走出医院的原因，我们认为是衰竭右心室的功能已经大多恢复。在这种治疗下，该患者几年内身体功能一直保持稳定，直到她患上了严重的抑郁症。她坚持认为应该停止前列环素治疗。几个月的心理咨询和精神治疗没有改变患者的想法，随后患者被送进医院以便逐渐缓慢减停前列环素输注。停药1周后，患者死亡。

案例分析到此为止，我们获得的经验教训是衰竭的RV可以恢复，而且毫无疑问是因为持续前列环素治疗的结果，并且依赖于此。

前列环素使RV功能恢复的机制尚不清楚，我们认为需要研究前列环素对心肌微循环、细胞、基因表达和酶活性的影响。PGI2除了假定的对心肺循环的作用外，不能排除其对体循环的影响，以及随后改善氧摄取和抑制神经体液过度激活的作用。

该方向的第一步将是在前列环素治疗前和治疗后的不同时间点进行基于导管或心脏磁共振成像的右心室-肺动脉耦联研究。

针对肺高血压的血管扩张药物可能对右心室有非压力依赖的直接作用

除了前列环素[8]，还有一些肺血管扩张药物也可以通过影响衰竭心脏的细胞和分子改变来改善右心室功能。直观地说，在严重PAH患者中，将药物降低RV后负荷的效果与药物的直接心脏作用完全分开是不可能的。在动物实验中，一种药物导致肺动脉压力显著下降，通常可以观察到右心室肥大程度的相应减轻。而很少有研究在肺动脉环束（pulmonary artery banding, PAB）模型中评估药物治疗对右心室的影响，该模型中右心室重构独立于肺血管收缩。

最近的一个例子说明了证明PH药物对心肌直接影响的困难。Monzo等[9]给22例患者静脉注射20 mg西地那非，通过右心导管和门控平衡血池单光子发射计算机体层扫描检查评估给药前后的右心室功能。作者发现，右心室射血分数（right ventricular ejection fraction, RVEF）即刻增加了20%，他们解释这是由于右心室后负荷降低使右心室-肺动脉耦联改善。

德国吉森的Ralph Schermuly团队用内皮素受体拮抗剂马昔腾坦（10 mg/kg）治疗PAB模型大鼠2周，可以观察到右心室重构轻度改善；而西地那非（10 mg/kg，2周）治疗PAB大鼠就没有观察到这种作用[10]。

Actelion公司开发了亲脂性的双重内皮素受体拮抗剂马昔腾坦以替代波生坦[11]，一项大型PAH患者队列试验对该药进行了研究，该研究显示马昔腾坦可以降低死亡率[12]。因为严重PAH患者死于RV衰竭，我们可以假定在这项SERAPHIN试验中死亡率的降低是因为马昔腾坦能稳定RV功能或延缓RV衰竭。同时，一项针对血栓栓塞性肺疾病相关肺高血压的研究也显示马昔腾坦能够改善血流动力学[13]，但是在一项左心疾病相关肺高血压的研究（31例患者使用马昔腾坦治疗12周）中没有发现心指数增加和NT-proBNP降低[14]。REPAIR研究（马昔腾坦治疗试验）的数据已经以摘要形式发表[15]，简而言之，该研究纳入了71例患者，48%的患者为FC Ⅱ级；24%的患者为马昔腾坦单药治疗，其余患者为马昔腾坦联合PDE-5抑制剂治疗。虽然该摘要没有提及马昔腾坦治疗对肺动脉压力的影响，但该研究达到了主要终点，即右心室每搏输出量（right ventricular stroke volume, RVSV）获得改善。在整个研究队列中，马昔腾坦治疗使RVSV增加了10.5%，RVEF增加了10.6%，右心室质量减少10.5%。对于这项首次使用CMR终点的研究来说，保守的解释是内皮素受体拮抗剂降低了PVR，导致治疗期间RV功能中度改善。

利奥西呱是一种可溶性鸟苷酸环化酶（guanylate cyclase, GC）激动剂，已被批准用于治疗无法手术的血栓栓塞性疾病相关的PH[16, 17]。多项研究表明，利奥西呱降低肺动脉压力，进而改善右心功能[18]。在一项关于PAH和慢性栓塞性疾病相关PH患者研究中，作者认为利奥西呱改善RV收缩功能，其证据是RV整体纵向应变改善[19]。然而，在猪模型中，急性服用利奥西呱后心脏收缩力并未增加[20]，但在PAB模型和TAC小鼠模型中，一些临床前研究支持长期服用利奥西呱治疗能够减少右心室纤维化[21]。一项针对PAB小鼠的研究表明，GC激动剂（Bay 41-2272）不能防止RV肥大，也不能防止RV衰竭的发生[22]。综上所述，这些数据表明，利奥西呱可以将慢性血栓栓塞性肺动脉高压（pulmonary hypertension due to chronic thrombotic and/or embolic disease, CTEPH）患者的肺动脉压力降低到可以使RV功能恢复的程度[23, 24]，但总体上支持直接改善RV收缩力的临床前证据不强。

司来帕格是一种口服前列环素受体激动剂，作为一种血管扩张剂，对肺循环没有特异性；体循环低血压和头痛的副作用呈剂量限制性。GRIPHON试验是最大的PAH队列试验，纳入了1 156例患者，按1∶1随机分配至安慰剂组或司来帕格组，主要终点为全因死亡、住院、移植或PAH恶化[25]。在这项大型队列研究（376例患者使用ETR拮抗剂和PDE-5抑制剂）中，司来帕格不影响总体死亡率，但对临床恶化有影响。在首个对43例患者进行的概念验证性研究中，血流动力学有少许改变[26]：治疗17周后，安慰剂组和治疗组的心指数（cardiac index, CI）分别是2.3和2.7，肺动脉平均压分别是46 mmHg和53 mmHg。到目前为止，还没有研究回答司来帕格是否能够改善右心功能的问题[27, 28]。Honda等[29]在Sugen联合慢性低氧（SuHx）的严重肺动脉高压大鼠模型中研究了司来帕格活性代谢产物的作用，结果显示肺动脉压力水平、肺血管管腔闭塞程度、右心室肥大程度和死亡率显著降低。然而，这些结果是基于相当高的药物剂量（30 mg/kg）。该研究中，PGI2受体激动剂影响了血流动力学、血管重构和右心室肥大，显示出抗高压、抗增殖和抗纤维化的作用。这些作用是否能改善严重PAH患者的预后尚不清楚。最近，司来帕格活性代谢产物的抗纤维化作用也在体外实验中被证实[30]。

右心室衰竭中的心肌毛细血管和纤维化

衰竭的右心室组织在亚细胞器、细胞和组织水平上都发生了改变，基因和蛋白表达反映了这些形态学变化。能量代谢也发生了改变，有证据表明存在炎症、氧化与抗氧化失衡[2]。虽然我们尚不了解这些改变和失衡的根本原因，但从某种程度上可以直观地看出，毛细血管丢失和心肌纤维化可能是能量代谢受损和氧化应激的结果，保护压力超负荷下RV功能是总体目标，而再毛细血管化、改善内皮细胞功能、逆转心肌纤维化可能是为了达成这一目的的战略性目标[2]。可逆性RV衰竭的一种假设的病理生物学表现是，心肌微血管病与心肌纤维化共存，或者组织灌注减少导致组织瘢痕化。不过，如果我们认为探索这些潜在的重要的病理生物学联系是重要的，那么我们就需要

开发相应的技术来评估RV微血管的数量和质量，和（或）评估活体RV心肌毛细血管灌注受损情况。我们可以将这项技术称为"微血管造影"和"RV微血管内皮细胞功能评估"。

与肺一样，心肌毛细血管内皮细胞代表一个代谢活跃的表面区域，从概念上讲，我们应该可以从受损的心肌内皮代谢中找到可以定量显示内皮细胞功能和损伤的示踪剂。

一个例子是评估卡维地洛在Sugen联合慢性低氧的严重PAH模型中的作用[31]，这也是朝着这个方向迈出的第一步（见下文）。SuHx大鼠模型的特征是右心室毛细血管稀疏和右心室心肌纤维化，卡维地洛可逆转该模型大鼠右心室毛细血管稀疏和右心室纤维化。因为在该模型中，卡维地洛并没有使右心室后负荷显著降低，主要是因为不能逆转闭塞肺血管的重构[31]。我们可以将右心室心肌毛细血管稀疏的逆转解释为卡维地洛的直接作用。事实上，对正常大鼠的后续研究已经证明，卡维地洛诱导了一些编码血管生成蛋白的基因表达（图21.2）。卡维地洛是否对慢性严重PAH患者的右心室有这样的促血管生成作用尚不清楚。

第二个例子是在大鼠身上进行的一些研究。为了诱发严重PAH，这些研究采用Sugen联合慢性缺氧（SuHx）方案，同时观察了稳定吸入前列环素类似物伊洛前列素对压力超负荷下右心室病理改变的影响[32]。研究发现，吸入伊洛前列素逆转了右心室纤维化，但不能逆转毛细血管稀疏。

最近，Paul Schumacker和他的团队在慢性低氧的轻度PAH小鼠模型中研究了心肌细胞HIF-1α和HIF-2α基因敲除的影响，发现敲除加重了低氧诱导的右心室肥大，但心肌HIF基因缺失不会导致右心室功能恶化[33]。然而，我们需要指出的是，敲除没有影响心肌内皮细胞，且作者没有检测右心室微血管。在Sugen联合慢性低氧的严重PAH模型中，右心室心肌毛细血管稀疏与HIF-1α基因表达降低和右心室衰竭相关[34]。在此，我们强调了这个概念，即在慢性右心室后负荷增加和右心室室壁应力增加的情况下，右心室功能或右心室衰竭可能取决于其心肌毛细血管化的程度和内皮功能。

神经激素系统和炎症之间的多重相互作用协同促进右心衰竭。过度劳累的衰竭心脏因持续的肾上腺素能刺激而受损，它通过蛋白激酶A和C磷酸化肾上腺素受体来逃避这种刺激，导致受体脱敏[35]。与

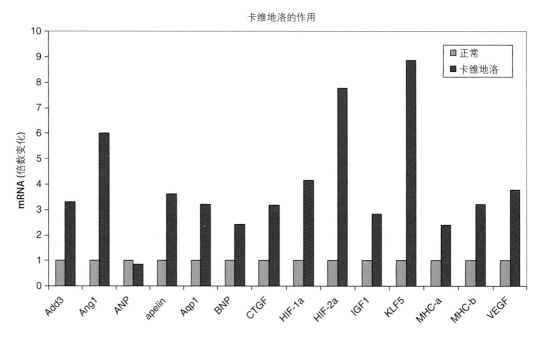

图21.2 在健康大鼠中，卡维地洛治疗可以上调血管生成相关基因（Ang1，apelin，Aqp1，HIF-1α，HIF-2α和VEGF）mRNA的表达

激动剂结合后，活化的β肾上腺素受体（β-adrenergic receptor，βAR）被G蛋白偶联βAR激酶（βARK）磷酸化，导致β制动蛋白募集，随后受体内化并最终脱敏。的确，心力衰竭与βARK水平升高有关[36]。右心室衰竭时，受累右心室中β1AR数量减少，组织去甲肾上腺素被消耗[37]，PAH中β1AR密度降低，这与右心室功能恶化有关[38]。

在PH动物模型和PAB模型中，降低心率（不依赖于β肾上腺素受体阻断）已被证实可以改善右心室纤维化[35]。在PAH模型中，卡维地洛和伊伐布雷定都能降低心率，但这并不一定意味着伊伐布雷定（每天10 mg/kg）对SuHx和PAB大鼠模型右心室的影响（转化生长因子-β依赖的纤维化减少）是由于心率降低造成的。或者认为卡维地洛对右心室的影响[36]（见上文）能通过心率降低来解释。

已有文献报道伊伐布雷定可以改善内皮细胞功能和增加心肌灌注[37-40]。

多项临床前研究显示，β受体阻滞剂治疗效果良好。例如，选择性β受体阻滞剂比索洛尔和卡维地洛治疗改善右心衰竭（right heart failure，RHF），并减少了实验性PH中右心室炎症反应，可能是通过降低心率和右心室室壁应力实现的[31, 39]。β受体阻滞剂卡维地洛是一种β制动蛋白的高亲和力βAR配体，它

优先激活β制动蛋白介导的信号通路，同时对Gαs信号具有反向激动作用[40]。卡维地洛治疗可定向改变SuHx模型中控制右心室肥大和右心室衰竭的基因表达[41]（图21.2）。相反，临床报道显示，β受体阻滞剂在PAH中总体上没有临床获益[39-42]。为了理解这一差异，我们使用[11]C-羟基麻黄碱（一种去甲肾上腺素类似物示踪剂）正电子发射断层扫描研究β受体阻滞剂治疗对右心室交感神经活动的影响，以确定右心室的交感神经支配[42]。PAH患者经比索洛尔治疗后，没有观察到右心室局部交感神经活性或右心室功能改变[42]。由于目前还没有明确的证据表明其具有良好的获益风险比，因此，除非有合并症（如高血压、冠状动脉疾病或左心衰竭），否则不建议使用β受体阻滞剂[43]。除了评估肺动脉和肾动脉交感神经去神经术治疗PAH中慢性交感神经激活的有效性之外，还需要更多关于β受体阻滞剂治疗左心疾病相关性肺高血压的有效性和安全性的数据。卡维地洛是否有促进慢性严重PAH患者右心室血管生成的作用尚不清楚。

最后，心肌内皮代谢也受铁状态的影响，因为这对心肌供氧至关重要。目前认为炎症介质如细胞因子IL-1β、IL-6和IL-22等的增加会上调铁调素（铁调节蛋白）的表达，这对铁代谢至关重要。缺铁在

PAH患者中很常见，此类患者常常预后差且运动耐力降低[44]。事实上，铁缺乏会导致心功能恶化[45]，这就是为什么有些干预性研究评估了补充铁剂是否能够改善右心功能。到目前为止，心脏磁共振成像并没有显示右心室功能改善[46]。

解决先天性心脏病儿童血流动力学问题的经验教训

从治疗各年龄段先天性心脏病儿童中获得的经验使人们认识到心室-心室相互作用（ventriculo-ventricular interactions, VVI）的重要性，因为它们在健康和疾病状态下的心血管功能平衡中起着决定性作用[47, 48]（另见第4章）。两侧心脏密不可分，在形态上通过共同的室间隔、肌纤维、心包腔及共同的循环相互影响[49]，在功能上通过收缩关系相互作用[50]，以及生物学上因为年龄和疾病依赖的心脏退行性变和再生相互联系[51-53]。不适当的VVI在心力衰竭中的不良影响似乎仍被经常忽视。令人惊讶的是，这些腔室相互作用的知识很少被用于治疗（另见第20章）。然而，儿科心脏病学家的知识和经验提供了一个向更广义的治疗概念转化的机会。这一概念可以从观察新生儿持续肺高血压（persistent pulmonary hypertension of the newborn, PPHN）或先天性心脏病（艾森门格综合征除外）患者左、右心之间的相互作用中得到（参见R.Berger, M.Douwes）。众所周知，右心室可以在体循环压力下充分工作几十年。例如，遗传性矫正型大动脉转位（congenitally corrected transposition of the great arteries, ccTGA）的新生儿可以在右心室供应体循环的情况下存活70年[54]，特别是当连接于肺动脉的左心室先天地存在能够

起到平衡作用的（适当的）右心室流出道梗阻（right ventricular outflow tract obstruction, RVOTO）时。患有临界左心室（borderline left ventricle, BLV）或左心室发育不良综合征（hypoplastic left-heart syndrome, HLHS）的新生儿说明了主导或单一右心室的意义以及对心内和心外交通的依赖[55]。很明显，只有当所有心脏结构通过心内和动脉交通整合在一起时，才能提供足够的体循环心输出量和充足的氧供。这些交通负责在血管阻力水平相近的情况下保持肺循环和体循环平衡。此外，各种先天性心脏病（congenital heart defect, CHD）显示了"最佳前负荷"的重要性。最优或"最佳前负荷"可避免充血性心力衰竭，并保证足够的心输出量，此外，还可使年轻患者的腔室大小由过小或过大恢复到适度[56, 57]。在体循环血流完全依赖动脉导管的罕见疾病类型中，"最佳前负荷"，也借助于毛细血管前PH，通过右向左分流的动脉导管支持体循环[58-60]。儿童心脏外科医生和擅长复杂CHD的心脏病专家开展反向Potts分流并非偶然，反向Potts分流展示了心脏的左、右两部分是如何共同工作的[61]。在肺动脉（左）和降主动脉之间人工建立动脉交通（反向Potts分流术），导致右向左分流，对于所有年龄的各种类型的PAH患者来说仍是一种有价值的姑息措施（图21.3）。

经导管房间隔造口术（atrial septostomy, AS）是William Rashkind在20世纪60年代提出的[62]。晚期PAH患者可行非限制性房间隔造口，使氧合血和去氧合血在心房水平混合[63-67]，而毛细血管前、后混合性肺高血压（combined post- and pre-capillary pulmonary hypertension, CpcPH）[68-70]或射血分数减低的心力衰竭（heart failure with reduced LV-ejection fraction, HFrEF）引起的孤立性毛细血管后性肺高血压（isolated

经导管造口

R/L-分流 Potts-吻合
R/L 或 L/R-分流 rASD

带瓣管道Potts分流

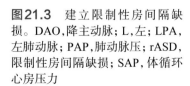

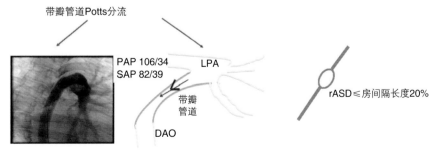

PAP 106/34
SAP 82/39

LPA

带瓣管道

DAO

rASD ≤ 房间隔长度20%

图21.3 建立限制性房间隔缺损。DAO，降主动脉；L，左；LPA，左肺动脉；PAP，肺动脉压；rASD，限制性房间隔缺损；SAP，体循环心房压力

postcapillary pulmonary hypertension, IpcPH)[71]需要进行病理生理学明确限定的房间隔造口，也就是限制性房间隔缺损[71]。限制性房间隔缺损的定义是残留跨房间隔压差或孔-隔比小于20%[72, 73]。该操作可以通过外科使用补片进行，或通过经导管技术进行(使用Brockenbrough房间隔穿刺针穿刺房间隔，随后逐级球囊扩张[66]并放置带孔装置[62, 63])。PAH患者进行限制性房间隔造口有两个主要的适应证[66, 67]：伴PAH相关晕厥的儿童和急、慢性右心室功能不全伴低心输出量和体循环静脉淤血的患者。静息时右心房压力低的幼儿在PH危象时，右心室和肺动脉压力突然快速升高(主要由神经体液风暴及随后的急性低心输出量引起)而发生晕厥[67]。PH危象在适应性肥大、收缩有力和三尖瓣几乎正常的右心室对抗突然极度增高的肺动脉阻力时发生。此时，经过肺部的血流减少，左心室前负荷急剧降低，导致间歇性急性脑缺血相关的"癫痫样"抽搐。在这种情况下，限制性心房间交通可按需工作，避免晕厥和缺血发作。

这些PH患者不同于慢性低心输出量伴体循环静脉淤血(右心房压力增高)的成年患者。受左、右心室顺应性不平衡和三尖瓣反流程度的影响，他们的右心房压力(right atrial pressure, RAP)随之增加，并高于左心房压力(left atrial pressure, LAP)。心房间交通产生的右向左分流导致右心房压力降低和左心室前负荷增加，从而导致ASD相关的艾森门格综合征。尽管动脉血氧饱和度较低，但由于心输出量增加，体循环氧运输会增加[67]。在右心房压力高(＞18 mmHg)的患者中，限制性房间隔造口必须谨慎进行[68]。在这些患者中，4 mm的造口已经足以显著降低右心房压力且不会导致严重低氧血症；而较大的造口(分流)可能会导致患者不能耐受，因为严重的低氧血症和失去了必需(最佳)的右心室前负荷。遗憾的是，我们缺乏随机对照试验，房间隔造口术在PH中的作用仍不清楚。但在选择性病例中，房间隔造口术对严重PH患者而言是一种有用的治疗策略。在伴有反复晕厥、慢性低心输出量或NYHA功能分级Ⅲ～Ⅳ级的晚期患者中，应考虑限制性ASD作为移植桥接治疗[71]。

对于左心相关的CpcPH或IpcPH患者，通过建立限制性房间隔缺损可以有效治疗左心房和肺静脉淤血，并可以减少或停用利尿剂[71, 72]。左心房淤血和压力增高是不同的状态，左心房压力的高低与淤血症状没有直接联系。在限制性心肌病(restrictive cardiomyopathy, RCM)中观察到的慢性限制性左心室生理和25～30 mmHg的左心房压力并不一定与静息时的肺淤血有关，患者是可以耐受的。限制性房间隔造口术可以显著降低心房压力，从而提高运动耐力，降低房性心动过速的发生率。左心房压力的下降可以降低左心室舒张期末压，从而改善心内膜毛细血管灌注和收缩或舒张功能。在CpcPH患者中，限制性房间隔造口术可改善运动能力，前提是保证足够的，即仍然随运动增加的前负荷。根据单中心经验[71, 73, 74]，对于伴有CpcPH和NYHA功能分级Ⅳ级的射血分数保留的心力衰竭患者(heart failure with preserved ejection fraction, HFpEF)，除非在进行诊断性心导管检查(包括反应性试验)之前已经建立了限制性房间隔造口，否则最好不要做出选择心脏移植还是心肺移植的决定。根据经验，在限制性房间隔造口术后，估测在成人舒张压梯度(肺动脉舒张压-左心房压)小于7 mmHg，幼儿小于12 mmHg时，心脏移植优于心肺移植。这一决定与肺动脉收缩压水平无关，尤其是在儿童和年轻人中。

HFrEF定义为左心室射血分数(left ventricular ejection fraction, LVEF)减低和左心房压力增加，与静息或运动时低心输出量有关。在晚期心力衰竭患者中，限制性房间隔造口术可缓解左心疾病的淤血症状，也能降低PAH相关晕厥和右心室衰竭的风险，且与肺动脉压力水平无关。从婴幼儿到成年后期，进行限制性房间隔造口术的风险和死亡率都均较低[71, 73, 74]。临床功能分级的即刻和长期改善证明了限制性房间隔造口术的疗效。球囊逐级扩张技术的优势是必要时可以通过逐渐增加瘘口面积来调整分流。然而，缺点是，在没有特定设备的情况下，造口可能需要反复进行。在报道的系列病例中，大约30%的经导管治疗的患者需要反复造口。

■ 反向Potts分流术

反向Potts分流，即制造动脉交通导致右向左分流[75]，是一种新的外科术式，用于姑息性治疗儿童严重(特发性)PAH和肺循环压力超过体循环压力的PH[61]。该手术是一种合理的替代策略，是肺移植的替代方案[76]。反向Potts分流术是在(左)肺动脉和降主动脉之间建立交通，从而实现右向左分流，这类似于动脉导管未闭的艾森门格综合征患者。理想情况下，反向Potts分流术为冠状动脉和中枢神经系统提供高氧合血,而只为下半身提供部分去氧合血。且与心房水平的右向左分流相比,反常栓塞的风险较低。此外,右心室压力降低使室间隔从右心室向左心室的偏移减少,从而使血流动力学改善,这些变化也使左心室的收缩和舒张性能得到改善[77]。我们必须选择合适的分流直径,以保证体循环血流量增加的同时没有减少足够的肺血流量。在没有心房水平右向左分流的情况下,左心房仍然正常充盈可以保证足够的氧合血。肺动脉和降主动脉之间的交通可以通过外科手术直接侧侧(side-by-side)吻合,也可以使用人造管道[61, 76, 78]或经导管技术[79-81]实现。动脉交通的大小取决于基础疾病的病理生理状况和连接类型,但最主要的是取决于降主动脉的直径。最近已经公布了几项手术修改方案,目的是降低开胸手术围手术期死亡率[81, 82]。实施单向阀Potts吻合术,可以进一步提高Potts分流术的接受度[83, 84]。

在左心疾病伴严重不可逆PH的患者中,也有使用反向Potts分流的报道[78]。与PAH患者相比,这些患者的病理生理学不同。左向右分流限制性房间隔造口与动脉水平右向左分流相结合可以使CpcPH患者获益。心房水平左向右分流联合动脉水平右向左分流的病理生理学与杂交法治疗左心发育不良综合征新生儿类似[58]。心房水平左向右分流可防止下半身严重缺氧。在德国吉森接受治疗的一些患者已经存活了近10年,没有任何进一步的并发症。

■ 经验教训:年龄和疾病相关的右心室功能

如上所述,右心室适应负荷和应力,以及右心室衰竭的确切机制仍不完全清楚[85]。近年来,人们逐渐明白,根本就没有一样的右心室,同样清楚的是,即使是大型治疗性队列研究也不能解决每个患者的情况。需要根据年龄、表型和基因型制定个性化诊断方法和治疗策略。心肌活检在PAH患者的右心室评估中并不常用,因此需要考虑创伤更小的方法。

然而,活检心脏组织单细胞核RNA测序(single-nuclei sequencing, snRNA-seq)可以发现细胞基因表达特征[86]。直到最近,在儿科扩张型心肌病(dilated cardiomyopathy, DCM)患者中[87],婴儿心脏细胞转录组学研究发现成纤维细胞和心肌细胞基因表达模式呈显著的年龄依赖性变化,纤维化和促再生特征较少。编码成纤维细胞活性和纤维胶原的基因在年龄较大的儿童中表达更高。此外,控制肾上腺素能信号的基因表达因年龄和疾病的不同而不同,从而使个体

化药物(β肾上腺素受体阻滞剂)治疗成为可能[87]。最近的研究[88]表明,来源于HLHS患者(单一右心室,主导体循环)的人诱导多能干细胞(induced pluripotent stem cells, iPSC)与心脏分化受损和心肌细胞本身异常有关,其特征为收缩力和收缩加速度降低。单细胞RNA测序揭示了线粒体功能和代谢相关基因表达下调。此外,有三组基因已被确定为心力衰竭的分子协调基因。其中一项发现证实了HLHS右心室衰竭患者的iPSC线粒体呼吸和氧化代谢降低,反映了心肌细胞耗氧率显著降低。使用高脂肪酸培养基可改善细胞收缩性能;而药物,如Istaroxime可通过抑制Na$^+$/K$^+$-ATP-腺苷三磷酸酶(adenosine triphosphatase, ATPase)和刺激肌浆或内质网钙ATP酶亚型2发挥作用,与地高辛相当,但治疗毒性窗口不那么窄[88]。Liu等的一项研究进一步强调了评估心脏组织质量的重要性,该研究发现β肾上腺素受体控制的胞质分裂是一种调节心肌细胞行为的机制[89]。在右心室肥大的法洛四联症(tetralogy of fallot, TOF)幼儿中,心肌活检显示双核或多核的右心室心肌细胞数量显著增多。Katherine Yutzey总结了这些发现的临床意义[90]。动物研究显示,与对照组心肌细胞相比,TOF婴儿心肌细胞中的Ect2蛋白(上皮细胞转化因子2,一种细胞内信号调节分子,影响细胞黏附和运动的重要的结构蛋白)表达可能是降低的,与双核或多核细胞数量增多无关。Liu等[89]研究表明,使用非选择性β受体阻滞剂普萘洛尔或阿普洛尔抑制β肾上腺素受体信号,可增加Ect2水平,促进心肌细胞胞质分裂,随后心肌细胞数量增加。考虑到β受体阻滞剂常用于心力衰竭的治疗(见上文),研究数据强调了基于分子机制的差异性治疗的必要性。与获得性DCM相比,患先天性疾病的婴儿依赖于内源性干细胞能力的心脏再生潜能也存在根本性差异。超过1岁时,特别是在HLHS和DCM患者中,心脏干细胞数量显著减少或消失[51]。

此外,与发育不良的左心室相比,HLHS婴儿右心室的干细胞数量减少[51]。在此背景下,有研究表明HLHS婴儿可以受益于外源性干细胞治疗[58];而在年轻的DCM患者中,可以通过负荷、诱导和保护性药物来利用其较高的内源性再生能力[91-93]。这些新的观点清楚地展示了与年龄、疾病和临床功能分级相关的细胞和亚细胞水平上的差异,这表明右心室可能存在"易衰竭"和"不易衰竭"两种类型,以及存在"治疗应答"的RV表型[94]。

结论与展望

右心室衰竭的病理生理过程涉及神经激素激活、炎症、凋亡、冠状动脉灌注不足，以及不同程度的纤维化和肥大等复杂的相互作用[95]。右心室收缩功能降低与多种炎症级联反应的激活有关。所有类型的PAH都与已知引起心脏纤维化和重构的细胞因子的循环水平增加有关，这些细胞因子的增加进一步使心脏收缩力受损（图21.4）。目前RHF的治疗包括优化前负荷和通过优化铁状态和减少炎症来增强收缩力。然而，我们仍然没有达到有效治疗右心衰竭的目标。

Carlos Lopez-Otin 和 Guido Kroemer 最近的一篇综述提出了健康器官功能的新概念，描述器官维持生理功能的动态有序变化[96]。保持屏障完整性、阻止局部紊乱、长期维持稳态，以及一系列对负荷的适当反应，即所谓的稳态恢复力，是正常健康器官功能的特征。除了PAH患者的遗传背景和特定基因突变外，其他因素如外源性药物和毒物暴露、炎症、激素和衰老等都是影响心脏修复和再生能力的因素。机械、化学或物理创伤会导致功能单位永久性丧失，并超出器官损伤修复的能力。根据这一概念，RHF成为一个基于线粒体损伤和功能障碍、蛋白质内稳态受损、内皮细胞功能受损和细胞代谢紊乱的问题。这些变化都会因神经激素的过度驱动而放大。此外，由于心脏也在接受"病态肺循环（sick lung circulation）"释放的"坏体液因子（bad humor）"，因此修复和再生机制发挥不了作用[1]。这种观点将衰竭心脏置于了一个系统的中心，该系统由多个改变的前馈和反馈环组成，形成一个相互放大损伤的恶性循环。这引出了一个结论，即直接和主要治疗右心室的策略可能会失败。如上所述，当RV对后负荷增加、炎症和心肌灌注不足等持续应激的适应性反应受损或丧失时，将无法实现稳态恢复。

Lopez-Otin 和 Kroemer 给我们指出了一个不同的方向——这让我们想起了本章最初提到的那个长期保持功能分级 Ⅰ 级的严重PAH患者。

我们需要更多地了解这类患者。现在可以对这些个体进行纵向和多组学分析。我们假设"液体活检"（即具有良好右心室修复力的患者的血液蛋白质组学）将会给出答案。通过研究PH患者的正常右心室，我们将更好地理解"疾病医学"。

表21.1列出了研究重点。

表21.1 研究重点：可轻易实现的目标

1. 研究稳定维持在NYHA功能分级Ⅰ级的PAH患者
2. 研究抗纤维化和抗炎药物是否有用
3. 制定药物靶向策略
4. 确定"最佳右心室前负荷"
5. 建立评价右心室微循环及其内皮细胞功能的方法

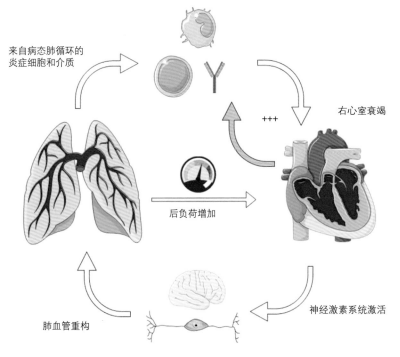

来自病态肺循环的炎症细胞和介质

右心室衰竭

后负荷增加

神经激素系统激活

肺血管重构

图21.4 病态肺循环释放多种介质（炎症、细胞、囊泡、游离DNA）形成恶性循环，导致RV衰竭。RV衰竭本身进一步放大炎症，导致神经激素过度激活